普通高等学校"十四五"规划生物医学工程类专业特色教材

湖北省一流本科课程配套教材

医学信号检测技术与仪器

主 编 ◎ 谢勤岚

副主编 ◎ 陆雪松 李正义 杨丹丹

U0278789

华中科技大学出版社

http://press.hust.edu.cn

中国·武汉

内 容 提 要

本书以人体生理信号检测为主线,介绍相关常用的医学信号的检测技术、检测电路和仪器。主要内容包括:医学信号检测基础、常用的检测技术和电路、医学信号处理技术、生物电测量仪器、血压和心音检测、病房监护系统、血流量和血容量测量、呼吸系统检测、医用仪器的电气安全等。本书可作为生物医学工程专业的教材,也可作为医疗器械行业的工程技术人员,医院的临床工程人员和医技人员,其他领域从事医学信号测量及仪器工作的研究人员,以及电子与信息工程领域的科技人员的参考书。

图书在版编目(CIP)数据

医学信号检测技术与仪器 / 谢勤岚主编. -- 武汉 : 华中科技大学出版社,2025. 1. -- ISBN 978-7-5772-0764-3

Ⅰ. R318.04

中国国家版本馆 CIP 数据核字第 2024SL1455 号

医学信号检测技术与仪器

Yixue Xinhao Jiance Jishu yu Yiqi

谢勤岚　主编

策划编辑:王汉江

责任编辑:朱建丽

封面设计:廖亚萍

责任校对:李　弋

责任监印:周治超

出版发行:华中科技大学出版社(中国·武汉)　　电话:(027)81321913

　　　　　武汉市东湖新技术开发区华工科技园　　邮编:430223

录　　排:武汉市洪山区佳年华文印部

印　　刷:武汉市籍缘印刷厂

开　　本:787mm×1092mm　1/16

印　　张:15.75

字　　数:345 千字

印　　次:2025 年 1 月第 1 版第 1 次印刷

定　　价:49.80 元

PREFACE

前言

　　本书是为生物医学工程及相关专业的"生物医学检测技术与仪器""医学信号检测与仪器""医学仪器原理与设计"等课程编写的教材,通过全面系统介绍医学信号检测技术,医学测量仪器的原理、组成和结构,使读者深入理解不同人体信息的检测原理,掌握医学仪器设计方法和应用技术,为将来在相关领域从事应用和研究开发工作打下基础。

　　本书包含9章。第1章是医学信号检测基础,包括医学信号与噪声、医学信号检测系统的要求和特点、医学仪器的结构与分类等内容;第2章是常用的检测技术和电路,包括信号转换电路、电压比较器、抗干扰技术、信号调制与解调技术、信号隔离技术等内容;第3章是医学信号处理技术,包括信号放大电路、生物电前级放大器、信号滤波技术等内容;第4章是生物电测量仪器,包括生物电位的基础知识、心电图机、脑电图机、肌电图机等内容;第5章是血压和心音检测,包括临床血压参数及意义、血压直接测量法、血压间接测量法、血压连续无创测量、心音及心音图等内容;第6章是病房监护系统,包括监护仪、中央监护系统、动态监护、无创血氧饱和度检测、医学信号检测中的可穿戴设备简介等内容;第7章是血流量和血容量测量,包括血流量与心输出量的概念、输注指示剂稀释法、电磁流量计、超声流量计、热对流式流量计、套筒式体积描记法、电阻抗体积描记法、光学体积描记法等内容;第8章是呼吸系统检测,包括呼吸压力测量、呼吸气体流量测量、肺容量测量、呼吸体积描记法、呼气末二氧化碳监测等内容;第9章是医用仪器的电气安全,包括电击及其预防、医用仪器的接地、医用电子仪器的安全标准等内容。

　　本书为湖北省一流本科课程"生物医学检测技术与仪器"的配套教材,由谢勤岚教授负责统稿并编写第1章、第6章、第7章、第8章;陆雪松教授编写第5章和第9章,李正义老师编写第4章,杨丹丹老师编写第2章和第3章。

　　本书在编写过程中,参考了大量的相关专业教材和学术论文,在此谨向参考文献的作者表示衷心的感谢。本书的编写和出版得到了中南民族大学本科教材建设基金项目和课程思政示范课建设项目的资助,在此表示感谢。

本书可作为生物医学工程专业的教材,也可作为医疗器械行业工程技术人员、医院临床工程和医技人员、其他领域从事生物医学测量及仪器工作的研究人员、电子与信息工程领域科技人员的参考书。本书有配套课件,欢迎选用本书的老师与我(xieqinlan@126.com)或出版社联系。

本书配套的在线课程已经上线智慧树平台(链接:https://coursehome. zhihuishu.com/courseHome/1000002066)和国家高等教育智慧教育平台(链接:https://higher.smartedu. cn/course/6621a15abb5c5a80256b22dc),在线课程网站包含丰富的视频、课件和习题等资源,欢迎读者朋友选用。

编 者

2024 年 9 月

CONTENTS

目录

第 1 章

医学信号检测基础

本章概述了医学信号与噪声的相关基础内容,包括定义、噪声的类型等;给出了医学信号检测系统的要求和特点;介绍了医学仪器的结构与分类。

医学信号检测是以人体及其他生物体为对象,研究各种生命现象、状态、性质和成分的测量原理和技术的学科,是生物医学工程的重要分支。医学仪器发展与现代生物医学的进步密切相关,是物理学、化学、信息科学和以电子技术为代表的各种现代工程技术与生物学和医学相结合的产物。

1.1　医学信号与噪声

1.1.1　测量

测量是观察者确定表征对象性质或状态的数量的过程。要确定的量是测量的对象量。本书中的对象量主要是生理信息的物理量或化学量。有时这种数量可以通过人类的感觉来估计,如通过可见的形状和颜色、可听的声音或描述、物体的软硬度等。但是,为了获得客观的、可重复的和定量的结果,应该使用仪器进行检测。检测是利用各种物理、化学等效应,选择合适的方法和装置,将相关信息通过检测并给出定性或定量结果的过程。其中对象量是测量系统的输入,检测结果是测量系统的输出。

输出的物理量的特性取决于所用仪器的类型。当使用电子仪器时,在通常情况下,原始物理量或化学量被转换为方便表达的形式,如输出大多是电压形式。在现代医疗仪器中,输出的模拟量可以通过模/数转换器(ADC)转换为数字值,即电压值或其他数值形式。为了正确地描述仪器输出的物量,必须定义仪器输出与物量之间的关系,因此需要按照适当的校准程序对仪器进行校准。

1.1.2　信号和噪声

在信号检测技术中,信号定义为包含有关对象数量信息的变量的分量,而噪声被定义为与对象数量无关的分量。也就是说,信号是变量中观察者想要获得的分量,而噪声是不需要的分量。

在生理信号检测中,信号和噪声不是由它们的物理性质唯一定义的,而是取决于观察者的意图。例如,肌电图(EMG)是肌肉产生的电位,对于肌肉活动感兴趣的观察者来说是信号。但是对只希望获取神经动电位的观察者来说,肌电图是一个不需要的成分。在这种情况下,肌电分量被认为是一种噪声。

在实际测量中,并没有一个通用的规则可以用来区分信号和噪声。只有详细了解测量对象的性质和系统中可能存在的干扰,才能有助于区分信号和噪声。

1.1.3　振幅和功率

在医学信号检测中,对象的数量通常是时变的,不需要的时变分量也常常叠加在信号上。如果用电子仪器测量对象的数量,它会提供一个包含信号和噪声分量的电压输出,这两个分量都必须视为时变的。

为了描述时变信号的变化范围,通常使用振幅和功率的概念。正弦变化的信号模式是一种基本的变化模式,因为在一定时间间隔内的任何时变变量都可以表示为正弦变化的总和。

在信号为正弦变化的情况下,最大正峰值和最大负峰值之间的差值是振幅的度量,称为峰-峰值。对于任何非正弦或周期的时变信号,也可以定义峰-峰值。

均方根振幅是一种方便的测量信号在一定时间段内的可变性的方法。如果信号表示为 $x(t)$,则均方根振幅定义为 $\sqrt{\overline{x^2(t)}}$。峰-峰值和均方根振幅的数量级与变量本身的数量级相同。

功率定义为变量平方的时间平均值。对于变量 $x(t)$,功率为 $\overline{x^2(t)}$。如果 $x(t)$ 对应于电阻器 R 上产生的电压,则电阻器中的功耗为 $\overline{x^2(t)}/R$。在这种情况下,$\overline{x^2(t)}$ 具有功率的物理含义,其定义为与每单位时间的能量耗散成比例的量。但是,定义为 $\overline{x^2(t)}$ 的功率概念的使用范围更加广泛,尽管它并不直接对应于功率的物理概念。

1.1.4　功率谱

功率谱是对应于频率分量的变量的功率分布。根据傅里叶级数理论的严格处理,周期为 T 和时间平均值等于零的任何时间周期函数 $x(t)$ 可以表示为不同频率的正弦分量之和,即

$$x(t) = \sum_{n=1}^{\infty} \left[A_n \cos(n\omega_0 t) + B_n \sin(n\omega_0 t) \right] \tag{1-1}$$

式中：ω_0——$\omega_0 = 2\pi/T$；

$\quad\quad n$——正整数；

$\quad A_n, B_n$——傅里叶系数，其定义分别为

$$A_n = \frac{2}{T} \int_{-T/2}^{+T/2} x(t) \cos(n\omega_0 t) \mathrm{d}t \tag{1-2}$$

$$B_n = \frac{2}{T} \int_{-T/2}^{+T/2} x(t) \sin(n\omega_0 t) \mathrm{d}t \tag{1-3}$$

信号总功率为

$$\overline{x^2(t)} = \frac{1}{2} \sum_{n=1}^{\infty} (A_n^2 + B_n^2) \tag{1-4}$$

该式表明信号功率可以表示为其所有不同频率的正弦分量的功率之和。

对于非周期函数，可以用傅里叶变换给出类似的表达式。与周期函数的表达式（式(1-1)）类似，非周期函数 $x(t)$ 可以写为

$$x(t) = \frac{1}{2\pi} \int_{0}^{+\infty} X(\omega) \mathrm{e}^{-\mathrm{i}\omega t} \mathrm{d}\omega \tag{1-5}$$

式中：$X(\omega)$——$x(t)$ 的傅里叶变换，$x(t)$ 的定义为

$$x(\omega) = \int_{-\infty}^{+\infty} X(t) \mathrm{e}^{\mathrm{i}\omega t} \mathrm{d}t \tag{1-6}$$

可以证明，功率由

$$\overline{x(t)^2} = \frac{1}{2\pi} \int_{0}^{+\infty} |X(\omega)|^2 \mathrm{d}\omega \tag{1-7}$$

给出。在式(1-7)中，求和被积分代替，傅里叶系数被角频率的连续函数代替。但是函数 $|X(\omega)|^2$ 可以理解为对应于角频率 ω 的功率分量。这个函数称为功率密度函数，功率用整个角频率范围内功率密度的积分表示。

1.1.5 信噪比

信噪比(Signal to Noise Ratio，SNR)一般定义为信号与噪声的强度的比值，通常用 S/N(或 SNR)来表示。针对具体的应用过程，信噪比可以定义为：信号的功率与噪声的功率之比，信号的峰值与噪声的峰值之比，或信号的均方根振幅与噪声的均方根振幅之比。

在实际情况中，信噪比是在有限的频率范围内考虑的，由于信号和噪声总是具有不同的频谱，所以在不同的频率范围内信噪比的值可能会是不同的。

信噪比通常以分贝(dB)为单位，当 S 和 N 分别表示信号的功率和噪声的功率时，其定义为

$$\mathrm{SNR} = 10 \lg \frac{S}{N} \tag{1-8}$$

而当 S 和 N 分别表示信号的均方根振幅和噪声的均方根振幅时,其定义为

$$\mathrm{SNR} = 20\lg \frac{S}{N} \tag{1-9}$$

由于功率和振幅的信噪比定义不同,无论 S 和 N 是以功率还是以振幅表示,以分贝为单位的值可以是相同的。

1.1.6 不同类型的噪声

通常把检测系统内部由器件、电路、材料、部件的物理因素产生的扰动称为噪声(电压或电流)。噪声是电路固有的,不能用诸如屏蔽、合理接地等方法予以消除。当然,在实际检测过程中,可能出现的由不同来源引起的不同类型的人体其他生理信号,也可作为本次测量的噪声。

1.1.6.1 热噪声

热噪声是由随机热扰动引起的噪声,其功率与温度成正比。例如,通过电阻器 R 的端子,噪声电势 $u(t)$ 出现在 Δf 频率范围内,它服从奈奎斯特定理,有

$$\overline{u^2(t)} = 4kTR\Delta f \tag{1-10}$$

式中:k——玻尔兹曼常数,$k = 1.38 \times 10^{-23}$ J/K;

T——绝对温度,单位为 K;

f——测量系统的频带宽度,单位为 Hz。

1.1.6.2 $1/f$ 噪声

$1/f$ 噪声是一种以功率谱为特征的噪声,在较低的频率范围内,其功率密度与频率成反比。$1/f$ 噪声可能有不同的来源。当电流通过半导体器件时,$1/f$ 噪声是由半导体中载流子的波动引起的,这种噪声也称为闪烁噪声。当电流流过电阻器时,电阻器中也会产生闪烁噪声。

许多不稳定的量可能在很长的时间间隔内变化,这些量的波动的功率密度几乎与频率成反比,因此可以把其看作是 $1/f$ 噪声。漂移也看作是 $1/f$ 噪声的一个非常低的频率分量。

功率密度与频率成反比的波动也存在于生理量中,如心率波动反映了生理活动。如果用这种检测方法来研究生理活动,就不能把它看作是一种噪声,而是一种信号。

1.1.6.3 干扰

干扰是一种由对象和测量系统外部的物理或化学事件引起的噪声。干扰有时是由自然现象(如照明)引起的,但更常见的是由人工源引起的。电力线对被测对象和测量系统经常产生电磁耦合干扰。电磁设备以外的其他来源可能会造成干扰。例如,荧光灯可能在光学测量系统中引起噪声。

干扰噪声的功率谱取决于噪声源。电力线供电的电力设备在被测对象附近和测量系统中使用时,电力线频率(50 Hz)及其谐波经常出现在噪声的功率谱中。利用脉冲或开关操作的电气设备在更宽的频率范围内产生噪声。具有机械运动部件的机器可能产生干扰机械测量系统的振动。机械干扰的功率谱可能具有对应于机器本身或机械激励材料的机械共振频率的峰值。

1.1.6.4　伪影

"伪影"通常是指由运动等外部影响引起叠加在对象上的噪声分量。例如,利用皮肤表面电极进行生物电位测量时,常出现运动伪影。其中,部分伪影是由皮肤表皮层产生的电势引起的,部分伪影是由电解质和金属界面处产生的电极电势的变化引起的。生理信号检测过程中,有时运动伪影类似于生物电位信号,如脑电图(EEG)和心电图(ECG),因此很难通过简单的方法(如使用带通滤波器)从信号中去除噪声。

通过抑制将干扰耦合到物体或测量系统的过程,可以有效减少伪影的产生,进而提高测量精度和信号质量。例如,可以通过使用非极化电极来减少记录电极处的运动伪影。当电极电位因电极表面附近离子浓度的变化而变化时,这种变化在非极化电极中通过采用适当的离解平衡而被抑制。皮肤表皮部分的磨损或刺穿也可以减少运动伪影,即皮肤中产生的电位通过使角质层短路而被抑制。

1.2　医学信号检测系统的要求和特点

在信号检测过程中,观察者通过使用适当的仪器来获得关于对象的信息。传感器检测到描述对象的物理量或化学量,将其转换为电量,用适当的电子仪器显示,或将获得的结果传送给观察者。某些生理信号需要对被测物体提供外加能量或特定物质,实现主动检测过程,如激发、照明、辐照、刺激或注射。此类过程被视为测量过程的一部分,由传感器或测量系统的另一部分提供。

虽然在某些设备中,主动检测过程是不可避免的,但应尽量减小它对对象的影响,即确保危险最小化和由于主动过程引起的对象数量的变化最小化。实际应用中经常出现的一种情况是,如果增加主动检测过程中施加的能量或强度,测量变得更容易和更准确。对于这种情况,应探索施加能量的水平为对被测对象的影响最小化和检测系统性能最大化之间的折中方案。

传感器是检测系统的重要组成部分,因为检测系统的质量主要取决于所使用的传感器。例如,在采用了适当的接口电路后,信噪比通常主要由传感器决定。

不同类型的被测对象需要不同类型的传感器。根据测量情况的具体要求,如不同的信号振幅和频率范围、精度要求、尺寸、形状或材料的限制及测量过程的侵入性,检测系统也需要不同类型的传感器。用于医学信号检测的传感器都是为了能够以最小的副作用应用于人体,从而正确地获得所需的生物信息。这个特殊的要求表明,设计用于其他目的的传感器,即使在基本特性相同的情况下,在医学信号检测中也通常是不合适的。

1.2.1 检测系统的静态特性

在大多数检测系统中,只要对象量的变化足够慢,检测系统就有足够的时间来响应这一变化,从而确保输出与输入保持一致性和可预测性。这种情况下,检测系统的输出能够准确地反映输入的变化,从而实现精确的测量和控制。这种性质在许多应用中都是非常重要的,特别是在需要高度精确和可靠测量的领域。

对象量和表征对象量与检测系统输出之间关系的特征称为静态特性,它可以用来描述检测系统的基本特性。

1.2.1.1 灵敏度、分辨力和再现性

灵敏度表示的是检测的对象量的变化和检测系统的输出量的变化之间的关系。通常情况下,灵敏度定义为输出与输入的比率。当对象数量的微小变化导致其输出发生较大变化时,称传感器或检测系统的灵敏度较高。不同对象的灵敏度的单位不同,如mV/kPa、$\mu A/K$、mV/pH等。

分辨力是检测系统输出端可以区分的对象数量的最小值。对象数量的变化小于检测系统的分辨力时,不会在其输出中产生可与噪声区分开来的可检测变化。检测系统的分辨力高则分辨力的数值更小。分辨力与对象数量具有相同的单位。

再现性描述了当重复检测相同的对象数量时,重复输出之间的接近程度。从数量上讲,检测系统的再现性被定义为对象数量的范围,以便同一数量的连续测量结果以给定的概率落入该范围内。如果不指定概率水平,通常理解为95%。当概率范围变窄时,再现性高。可重复性也用于表达类似的可重复检测的概念,但当区分这两个术语时,可重复性被理解为短时间间隔内的可重复性。

1.2.1.2 检测范围(量程)

检测范围是检测系统工作的对象量的总范围,以满足检测系统的标称性能。因此,检测范围取决于性能要求,如灵敏度、分辨力或再现性。如果要求很严格,检测范围就会很窄。有时,针对不同的要求规定了不同的检测范围。例如,在检测体温的温度计中,当检测范围为 $30\sim40$ ℃时,再现性为 0.1 ℃;当检测范围为 $0\sim50$ ℃时,再现性可以为 0.5 ℃。

一方面,检测范围规定了在预期检测系统的标称性能的情况下对象数量的最大允许变化。另一方面,对象数量的最小可检测变化由分辨力规定。检测范围与分辨力之比称为动态范围。动态范围是一个无单位的值,有时以分贝(dB)表示。

当信号转换为数字量时,必须考虑动态范围。例如,确定模/数转换器(A/D 转换器,CAD)的位数和数字显示器的数据格式或位数,以便这些设备可用的最大数字量与动态范围相比,其值足够大。

1.2.1.3　线性度或非线性度

线性度描述了检测系统的输入/输出关系与一条适当的直线的接近程度。适当的直线可以使用最小二乘拟合定义的输入/输出关系的直线。当拟合的直线通过原点时,这种线性关系有时也称为成比例关系。

作为线性的定量度量,可以使用输入/输出关系曲线与直线的最大偏差的比率。还可以用非线性度表示该值,因为当输入/输出关系曲线与直线的偏差显著时,使用该定义时的数值较大。当线性度高(或非线性度小)时,输入/输出关系曲线可视为一条直线,灵敏度可视为常数。

尽管大多数检测系统都期望更高的线性度,但只要输入/输出关系完全确定,即使响应是非线性的,也可以进行准确的测量。现代检测系统通过合理设计软件和算法,可以实现或优化输入/输出之间的线性关系,从而提高系统和仪器的检测精度和性能。

1.2.1.4　迟滞现象

迟滞现象就是无论输入变化的速度有多慢,相同的输入都会出现不同的输出值。如果测量系统存在滞后现象,则输入/输出关系曲线不是唯一的,而是取决于连续输入值的方向和范围。

迟滞现象产生的原因多种多样,如机械耦合部件的间隙、机械元件的黏弹性或蠕变、铁磁材料的磁化或电化学装置上的材料的吸附和解吸。由齿隙引起的滞后与输入的变化范围无关,而由其他原因引起的滞后取决于输入的变化,较大的变化会导致较大的滞后。设计传感器时,将输入限制在正常测量范围内,不仅有利于保护传感器中的传感元件免受破坏,而且有利于减少滞后。例如,在机械传感器中,采用隔膜或梁的止动器就是出于这个原因。

1.2.2　检测系统的动态特性

检测系统的动态特性描述了瞬态中的输入/输出关系,而静态特性描述了输入保持恒定或缓慢变化时的关系。在关注对时变输入的响应时需要动态特性。对象量随时间变化的模式通过观察输入/输出波形来体现。除非检测的动态特性非常好,否则难以完全再现真实的波形。

当传感器由控制系统的一部分组成时,动态特性尤为重要。由于传感器的动态响应较差,可能会出现不稳定或振荡。影响系统动态特性的最常见原因是,当对象数量变化时,在储存和释放能量的元件之间存在能量交换过程。例如,惯性元件(如质量、电容和电感)及柔性元件(如弹簧、电容和热电容)就是此类系统组件。如果机械部件和流体的位移会引起显著的时间延迟,也会影响系统的动态特性。除了检测系统外,测量对象和接口介质也可能影响整个检测过程的动态特性。在这种情况下,应讨论包括对象或接口介质的动态特性,如压力测量中导管-传感器系统的情况。

1.2.2.1 线性系统和非线性系统

线性系统是指多个独立输入的总响应等于各个独立输入的响应之和的系统。不满足这个条件的系统称为非线性系统。

在理想线性系统中,动态特性在不同输入幅度下均保持一致,即响应的幅度与输入幅度简单地成正比。这个属性很重要,因为可以定义多种参数来表征系统的特性,而不管信号幅度如何。

在实际应用中,当输入增大到远远超出测量范围时,线性系统并不总能保持线性特征。而当输入的变化很小时,大多数系统可以被认为是线性的。即使在非线性系统中,也可以通过在小的测量范围内进行近似来假设适当的线性系统。

在线性系统中,对正弦输入的响应也是与输入频率相同的正弦波,而其他频率分量如高次谐波可能出现在非线性系统中。

1.2.2.2 频率响应

频率响应描述了在动态特性的整个频率范围内,对于单位幅度的正弦输入,系统输出的幅度和相移随输入信号频率变化的分布。通常,频率响应仅针对线性系统定义。

线性系统的输出可以描述为对应于具有不同频率的正弦输入的响应之和,因为输入通常可以表示为正弦函数之和,如式(1-1)。因此,频率响应为任何输入提供了有关系统输出的完整信息。

当系统的输入/输出关系用常数系数一阶微分方程描述时,该系统称为一阶系统。描述一阶系统的微分方程可写为

$$a_1 \frac{dy(t)}{dt} + a_0 y(t) = x(t) \tag{1-11}$$

式中:$x(t)$,$y(t)$——系统的输入、输出;

a_0,a_1——常数。

该系统的幅度响应如图 1-1(a)和图 1-1(b)所示,其中 f_c 为 $a_0/(2\pi a_1)$,称为截止频率。

二阶系统是一个可以用二阶常系数微分方程来描述的系统,即

$$a_2 \frac{d^2 y(t)}{dt^2} + a_1 \frac{dy(t)}{dt} + a_0 y(t) = x(t) \tag{1-12}$$

式中:a_0,a_1,a_2——常数。

该系统的相位响应如图 1-1(c)和图 1-1(d)所示,其中固有频率为

$$f_0 = \frac{1}{2\pi} \sqrt{\frac{a_0}{a_2}} \tag{1-13}$$

阻尼系数为

$$h = \frac{a_1}{2\sqrt{a_0 a_2}} \tag{1-14}$$

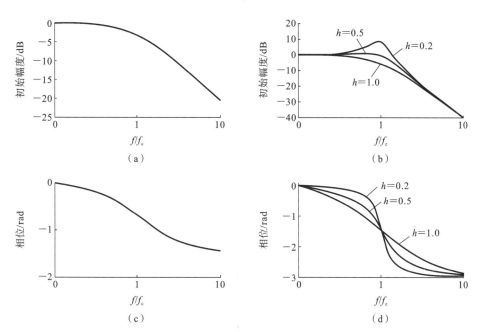

图1-1　一阶系统和二阶系统的频率响应

(a) 一阶系统的幅度响应;(b) 二阶系统的幅度响应;(c) 一阶系统的相位响应;(d) 二阶系统的相位响应

1.2.2.3　时间常数、响应时间、上升时间和稳定时间

当系统的输入从一个数量突然变化到另一个数量时,输出的行为可以根据系统的类型用一些特定的参数来表征。这些参数可以通过对单位阶跃输入的响应来确定,在单位阶跃输入中,输入在特定时间之前为零,在该时间之后为单位值。

时间常数是在一阶系统中定义的。如图1-2(a)所示,一阶系统对单位阶跃输入的响应是一个指数逼近最终值的过程,时间常数 τ 定义为输出达到 $1-1/e$ 所需的时间 $\approx$ 最终值的 0.673,对于式(1-11)所表示的系统,以 a_1/a_0 表示。

在二阶系统中,单位阶跃输入的响应随阻尼系数而变化,如图1-2(b)所示。

一些参数用来表示系统跟踪输入的速度。响应时间通常定义为达到最终值 90% 所需的时间,上升时间通常定义为对单位阶跃输入,输出从最终值的 10% 变化到 90% 的时间。稳定时间定义为输出在接近最终值的确定范围内稳定所需的时间,例如,该范围定义为单位阶跃输入的最终值的 $\pm5\%$。

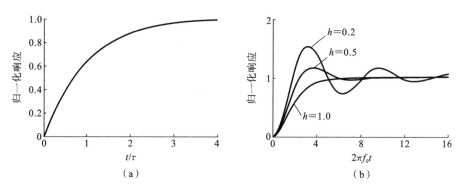

图 1-2　一阶系统和二阶系统的单位阶跃响应

（a）一阶系统对单位阶跃输入的响应；（b）二阶系统对单位阶跃输入的响应

1.3　医学仪器的结构与分类

医学仪器通常是指那些用于诊断、治疗、监护等医疗领域的设备,这些设备可能结合了机械、电子、计算机、光学等多学科技术,用于辅助诊断、治疗、检验、康复等。生理信号检测仪器是一类重要的医学仪器,由于其测量的对象是有生命的生物体,主要是人体,因此与常规的信号检测设备相比,在很多方面有其特殊的要求和特性。

1.3.1　医学仪器的基本结构

医学仪器从功能上可分为生理信号检测和治疗两大类,其结构主要由信号采集、信号预处理、信号处理、记录/显示、数据存储、数据传输、反馈/控制和刺激/激励等系统构成,检测系统一般还应包括信号校准部分,如图 1-3 所示。

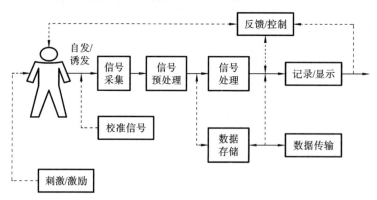

图 1-3　医学信号检测仪器结框图

每种医学信号检测仪器系统至少要有如图 1-3 所示的功能组件,主要的信息流是自左向右传输,用虚线绘出的组件和相互关系不是必要的。医学仪器系统和普通仪器系统的主要区别在于信号源,医学仪器系统的信号源是活体组织,或者是施加到活体组织的能量。

1.3.1.1　被测量

在检测系统中,将需要测量的物理量、特性和状态等统称为被测量。被测量的可接近性是非常重要的,因为它可能是体内的(如血压),也可能是体表的(如心电电位),或从体内散发出来的(如红外辐射),或者来源于人体的组织样品(如血液或活检)。医学中最重要的被测量可分为以下几类:生物电位、压力、流量、尺寸(成像)、位移(速度、加速度和力)、阻抗、温度和化学物质浓度。被测量可能仅局限于特定的器官或解剖结构。

1.3.1.2　传感器

一般来说,传感器是将能量从一种形式转换为另一种形式的器件,通常将物理被测量转换为电信号输出。传感器应当只响应被测量中包含的能量形式,而不响应其他能量形式。传感器与活体系统的接口方式要求尽可能少地从系统中提取能量,尽量是微创方式。

许多传感器有一个初级敏感元件,如膜片,它将压力转换为位移;还有一个变量转换元件,如应变计,它将位移转换为电压。有时,通过改变初级敏感元件可以在很宽范围内调节传感器的灵敏度。许多变量转换元件需要借助外部电源,方能获得传感器输出信号。

1.3.1.3　信号调理

通常情况下,传感器的输出信号不能直接用于显示或控制。简单的信号调理电路只是对信号进行放大和滤波,或者是传感器与显示器之间的阻抗匹配。通常情况下,传感器输出信号转换为数字形式,然后由专用数字电路或微型计算机进行处理。例如,信号滤波可减少无用的传感器信号,也可以对周期信号进行平均化处理,以减小噪声,或者把信号从时域变换到频域。

1.3.1.4　数据采集

数据采集(系统)在检测系统中的作用是对信号调理后的连续模拟信号离散化并转换为与模拟信号电压幅度相对应的一系列数值信息,同时以一定的方式把这些转换数据及时传递给微处理器或依次自动存储。数据采集系统通常以各类模/数(A/D)转换器为核心,辅以模拟多路开关、采样/保持器、输入缓冲器、输出锁存器等组成。

1.3.1.5　信号处理

生物信号处理系统包括信号预处理和信号处理两个部分。

由于人体信号的幅度和频率都比较低,很容易受到空间电磁波及人体其他信号的干扰,因此,在对其进行变换、分析、存储、记录等处理之前,应进行一些预处理,以保证测量结果的准确性。预处理一般包括过压保护、放大、识别(滤波)、调制/解调、阻抗匹配等。

信号处理部分是系统的核心部分,一般通过 A/D 转换将放大后的模拟信号转换为数字信号送入计算机或微处理器进行处理,完成包括信号的运算、分析、诊断、存储等功能。仪器性能的优劣、精度的高低、功能的多少主要取决于信号处理系统。医学仪器自动化、智能化的发展完全取决于信息处理系统技术进步的程度。当然,对检测系统的信号处理环节来说,只要能满足用户对信号处理的要求,则越简单越可靠,成本越低越好。

1.3.1.6　信号输出和显示

在许多情况下,仪器和检测系统在信号处理器计算出被测量的瞬时值后,除了将这些值显示在显示器上,还通常需要把测量值及时传送给控制计算机或其他执行器、打印机、记录仪等设备,这样的传输使得系统能够构成闭环控制,或实现打印(记录)输出功能。

通常人们都希望及时了解被测量的瞬时值、累积值或其随时间的变化情况,因此,各类仪器和检测系统在信号处理器计算出被测量的当前值后,通常均需送各自的显示器作实时显示。显示器是检测系统与人联系的主要环节之一,显示器一般可分为指示式、数字式和屏幕式三种。

1.3.1.7　信号存储记录

现代医学仪器,特别是生理参数检测仪器,随着智能化程度的提高,大量的数据需要保存。随着网络技术的高度发展,测量数据的共享也越来越普遍。因此,现代数据存储技术和数据传输技术在医学信号检测仪器中得到了广泛应用。数据存储技术随着计算机存储技术的发展而发展,从磁带技术到磁盘技术,再到硬盘和磁盘阵列(RAID)技术,以及现在的网络存储技术,这些存储技术使得大量的数据得以保留。这些数据既方便诊断和研究,又可被重复使用。

1.3.1.8　人机交互和输入设备

人机交互和输入设备是操作人员和检测系统联系的主要环节,用于输入设置参数、下达有关命令等。最常用的输入设备是各种键盘、拨码盘、条码阅读器等。最简单的输入设备是各种开关、按钮;模拟量输入、设置等往往借助电位器进行。

随着自动化、网络化和信息化的实现,通过网络或各种通信总线,利用其他计算机或数字化智能终端进行远程信息和数据输入的方式越来越普遍。

1.3.1.9　电源及安全保护系统

电源系统给整个仪器提供电源。稳定的电源管理系统是保证电源稳定供电、系统正常工作的基础。一个仪器或检测系统往往既有模拟电路部分,又有数字电路部分,通常需要多组幅值大小要求各异但稳定的电源。这类电源在检测系统使用现场一般无法直接提供,检测系统的设计者需要根据使用现场的供电电源情况及检测系统内部电路的实际需要,统一设计各组稳压电源,给系统各部分电路和器件分别提供它们所需的稳定电源。

供电系统常用的保护措施有:电流电压保护、过流保护、电流速断保护、欠压保护、中性点不接地系统、单相接地保护、变压器保护等。安全用电管理系统由监控主机、漏电开关控制柜、漏电保护器、电流互感器、电涌保护器等组成,主要实现对供电线路和用电设备的实时监控与电能管理。

1.3.1.10　辅助系统

辅助系统的配置、复杂程度及结构均随医学仪器的用途和性能而变化。对仪器的功能、精度和自动化程度要求越高,辅助系统应越齐备。辅助系统一般包括反馈和控制、数据存储和传输、标准信号产生和外加能量源等部分。

反馈和控制在检测和治疗类设备中都得到了充分的利用。例如,反馈治疗仪利用测量到的脑电等生理参数去激励刺激信号,再将刺激信号反馈到人体,进行睡眠等治疗;按需式心脏起搏器根据检测到的心电 R 波是否存在,决定是否产生刺激脉冲作用于心脏。它们都是典型的闭环反馈控制系统,都同时具备测量和治疗功能。

为了远距离检测或调用存储的数据,需要有数据传输设备,可以设专用线路,也可以利用其他传输线路兼顾。无线传输和网络传输技术在医学电子仪器中得到了广泛的使用。

医学仪器都备有标准信号源(校准信号),以便适时校正仪器的自身特性,确保检测结果准确无误。

部分检测类仪器和大部分治疗类仪器中都要外加能量源。检测系统可以通过向人体施加额外的能量(如 X 射线、超声波等)而不是靠活组织自身的能量,来实现医学信号检测。治疗类仪器通常是通过外加能量源来完成治疗功能的。

1.3.2　医学仪器的分类

医学仪器发展非常迅速,各种新的医学仪器不断出现。因此,对医学仪器的分类比较复杂,目前还难以统一,存在着从不同角度对医学仪器进行分类的问题。

1.3.2.1　基本分类方法

医学仪器可以根据检测的生理参数来对医学仪器分类,其优点是能够对任意参数的各种测试方法进行比较;也可以根据转换原理的不同进行分类,有利于对各种传感器进行比较、推广、应用;还可以根据生理系统中的应用来分类,根据临床专业及用途进行分类,均各有方便之处。

根据仪器在医学、医疗中的用途进行分类,简单明了,对医务人员和仪器管理人员均比较方便。医学仪器按用途可以分为 7 大类。

1. 医学影像设备

典型的医学影像设备有 X 射线成像装置、磁共振成像装置、超声成像装置、正电子断层扫描成像装置等。这类设备在临床上应用最为广泛,对疑难疾病的确诊基本上都要依赖影像学的检查。

2. 医学电子设备

典型的医学电子设备包括检测心电、脑电、肌电的电子仪器,血压测量仪器,临床监护设备,可穿戴电子装置等。其中监护设备在临床上广泛应用于 ICU 病房、手术室等。

3. 医用分析设备

医用分析设备包括化学成分分析仪器、血液分析仪器、病理检测仪器、血气分析仪器等。

4. 医用光学设备

医用光学设备主要有眼科光学仪器、显微镜、医用内窥镜和医用激光仪器等。其中医用内窥镜广泛应用于消化道、泌尿科、妇科、五官科、骨科等科室中的诊断和治疗。

5. 人工器官仪器

人工器官仪器主要用于部分或全部替代病损的自然器官。典型的设备包括心脏起搏器、脑起搏器、人工肺等。其中心脏起搏器是一种植入体内的电子治疗仪器,通过脉冲发生器发射电脉冲,使心脏激动和收缩,从而达到治疗心脏功能障碍的目的。

6. 放射治疗设备

放射治疗是治疗肿瘤的一种有效手段。常用的放射治疗设备有深度 X 射线治疗机、钴 60 放射治疗机、医用电子直线加速器、伽马刀等。较新的有中子治疗机、质子和重离子等粒子束发射治疗机。

7. 新型医疗仪器

近年来,随着技术的发展,市场上先后出现多种新型医疗系统,如达芬奇机器人手术系统等。

1.3.2.2　医疗器械分类管理

医疗器械按照风险程度由低到高,管理类别依次分为第一类、第二类和第三类。第一类医疗器械实行产品备案管理。第二类、第三类医疗器械实行产品注册管理。

境内第一类医疗器械备案,备案人向设区的市级负责药品监督管理的部门提交备案资料。

境内第二类医疗器械由省、自治区、直辖市药品监督管理部门审查,批准后发放医疗器械注册证。

境内第三类医疗器械由国家药品监督管理局审查,批准后发放医疗器械注册证。

进口第一类医疗器械备案,备案人向国家药品监督管理局提交备案资料。

进口第二类、第三类医疗器械由国家药品监督管理局审查,批准后发放医疗器械注册证。

香港、澳门、台湾地区医疗器械的注册、备案,参照进口医疗器械办理。

1.3.3　医学仪器的性能指标

1.3.3.1　准确度

准确度是衡量仪器测量系统误差的一个尺度。仪器的准确度越高,说明它的测量值与理论值(或实际值、固有值)之间的偏离越小。准确度可以理解为测量值与理论值之间的接近程度,所以,准确度定义为

$$准确度 = \frac{理论值 - 测量值}{理论值} \times 100\% \tag{1-15}$$

准确度可用读数的百分数或满度的百分数表示,它通常在被测量的额定范围内变化。

影响准确度的系统总误差一般是指元件的误差、指示或记录系统的机械误差、系统频响欠佳引起的误差、因非线性转换引起的误差来自被测对象和测试方法的误差等。减小这些误差即减小系统总误差,可以提高准确度。在理想情况下,如果测量值等于理论值,则准确度最高为零,这是任何仪器都难以做到的。所以,不存在准确度为零的仪器。准确度有时也称为精度。

1.3.3.2　精密度

精密度是指仪器对测量结果区分程度的一种度量。用它可以表示出在相同条件下用同一种方法多次测量所得数值的接近程度。它不同于准确度,精密度高的仪器其准确度未必高。若两台仪器在相同条件下使用,就容易比较出准确度与精密度的不同。

有些场合,将精密度和准确度合称为精确度(又称为精密准确度),作为一个特性来考虑时,其含义不变,仍包括上述两个方面。

1.3.3.3　输入阻抗

通常称外加输入变量(如电压、力、压强等)与产生的相关变量(如电流、速度、流量等)之比为仪器的输入阻抗。医学仪器的输入阻抗与被测量的阻抗特性、所用电极或传感器的类型及生物体接触界面有关。

由于生物体能提供的能量有限,为了减少被测量的输出功率 P,应尽可能地提高输入阻抗 Z,从而使被测量不发生畸变。应用体表电极的仪器,要考虑到体电阻、电极-皮肤接触电阻、皮肤分泌液电阻、皮肤分泌液和角质层下低阻组织的电容、引线电阻和放大器保护电阻及电极极化电位等的影响。

1.3.3.4 灵敏度

仪器的灵敏度是指输出变化量与引起它变化的输入变化量之比。当输入为单位输入量时,输出量的大小即为灵敏度的量值。所以,灵敏度与被测量的绝对水平无关。当输出变化一定时,灵敏度越高的仪器对微弱输入信号反应的能力越强。考虑到医学仪器的记录特点,灵敏度的计量单位分别表示为:生物电位——μV(或 mV、V)/cm;压力——mmHg/刻度(mmHg 为非法定计量单位,法定单位是 Pa,1 mmHg=133.322 Pa);心率计数——每分钟心搏数/刻度;心率间隔——μs(或 ms、s)/cm。

在线性系统(仪器)中,灵敏度对所有输入信号均保持恒定,并可依据叠加原理进行分析。实际的医学仪器不可能是一个理想的线性系统,有时为了满足一定的需要常会引入非线性环节,这在具体仪器的应用中经常会遇到这种情况。

1.3.3.5 频率响应

频率响应是指仪器保持线性输出时允许其输入频率变化的范围,它是衡量系统增益随频率变化的一个尺度。放大生物电信号时,总希望仪器能对信号中的一切频率成分快速均匀放大,而实际做不到。仪器的频率响应受放大器和记录器频率响应的限制,一般要求在通频带内有平坦的响应。

1.3.3.6 信噪比

除被测信号之外的任何干扰都可称为噪声。这些噪声有来自仪器外部的,也有电路本身所固有的。外部噪声主要来自电磁场的干扰。内部噪声主要来自电子器件的热噪声、散粒噪声和 $1/f$ 噪声。

仪器中的噪声和信号是相对存在的。在具体讨论放大电路放大微弱信号的能力时,常用信噪比来描述弱信号工作时的情况。信噪比定义为信号功率 P_S 与噪声功率 P_N 之比,即

$$\frac{S}{N}=\frac{P_S}{P_N} \tag{1-16}$$

检测生物信号的仪器,要求有较高的信噪比。为了便于对信噪比进行定量比较,常以输入端短路时的内部噪声电压作为衡量信噪比的指标,即

$$U_{Ni}=\frac{U_{No}}{A_U} \tag{1-17}$$

式中:U_{Ni}——输入端短路时的内部噪声电压;

U_{No}——输出端噪声电压；

A_U——电压增益。

U_{Ni}常用对数形式来表示，即

$$U_{Ni}=20\lg\frac{U_{No}}{A_U} \tag{1-18}$$

由于放大器不仅放大信号源带来的噪声，也放大自身的固有噪声，这样输出端的信噪比就会小于输入端的信噪比。

1.3.3.7 零点漂移

仪器的输入量在恒定不变（或无输入信号）时，输出量偏离原来起始值而上下波动、缓慢变化的现象称为零点漂移。这是由环境温度及湿度的变化、滞后现象、振动、冲击和不希望的对外力的敏感性、制造上的误差等原因造成的，其中温度影响尤为突出。

1.3.3.8 共模抑制比

共模抑制比（Common Mode Rejection Ratio，CMRR）是衡量生物电放大器对共模干扰抑制能力的一个重要指标，其定义为放大器的差模增益与共模增益之比，即

$$CMRR=\frac{A_d}{A_c} \tag{1-19}$$

式中：A_d——差模增益；

A_c——共模增益。

实际应用中，通常用上述值的对数来计算共模抑制比。

习 题 1

1-1 用框图说明医学仪器的基本结构并简要说明各部分功能。

1-2 医学仪器的主要技术特性是什么？

1-3 医学仪器有哪些特殊性？

1-4 简述医学仪器的设计步骤。

1-5 文献调研和总结：医学诊疗技术及医疗器械的发展历史和最新进展。

1-6 材料学习和讨论：医疗仪器分类管理与相关法规。

1-7 文献检索和总结：中国传统医疗技术和器械的发展、贡献、传承和创新。

第 2 章

常用的检测技术和电路

本章主要介绍医学信号检测中常用的检测技术和电路,包括信号转换电路、电压比较器、抗干扰技术、信号调制与解调技术、信号隔离技术等内容。

2.1　信号转换电路

由于需要检测的生理信号不同,生物医学传感器的输出是各种形式的电信号,如可能是某种形式反映不同频率、相位、波形的电压或电流信号,也可能是对应于被测量的电路参数(R、L 或 C 等)的电信号。这些信号需要进行适当的转换,以便传送给后续单元(放大器、计数器、控制器、单片机或计算机等)做进一步处理或存储、输出。信号转换电路就是实现将一种形式的电信号转换为另外一种与之对应但不同的信号特征表示的电信号。信号转换技术在医学信号检测与仪器领域有着广泛的应用。

2.1.1　R/U 转换

2.1.1.1　恒流源驱动的 R/U 转换

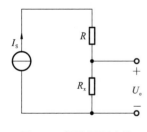

图 2-1　恒流源驱动的
R/U 转换电路

　　用恒流源驱动,可以将被测的电阻量转换为电压信号,实现 R/U 转换。图 2-1 所示的为恒流源驱动的 R/U 转换电路。电路中 I_s 为恒流源,R_x 为被测电阻,转换后的电压为

$$U_o = I_s R_x \tag{2-1}$$

可见输出电压 U_o 正比于 R_x。此电路的特点是结构简单,但 R_x 的变化会影响恒流源的输出性能。

2.1.1.2　放大器式 R/U 转换

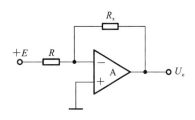

图 2-2　放大器式 R/U 转换电路

利用反相放大电路的输出电压与反馈电阻的线性关系，不需要恒流源也可以实现 R/U 转换。放大器式 R/U 转换电路如图 2-2 所示。电路中 R_x 为被测电阻，R 为标准电阻，A 为理想放大器，E 为标准电压，转换后的电压为

$$U_o = -\frac{E}{R}R_x \tag{2-2}$$

可见输出电压 U_o 正比于 R_x。此电路的优点是 R_x 的变化不影响电源的输出特性，但 R_x 所受到的干扰直接影响测量效果。

2.1.2　电桥 R/U 转换

电桥电路是医学信号检测中最常用的一种测量电路。它将某些参量（R、L 或 C 等）传感器输出量的微小变化精确地转换为电压或电流的变化，因此它是一种阻抗-电压（或电流）转换电路，具有较高的测量准确度。

2.1.2.1　直流电阻电桥的输出特性

直流电阻电桥电路的一般形式如图 2-3 所示，由 R_1、R_2、R_3 和 R_4 共 4 个电阻臂组成，其中 A、C 两端加直流电压 E，B、D 两端的输出电压 $U_o = U_{BD}$，在忽略电桥后级电路负载效应的情况下，输出电压 U_o 为

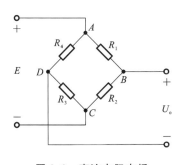

图 2-3　直流电阻电桥

$$U_o = U_{BC} - U_{DC} = \frac{R_2}{R_1 + R_2}E - \frac{R_3}{R_3 + R_4}E$$

即

$$U_o = \frac{R_2R_4 - R_1R_3}{(R_1 + R_2)(R_3 + R_4)}E \tag{2-3}$$

要使输出电压 $U_o = 0$，则 4 个桥臂电阻之间需要满足关系 $R_2R_4 - R_1R_3 = 0$，或

$$\frac{R_1}{R_2} = \frac{R_4}{R_3} \tag{2-4}$$

式（2-4）称为直流电阻电桥的平衡条件。

若 R_1 为可变电阻，在满足式（2-4）的条件下，其值变为 $R_1 + \Delta R_1$，电桥就会有不平衡电压输出。在 $\Delta R_1 \ll R_1$ 的情况下，对应的变化 ΔU_o 为

$$\Delta U_o = \frac{\partial U_o}{\partial R_1}\Delta R_1 = \frac{-R_2E}{(R_1 + R_2)^2}\Delta R_1 \tag{2-5}$$

考虑平衡条件下的输出电压为 0，式（2-5）可以写成

$$U_o = \Delta U_o = \frac{-R_2 E}{(R_1 + R_2)^2} \Delta R_1 \qquad (2\text{-}6)$$

对于半对称桥($R_1 = R_2$),有

$$U_o = \frac{-E}{4} \frac{\Delta R_1}{R_1} \qquad (2\text{-}7)$$

式(2-7)说明:对于半对称桥,当有一个臂的电阻值发生变化时,桥的输出电压的变化与该桥臂电阻的相对变化成正比。式(2-7)中的负号表示当 R_1 增加时输出电压减小,反之增加。

若用电阻式传感器替换电桥中的一个桥臂电阻或串接入一个桥臂,如 R_1,并通过测量 U_o 来间接测量 R_1 的值,即构成了单臂电桥电阻测量电路,实现了电桥式 R/U 转换。

若 R_1 为应变电阻,则

$$U_o = -\frac{E}{4} k_1 \varepsilon_1 \qquad (2\text{-}8)$$

式中:k_1——R_1 的应变灵敏度系数;

ε_1——R_1 的微应变。

电桥测量电路的测量灵敏度可以用电压灵敏度 S_{u1} 表示,即单位电阻变化率引起的输出电压的变化,即

$$S_{u1} = \frac{\Delta U_o}{\Delta R_1 / R_1} = \frac{U_o}{k_1 \varepsilon_1} \qquad (2\text{-}9)$$

由(2-8)可知,对于 R_1,$S_{u1} = -E/4$,其大小与电源电压 E 成正比,而与桥臂电阻值无关。

2.1.2.2 电阻桥的非线性误差及其补偿

由式(2-6)可知,电桥的输出电压与 R_1 的变化 ΔR_1 成正比,是在 ΔR_1 很小的情况下的近似表达式。实际上 U_o 与 ΔR_1(或 $\Delta R_1 / R_1$)的关系是非线性的,在 $\Delta R_1 / R_1$ 较大的情况下,U_o 的非线性误差也比较大。

由式(2-3)可知,当对应被测量 R_1 的变化量为 ΔR_1 时,电桥的实际输出电压 U_x 为

$$U_x = \frac{R_2 R_4 - (R_1 + \Delta R_1) R_3}{(R_1 + \Delta R_1 + R_2)(R_3 + R_4)} E \qquad (2\text{-}10)$$

利用 $R_2 R_4 - R_1 R_3 = 0$ 得

$$U_x = \frac{-\Delta R_1 / R_2}{(1 + \Delta R_1 / R_1 + R_2 / R_1)(1 + R_2 / R_1)} E$$

与式(2-6)类似,可得理想输出时的电压 U_o 为

$$U_o = \frac{-\Delta R_1 / R_1}{(1 + R_1 / R_2)(1 + R_2 / R_1)} E$$

则输出电压的误差为

$$\gamma = \frac{U_x - U_o}{U_o} = \frac{\dfrac{1}{1 + R_2 / R_1 + \Delta R_1 / R_1} - \dfrac{1}{1 + R_2 / R_1}}{\dfrac{1}{1 + R_2 / R_1}} = \frac{-\Delta R_1 / R_1}{1 + R_2 / R_1 + \Delta R_1 / R_1} \qquad (2\text{-}11)$$

对于一般的电阻应变片,假设 $k = 2$,受到 5000 微应变时,则

$$\frac{\Delta R_1}{R_1} = k\varepsilon = 2 \times 5000 \times 10^{-6} = 0.01 \qquad (2\text{-}12)$$

将式(2-12)代入式(2-11)($R_1 = R_2$),得到非线性误差约为 -0.5%。但如果对于半导体应变片,假设 $k = 125$,受到 1000 微应变时,则

$$\frac{\Delta R_1}{R_1} = k\varepsilon = 125 \times 1000 \times 10^{-6} = 0.125$$

按式(2-11)($R_1 = R_2$)计算,非线性误差高达约 6%,不能忽略该误差。为了减小电桥的非线性误差,可以采用差动电桥或恒流源电桥等改进方案。

1. 采用差动电桥

从式(2-10)可知,输出电压 U_o 与 ΔR_1 的非线性关系是由分母中 $(R_1 + \Delta R_1 + R_2)$ 这一项的增量引起的。如果在测量过程中,能保持分母中该项的值不变,如使 R_2 的变化量 ΔR_2 与 R_1 的变化量 ΔR_1 大小相等但符号相反,即可实现 U_o 与 ΔR_1 和 ΔR_2 的线性关系。在测量应用中,可以在电桥的相邻两臂同时接入两测量传感器(应变片),使被测量发生变化时,一臂电阻增加,另一臂电阻减小,构成半桥式差动电桥。

若选择 R_1 和 R_2 为两测量传感器,且在非电量变化时,R_1 增加、R_2 减小,如图 2-4 所示,此时,电桥的输出电压为

$$U_o = \frac{R_2 - \Delta R_2}{R_1 + \Delta R_1 + R_2 - \Delta R_2}E - \frac{R_3}{R_3 + R_4}E$$

经过合理设计和调整后,可以满足条件 $\Delta R_1 = \Delta R_2$, $R_1 = R_2$, $R_3 = R_4$,则得

$$U_o = -\frac{E}{2}\frac{\Delta R_1}{R_1} \qquad (2\text{-}13)$$

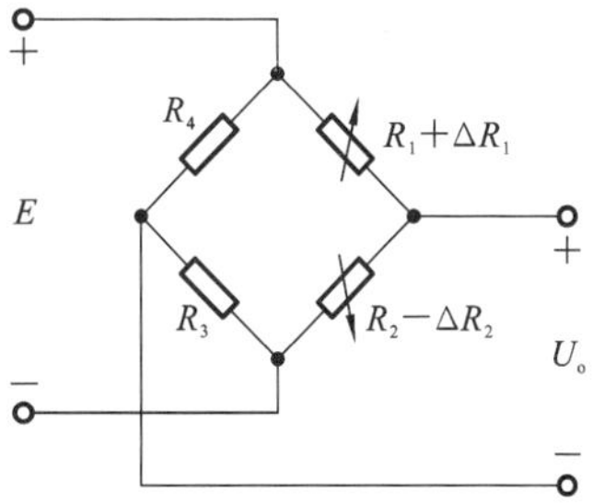

图 2-4　半桥式差动电桥

由式(2-13)可知,在理想情况下,差动电桥不仅没有非线性误差,且电压灵敏度比单臂工作时的电压灵敏度提高了一倍。另外,由于 R_1 和 R_2 工作在相同的测量环境中,两臂还同时起到了温度补偿作用。

电桥还可以进一步提高测量灵敏度,接成全桥(4 臂)差动工作方式,如图 2-5 所示,其输出比单臂工作时的提高 4 倍,即

$$U_o = -E\frac{\Delta R_1}{R_1} \qquad (2\text{-}14)$$

由于差动电桥接法具有上述优点,因此在非电量测量技术中被广泛应用。

2. 采用恒流源单臂电桥

半桥式差动电桥可以保证电桥的两条支路中的电流不随 ΔR_1 的变化而变化,或者尽量减小变化,从而达到减小非线性误差的目的。采用恒流源供电也可以达此目的。

恒流源单臂电桥电路如图 2-6 所示。设恒流源为 I_s，忽略后级电路输入阻抗的影响，当 R_1 对应被测量变化 ΔR_1 时，电桥的供电电压为

$$U = [(R_1 + \Delta R_1 + R_2) // (R_3 + R_4)]I_s$$

式中：// ——并联。

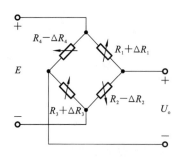

图 2-5　全桥式差动电桥

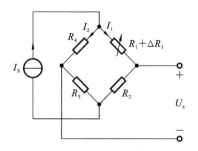

图 2-6　恒流源单臂电桥

用 U 代替式(2-10)中的 E，利用平衡条件 $R_2 R_4 - R_1 R_3 = 0$，可以得到电桥的输出电压 U_x 为

$$U_x = \frac{-R_3 \Delta R_1}{R_1 + R_2 + R_3 + R_4 + \Delta R_1} I_s \tag{2-15}$$

式(2-15)分母中也有 ΔR_1，所以是非线性的，如果略去分母中的 ΔR_1，则输出电压的理想值为

$$U_o = \frac{-R_3 \Delta R_1}{R_1 + R_2 + R_3 + R_4} I_s \tag{2-16}$$

因此恒流源电桥的非线性误差为

$$\gamma = \frac{U_x - U_o}{U_o} = \frac{-\Delta R_1}{R_1 + R_2 + R_3 + R_4 + \Delta R_1} \tag{2-17}$$

将式(2-17)整理后可得

$$\gamma = \frac{-\Delta R_1 / R_1}{1 + R_2/R_1 + (R_3/R_1 + R_4/R_1) + \Delta R_1/R_1} \tag{2-18}$$

与式(2-11)比较，可见恒流源电桥的非线性误差较小，因为分母中多了 $(R_3/R_1 + R_4/R_1)$ 项，这就是采用恒流源供电减小非线性差的原因。

2.1.3　C/U 及 C/T 转换

生理信号中的很多被测量具有电容性质，为了便于测量，需要转换为信号的电压或频率(周期)。用于测量电容的传感器通常利用电容的动态特性实现测量，包括交流电桥法、振荡频率法、移相电路法、谐振电路法等。在生理信号检测系统中，常用的电容的转换和测量方法还有：放大器转换法，通过放大器将电容转换为输出电压；C/T 转换法，通过方波振荡器将电容转换为输出信号的周期。

2.1.3.1　放大器式 C/U 转换

放大器式 C/U 转换电路如图 2-7 所示。在图 2-7 中，u_r 为激励的正弦信号；R 为标准电阻，接到放大器的反馈支路中；C_x 和 R_x 是被转换电容器的等效并联电路，接到放大器的输入端。

在图 2-7 中，设 $u_r = U_r \sin(\omega t)$，经 C/U 转换后的输出电压为

$$u_o = -RG_x U_r \sin(\omega t) - j\omega R C_x U_r \sin(\omega t)$$

（2-19）

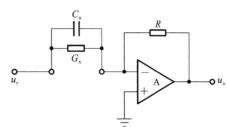

图 2-7　放大器式 C/U 转换电路

式（2-19）中，u_o 由实部和虚部两部分组成，它们分别与 G_x 和 C_x 成正比。利用同步检波器可把虚部（正交分量）分离出来，即 u_o 经同步检波后，有

$$U_o = -\omega C_x R U_r \tag{2-20}$$

通过模拟或数字电压的测量，可对 C_x 或被测对象进行定标和测量。

2.1.3.2　C/T 转换

有多种方法实现 C/T 转换。积分器法是通过积分器、比较器及辅助电路将电容转换为输出信号的周期，其电路结构及有关波形如图 2-8 所示。

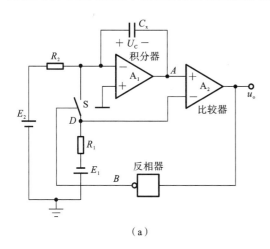

（a）

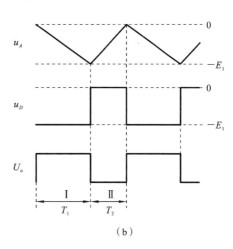

（b）

图 2-8　积分器式 C/T 转换电路

（a）转换电路；（b）波形图

该电路经过两次积分过程完成一个振荡周期，实现一次 C/T 转换。开关 S 的通、断由输出信号 u_o 通过反相后控制，当 $u_B = 1$ 时，S 闭合；当 $u_B = 0$ 时，S 断开。振荡器一个周期内的工作过程如下。

第一阶段：$u_o = 1 \to u_B = 0 \to S$ 断开 $\to u_D = -E_1$，C_x 对 E_2 正向积分，此阶段积分器输出电压为

$$u_{A1} = -\frac{1}{C_x}\int_0^t i_C \mathrm{d}t = -\frac{E_2}{R_2 C_x}t$$

随着 t 的增大，积分器输出电压越来越小，但当

$$u_{A1} = -\frac{E_2}{R_2 C_x}T_1 = -E_1 \qquad\qquad (2\text{-}21)$$

时，比较器翻转，$u_o = 0 \to u_B = 1 \to S$ 闭合 $\to u_D = 0$，第一阶段结束，进入第二阶段。

第二阶段：$u_o = 0 \to u_B = 1 \to S$ 闭合 $\to u_D = 0$，C_x 对 E_1、E_2 反、正向同时积分，此阶段积分器输出电压为

$$u_{A2} = -E_1 + \frac{E_1}{R_1 C_x}t - \frac{E_2}{R_2 C_x}t$$

若 $E_1/R_1 > E_2/R_2$，则随着 t 的增大，积分器输出电压越来越大，但当

$$u_{A2} = -E_1 + \frac{E_1}{R_1 C_x}T_2 - \frac{E_2}{R_2 C_x}T_2 = 0 \qquad\qquad (2\text{-}22)$$

时，比较器翻转，$u_o = 1 \to u_B = 0 \to S$ 断开 $\to u_D = -E_1$，第二阶段结束，重新回到第一阶段。

由式（2-21）和式（2-22）可知

$$T_1 = \frac{E_1}{E_2}R_2 C_x$$

$$T_2 = \frac{R_1 R_2 E_1}{R_2 E_1 - R_1 E_2}C_x$$

则

$$T = T_1 + T_2 = \frac{R_2^2 E_1^2}{(R_2 E_1 - R_1 E_2)E_2}C_x \qquad\qquad (2\text{-}23)$$

式（2-23）表明，输出电压信号的周期 T 正比于电容 C_x，通过数字化测量，可对 C_x 或被测对象进行定标和测量。

2.1.4 L/U 及 L/T 转换

大多数电容转换与测量的方法也适应于电感的转换与测量，其中 L/T 转换是先将电感 L 通过有源回转器转换为对应电容 C，再经过 C/T 转换来实现的。

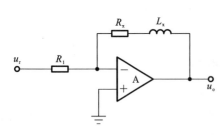

图 2-9 放大器式 L/U 转换电路

放大器式 L/U 转换电路如图 2-9 所示。在图 2-9 中，u_r 为激励的正弦信号；R_x 和 L_x 组成被测电感器的等效串联电路，接入放大器的反馈支路；R_1 为放大器输入端的标准电阻。

设 $u_r = U_r \sin(\omega t)$，从图 2-9 不难求得经电感-电压转换的输出电压为

$$u_o = -\frac{U_r R_x}{R_1}\sin(\omega t) - j\frac{U_r \omega L_x}{R_1}\sin(\omega t) \tag{2-24}$$

式中：u_o——由实部和虚部两部分组成，实部和虚部分别与 R_x 和 L_x 成正比。

利用同步检波器可把虚部（正交分量）分离出来，即经同步检波后得到 U_o 为

$$U_o = -\frac{U_r \omega}{R_1}L_x \tag{2-25}$$

通过模拟或数字电压测量，可对 L_x 或被测对象进行定标和测量。

2.1.5　I/U 及 U/I 转换

在医学信号检测仪器中，有时需要将标准的电流信号（$0\sim10$ mA 或 $4\sim20$ mA）转换为标准的电压信号（$0\sim5$ V 或 $1\sim5$ V），或将标准的电压信号转换为标准的电流信号；在电量或非电量的检测中，为便于信号的远距离传输，有时也需要将电压形式的信号转换为电流形式的信号。

2.1.5.1　I/U 转换

1. 电阻式 I/U 转换

如果不考虑下一级输入阻抗的影响，可以使用如图 2-10 所示的电阻式 I/U 转换电路。其中，I_x 为被测电流，R 为标准电阻，通常取 250 Ω 或 500 Ω。输出电压为

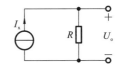

图 2-10　电阻式 I/U 转换电路

$$U_o = R I_x$$

若 $I_x = 4\sim20$ mA，取 $R = 250$ Ω，则 $U_o = 1\sim5$ V。

2. 放大器式 I/U 转换

为了减小电阻式 I/U 转换电路中标准电阻对输出电压的影响，可采用放大电路代替标准电阻，构成放大器式 I/U 转换电路，如图 2-11 所示。输出电压为

$$U_o = -R I_x$$

在图 2-11 中，要求电流源 I_x 的内阻 R_S 必须很大，否则输入失调电压将被放大（$1 + R/R_S$）倍，产生较大误差；电流 I_x 应远大于运算放大器输入偏置电流 I_b。

3. 差动式 I/U 转换

将被测电流直接接入运算放大器的同相和反相输入端，就构成如图 2-12 所示的差动式 I/U 转换电路，其输出电压为

$$U_o = -2R I_x$$

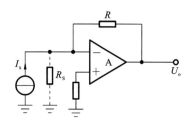
图 2-11　放大器式 I/U 转换电路

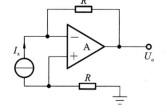
图 2-12　差动式 I/U 转换电路

若 $I_x = 4 \sim 20$ mA，取 $R = 125$ Ω，则 $U_o = 1 \sim 5$ V。为了提高转换增益和共模抑制比，可采用将几个运算放大器组合起来的方式进行 I/U 转换。

4. 同向并联式 I/U 转换

将被测电流接入到两个同向并联放大器的输入端，构成如图 2-13 所示的同向并联式 I/U 转换电路，放大器 A_1 和 A_2 实现了 I_x 到 U_{CD} 的转换功能；放大器 A_3 为差分放大器。图 2-13 中 C、D 两端的输出电压分别为

$$U_C = U_A - I_x R_1, \quad U_D = U_B + I_x R_1$$

$$U_o = -\frac{R_3}{R_2}(U_C - U_D)$$

利用理想放大器的假设 $(U_A = U_B)$，得到

$$U_o = \frac{2R_1 R_3}{R_2} I_x \qquad\qquad (2-26)$$

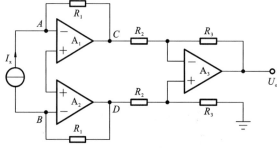

图 2-13　同向并联式 I/U 转换电路

2.1.5.2　U/I 转换

对于 U/I 转换电路，除要求输出电流与输入电压具有线性关系外，还要求输出电流随下一级负载电阻变化所引起的变化量尽可能小。因此可以将 U/I 转换电路看作是一个由输入电压控制的恒流源。

一种基本的 U/I 转换电路如图 2-14 所示，由一个运算放大器 A 和三极管 T_1、T_2 组成。三极管 T_1 和 T_2 组成电流输出级，用来扩展电流。U_x 为输入电压，I_o 为输出电流，R_3 为电流反馈电阻，R_L 为负载电阻。此转换电路属于电流串联负反馈电路，具有较好的

恒流性能。对于理想运算放大器,有

$$U_x \approx U_f = I_o R_3$$

$$I_o = \frac{U_x}{R_3} \tag{2-27}$$

可见,输出电流 I_o 仅与输入电压 U_x 和反馈电阻 R_3 有关,与负载电阻 R_1 无关。若输入电压为 $0\sim5$ V,选择 $R_3 = 500$ Ω,对应 $I_o = 0\sim10$ mA;若输入电压为 $1\sim5$ V,选择 $R_3 = 250$ Ω,对应 $I_o = 4\sim20$ mA。

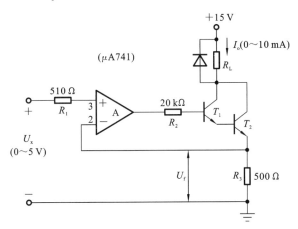

图 2-14　基本的 U/I 转换电路

为了进一步提高转换精度,可采用在图 2-14 所示电路的基础上进行改进,构成性能更好的 U/I 转换电路,也可以选用各种集成 I/U、U/I 转换器芯片。

2.1.6　U/F 和 F/U 转换

在医学信号检测过程中,有时为避免传感器输出的电压信号在检测、处理或传输过程中失真,需要通过 U/F 转换电路将电压信号转换为频率信号;有时为方便处理检测的频率信号,需要通过 F/U 转换电路将频率信号转换为电压信号。

1. U/F 转换

U/F 转换电路是将输入信号的电压转换为与其成比例的频率,称为电压控制(压控)振荡器(VCO)。它广泛应用于模/数转换器、数字式检测仪器、远距离检测或遥测设备、调频及调相技术中。

有多种电路可以实现 U/F 转换,且大部分已集成化。图 2-15(a)所示的为一种用运算放大器组成的 U/F 转换电路。它主要由积分器 A_1、比较器 A_2、开关管 T 及稳压管 $(D_{Z1} \sim D_{Z3})$ 等组成。输出电压 u_o 主要由 u_C 和 u_p 控制。u_p 的大小又取决于 u_o,不同的 u_o 对应着 u_p 的两个门限电压。设 D_{Z1} 的稳压值为 U_{Z1},D_{Z2} 和 D_{Z3} 的稳压值都为 U_Z,当 $u_o = U_Z$ 时,

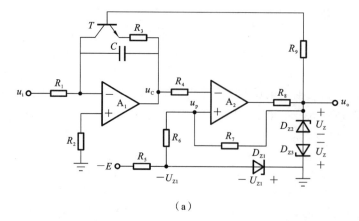

（a）

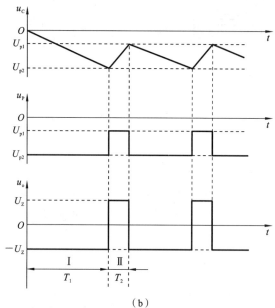

（b）

图 2-15　运算放大器式 U/F 转换电路及波形

（a）转换电路；（b）波形图

$$U_{p1} = -\frac{R_7}{R_6+R_7}U_{Z1} + \frac{R_6}{R_6+R_7}U_Z$$

若取 $R_7 = R_6$，$U_{Z1} > U_Z$，则 $U_{p1} < 0$。当 $u_o = -U_Z$ 时，有

$$U_{p2} = -\frac{R_7}{R_6+R_7}U_{Z1} - \frac{R_6}{R_6+R_7}U_Z$$

u_C 的大小也取决于 u_o，当 $u_o = -U_Z$ 时，VT 截止，u_i 对 C 充电，则

$$u_C = -\frac{1}{R_1C}\int_0^t u_i\mathrm{d}t = -\frac{u_i}{R_1C}t$$

当 $u_o = U_Z$ 时，T 饱和，u_C 通过 R_3 放电，其工作过程如下所述。

当输入信号 $u_i = 0$ 时，$u_C = 0$，此时由于 $u_C > u_p$，所以 $u_o = -U_Z$，开关管 T 处于截止状

态,比较器同相端电压 $u_p = U_{p2}$。

第一阶段:当输入电压 $u_i > 0$ 时,积分器输出电压负向增加,当 $|u_C| \geqslant |U_{p2}|$,即 $u_C \leqslant U_{p2}$ 时,比较器输出电压 u_o 从 $-U_Z$ 翻转到 $+U_Z$,并驱动开关管 T 由截止状态变为导通状态,致使积分电容上的电压 u_C 通过 R_3 放电,u_C 迅速回升;在 u_o 从 $-U_Z$ 翻转到 $+U_Z$ 的同时,也使得比较器同相端的电压 u_p 从 U_{p2} 翻转到 U_{p1},从而锁住比较器的输出状态不随积分器的电压回升而立即翻转。

第二阶段:$u_o = U_Z$,$u_p = U_{p1}$,T 饱和,积分电容上电压 u_C 通过 R_3 放电,u_C 迅速回升。随着积分器输出电压 u_C 的回升,当 $u_C \geqslant U_{p1}$ 时,比较器输出 u_o 从 $+U_Z$ 翻转到 $-U_Z$,并驱动开关管 T 由导通变为截止状态;在 u_o 从 $+U_Z$ 翻转到 $-U_Z$ 的同时,也使得比较器同相端的电压 u_p 从 U_{p1} 翻转到 U_{p2}。

如此循环往复,积分器输出一串负向锯齿波电压,比较器输出相应频率的矩形脉冲序列。各点波形图如图 2-15(b) 所示。显然,输入电压越大,积分电容上的充电电流及锯齿波电压的斜率就越大,因此每次达到负向门限电压 U_{p2} 的时间就越短,输出脉冲电压信号的频率就越高。

若电容 C 上的充电时间为 T_1,则

$$\frac{u_i}{R_1 C} T_1 = U_{p1} - U_{p2}$$

$$T_1 = \frac{R_1 C (U_{p1} - U_{p2})}{u_i}$$

若电容 C 上的放电时间为 T_2,则

$$U_{p1} = U_{p2} e^{-\frac{T_2}{\tau}}$$

式中:τ —— $\tau = (R_3 + r_{ce})C$,r_{ce} 为 T 的 c、e 两极之间的饱和电阻。

$$T_2 = (R_3 + r_{ce})C \ln \frac{U_{p2}}{U_{p1}}$$

$$T_{12} = T_1 + T_2 = \frac{R_1 C (U_{p1} - U_{p2})}{u_i} + (R_3 + r_{ce})C \ln \frac{U_{p2}}{U_{p1}} \tag{2-28}$$

从式(2-28)可以看出,周期 T 包括两项:第一项由积分电容 C 的充电过程决定,U/F 关系是线性的;第二项为一常数,其大小取决于 C 的放电过程,它是给 U/F 关系带来非线性的因素。若

$$\frac{R_1 C (U_{p1} - U_{p2})}{u_i} \gg (R_3 + r_{ce})C \ln \frac{U_{p2}}{U_{p1}}$$

则

$$f = \frac{1}{T} \approx \frac{1}{R_1 C (U_{p1} - U_{p2})} u_i \tag{2-29}$$

2. F/U 转换

把信号的频率变化量线性地转换为电压变化量的转换器称为 F/U 转换器。F/U 转换器的工作原理如图 2-16 所示,它主要包括电平比较器、单稳态触发器和低通滤波器三

部分。输入信号 u_i 经比较器被转换为快速上升/下降的方波信号 u_1，u_1 触发单稳态触发器，产生定宽（T_w）、定幅度（U_m）的输出脉冲序列 u_2，此脉冲序列经低通滤波器平滑后输出。输出电压为

$$u_o = \frac{1}{T}\int_0^T u_2\, \mathrm{d}t = \frac{U_m T_w}{T} = U_m T_w f \tag{2-30}$$

可见，输出电压 u_o 正比于输入信号频率 f。

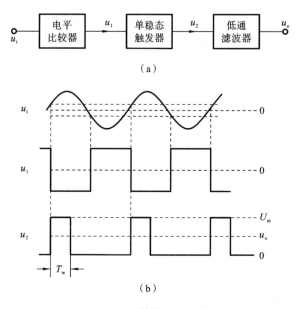

图 2-16 F/U 转换原理及波形图

（a）原理框图；（b）主要波形图

2.1.7 电压转换

为了满足不同测量任务或电路工作的需要，经常需要将电压的一种形式转换为另外一种形式，常见的转换有 AC/AC、AC/DC、DC/DC 和 DC/AC 等，这里简单介绍 DC/AC 转换技术。

2.1.7.1 DC/AC 转换技术

在直流放大器中，零点漂移的存在限制了放大器电压灵敏度的提高。为此，在一些检测仪器中，可先将直流信号转换为交流信号，即进行 DC/AC 转换，然后经放大器放大后，再将放大后的交流信号经 AC/DC 转换为相应的直流信号，从而抑制放大器的漂移，使直流电压测量可达到微伏级。有时，为了信号的传输方便，也需要将直流信号转换为交流信号。

DC/AC 转换器又称为 DC/AC 调制器或斩波器，其工作原理如图 2-17 所示。在图 2-17(a)中，S 为自激式或他激式电子开关（也可以是机械开关），R 为限流电阻，避免信号

源被短路,C 为隔直流电容,R_i 为后续电路的等效输入电阻,图 2-17(b)所示的为各点的
波形图。

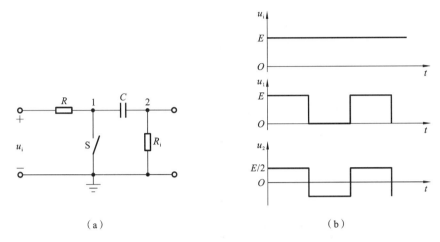

图 2-17　DC/AC 转换原理
(a) 调制电路;(b) 波形图

2.1.7.2　一种同步心脏除颤器的充放电电路

这里以心脏除颤器的充放电电路为例,分析电子医疗设备中常用的 DC/AC 转换技
术。心脏除颤器的品种较多,同步心脏除颤器的电路主要包括充放电电路和同步电路两
部分。充放电电路即除颤电路,其电路原理图如图 2-18 所示,包括 DC/AC(变压器 T 左
侧)及 AC/DC(变压器 T 右侧)转换电路两部分。

在图 2-18 中,开关(继电器触点)K_1 用于控制充电/放电状态。在图 2-18 中,当 K_{1-1}、
K_{1-2} 拨向左侧时,电路处于充电状态,整流电路给电容器 C_2、C_3、C_4 充电储能;当 K_{1-1}、
K_{1-2} 拨向右侧时,电容器 C_2、C_3、C_4 通过外接电极放电,用于心脏除颤。

由三极管 T_1 和 T_2、开关 SB(闭合状态)、变压器 T 原边 L_1、C_1、R_1 构成自激推挽式
多谐振荡器。利用开关晶体管和变压器铁芯的饱和磁通量形成自激振荡,将直流电压 E_1
转换为高频交流电。通过升压变压器 T,实现高频高压转换,把低压直流+E_1 转换为脉
冲高压 V_{ab}。

在整机电源通电以后,"充电"按钮开关 SB 处于常开状态,电路与"地"未接通,因此
电路不工作。当需要对储能电容充电时,按下 SB,电路与"地"接通,T_1 和 T_2 的基极接
地。两个三极管先后进入饱和导通状态和截止状态,最终形成振荡。高频振荡电路循环
工作,产生矩形脉冲,经变压器 T 升压。

由二极管 D_1、D_2、开关 K_1 构成的全波整流电路,给电容 C_2、C_3、C_4 充电。在升压变
压器 T 副边(L_2)电压的正半周,当 a 端为"+"、b 端为"−"时,二极管 D_1 导通,D_2 截止,
电路对 C_2 充电,方向为上"+"下"−";在副边电压的负半周,当 a 端为"−"、b 端为"+"
时,D_2 导通,D_1 截止,对 C_3 充电,方向保持上"+"下"−"。这样经过一段时间的轮流充

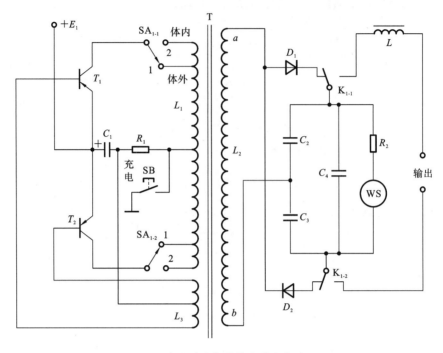

图 2-18　同步心脏除颤器的充放电电路原理图

电，C_2、C_3、C_4 上获得高压直流电压 U，其储能为 $(1/2)CU^2$（其中 C 为 C_2、C_3、C_4 的等效电容，C_4 较小，可以忽略其对充电电能的影响）。

图 2-18 中的两位开关 SA_{1-1}、SA_{1-2} 分别为"体内除颤"和"体外除颤"选择开关。当 SA_{1-1}、SA_{1-2} 拨向"1"位时，变压器 T 的原边线圈 L_1 减少，副边 L_2 和 L_3 的电压升高。L_3 上的电压增加，正反馈电压增加，振荡加强；加上 L_2 进一步升压，储能电容电压升高，电容储能增大，用于体外除颤。当 SA_{1-1}、SA_{1-2} 拨向"2"位时，对储能电容充电电压减少，电容储能相对较小，用于体内除颤。

如果从储能指示"WS"观察到储能过大，可以通过开关 SB 进行充电时间的控制。按下"SB"闭合充电过程中，当"WS"指示上升到所需值时，松开按钮"SB"则停止充电。

2.2　电压比较器

在信号检测中，经常需要用电压比较器判断两电位信号的相对大小，用于后续的控制或显示。比较器输出只有两个电位，以门限电位作为基准，高过或低于门限电位时，比较器的输出电位即发生转换。

2.2.1　单门限电压比较器

单门限电压比较器比较输入信号电压 u_i 和参考电压 V_{REF}，其基本电路如图 2-19(a) 所示，符号 C 表示比较器，可以选用集成比较器，对于响应时间要求不高的系统，也可以选用普通运算放大器(简称运放)。

假设比较器 C 由运放组成，参考电压 V_{REF} 加于运放的反相端，输入信号电压 u_i 加于运放的同相端，运放处于开环工作状态，具有很高的开环电压增益。电路的传输特性如图 2-19(b) 所示，当输入信号电压 u_i 小于参考电压 V_{REF} 时，即输入电压 $u_{id} = u_i - V_{REF} < 0$ 时，运放处于负饱和状态，$u_o = V_{OL}$；当输入信号电压 u_i 升高到略大于参考电压 V_{REF} 时，即 $u_{id} = u_i - V_{REF} > 0$，运放立即转入正饱和状态，$u_o = V_{OH}$。

把比较器输出电压 u_o 从一个电平跳变到另一个电平时相应的输入信号电压 u_i 称为门限电压(又称为阈值电压)V_T，对于图 2-19(a) 所示电路，$V_T = V_{REF}$。由于 u_i 从同相端输入且只有一个门限电压，故称为同相输入单门限电压比较器。反之，当 u_i 从反相端输入时，V_{REF} 改接到同相端，则称为反相输入单门限电压比较器。其相应传输特性如图 2-19(b) 中的虚线所示。

如果参考电压 $V_{REF} = 0$，则输入信号电压每次过零时，输出就要发生变化。这种比较器称为过零比较器。图 2-19(c) 所示的电路为一种实际应用的电路单门限电压比较器。

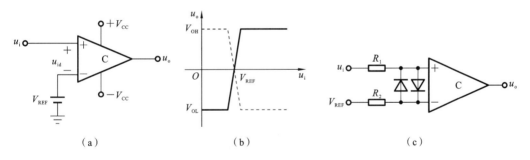

图 2-19　同相输入单门限电压比较器

(a) 电路图；(b) 传输特性；(c) 提高响应速度的限幅电路

2.2.2　迟滞比较器

单门限电压比较器虽然有电路简单、灵敏度高等特点，但其抗干扰能力差。例如，图 2-19(c) 所示单门限电压比较器，其输入和输出电压波形图如图 2-20 所示。当在 $u_i = V_T = V_{REF}$ 附近，u_i 上有噪声或干扰电压时，u_o 将时而为 V_{OH}，时而为 V_{OL}，导致比较器输出不稳定。采用迟滞比较器则可以提高抗干扰能力。

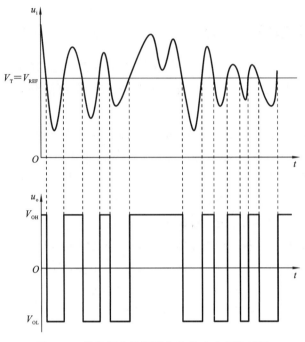

图 2-20　单门限比较器输入和输出电压波形图

2.2.2.1　电路组成

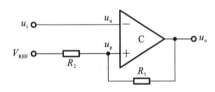

图 2-21　双门限的反相输入迟滞比较器

迟滞比较器是一个具有迟滞回环传输特性的比较器。在反相输入单门限电压比较器的基础上引入了正反馈网络,图 2-21 所示的为双门限值的反相输入迟滞比较器。如将 u_i 与 V_{REF} 位置互换,就可组成同相输入迟滞比较器。由于正反馈作用,这种比较器的门限电压是随输出电压的变化而改变的。它的灵敏度低一些,但抗干扰能力却大大提高了。

2.2.2.2　门限电压的估算

由于正反馈作用,运放的输出电压 u_o 与输入电压 u_i 一般不成线性关系,只有在 u_o 发生跳变的瞬间(正反馈为 0),运放两输入端之间的电压才可近似等于零,即 $u_{id} \approx 0$ 或 $u_p \approx u_n = u_i$ 是输出电压 u_o 转换的临界条件,当 $u_i > u_p$ 时,输出电压 u_o 为低电平 V_{OL};反之,u_o 为高电平 V_{OH}。显然,这里的 u_p 实际就是门限电压 V_T。

对于图 2-21 所示的双门限的反相输入迟滞比较器,有

$$u_p = V_T = \frac{R_1}{R_1 + R_2} V_{REF} + \frac{R_2}{R_1 + R_2} u_o \tag{2-31}$$

根据输出电压 u_o 的不同值(V_{OH} 或 V_{OL}),可分别求出上门限电压 V_{T+} 和下门限电压 V_{T-},其值分别为

$$V_{T+} = \frac{R_1}{R_1 + R_2} V_{REF} + \frac{R_2}{R_1 + R_2} V_{OH} \quad (2\text{-}32)$$

$$V_{T-} = \frac{R_1}{R_1 + R_2} V_{REF} + \frac{R_2}{R_1 + R_2} V_{OL} \quad (2\text{-}33)$$

门限宽度或回差电压为

$$\Delta V_T = V_{T+} - V_{T-} = \frac{R_2}{R_1 + R_2} (V_{OH} - V_{OL})$$
$$(2\text{-}34)$$

由式(2-32)和式(2-33)可见,迟滞比较器中的门限电压 V_{T+} 和 V_{T-} 可以根据 V_{REF} 的正、负和大小变化,其值既可以正也可以负。

2.2.2.3　传输特性

反相输入迟滞比较器的传输特性如图2-22所示。设初始条件为 $u_i = 0$, $u_o = V_{OH}$ 和 $u_p = V_{T+}$。当 u_i 由零向正向增大到接近 $u_p = V_{T+}$ 时, u_o 一直保持 $u_o = V_{OH}$ 不变。当 u_i 增大到大于 $u_p = V_{T+}$ 时, u_o 由 V_{OH} 变为 V_{OL},同时使 u_p 变为 $u_p = V_{T-}$。当 u_i 再增大时, u_o 保持($u_o = V_{OL}$)不变,其传输特性如图 2-22(a)所示。若减小 u_i,只要 $u_i > u_p = V_{T-}$,则 u_o 将始终保持 $u_o = V_{OL}$ 不变,只有当 $u_i < u_p = V_{T-}$ 时, u_o 才由 V_{OL} 变为 V_{OH},其传输特性如图 2-22(b)所示。把图 2-22(a)和图 2-22(b)的传输特性结合在一起,就构成了如图 2-22(c)所示的完整的传输特性。

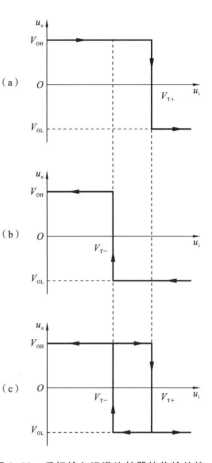

图 2-22　反相输入迟滞比较器的传输特性
（a） u_i 增大时的传输特性；
（b） u_i 减小时的传输特性；
（c） 输入/输出传输特性

2.3　抗干扰技术

大多医学信号是微弱信号,要求检测系统具有较高的灵敏度,这样容易把生物体本身产生的噪声和测试电路引入的外部干扰带入检测系统。需要考虑多个方面以消除和降低这些干扰信号对检测系统性能的影响。

2.3.1　干扰源

2.3.1.1　外部干扰

外部干扰主要来自自然界及医学仪器周围的电气设备,这是由使用条件和外部环境决定的。

自然界产生干扰的原因源自自然现象,如雷电、大气电离、宇宙射线、太阳黑子活动及其他电磁波干扰。自然界的干扰不仅对通信、导航设备有较大影响,而且因为现在的电子仪器设备已广泛使用半导体器件,在射线作用下将激发电子-空穴对而产生电动势,以致影响电路设备的正常工作。

医学仪器周围的电气设备产生的干扰因素受各种电磁场、电火花、高频设备、超声波设备、整流装置、大功率发射装置等强电系统的影响。这些干扰主要通过供电电源或电磁感应对设备产生影响。另外,50 Hz电流输电线产生的交变电磁场,也会对医疗设备产生影响。

2.3.1.2　内部干扰

内部干扰是由传感器和仪器内部的各种元器件引起的,包括半导体载流子随机运动引起的散粒噪声、两种导电材料之间不完全接触时接触面产生的接触噪声、布线不合理导致的寄生振荡引起的干扰等。这些干扰一般较难消除,主要通过改进工艺和提高元器件性能来抑制。除此之外,动态电路在切换工作状态的过渡过程中,也会产生动态干扰。

2.3.2　外部干扰的耦合方式及传输途径

外部干扰必须通过一定的耦合通道或传输途径才能引入系统,造成对检测系统正常工作影响的外部干扰必须具备3个条件:① 有噪声或干扰源;② 对噪声或干扰敏感的受干扰电路(或仪器);③ 从噪声或干扰源到受干扰电路之间的耦合或辐射通道,包括静电耦合、电磁耦合、共阻抗耦合和漏电流耦合等。

2.3.2.1　电容性耦合

产生电容性耦合的原因是:两个电路之间存在着寄生电容,使一个电路的电荷影响到另一个电路。电容性耦合等效电路如图2-23所示。在图2-23中,E_n为干扰源电压;Z_i为受干扰电路的输入阻抗;C_m为造成静电耦合的寄生电容。

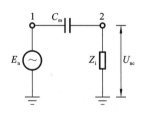

图2-23　电容性耦合等效电路

根据图2-23所示的等效电路,可以得到在Z_i上干扰电压的表达式,即

$$U_{nc} = \frac{j\omega C_m Z_i}{1 + j\omega C_m Z_i} E_n \qquad (2-35)$$

式中:ω——干扰源E_n的角频率。

考虑到,在一般情况下有$|j\omega C_m Z_i| \ll 1$,故式(2-35)可以简化为

$$U_{nc} = j\omega C_m Z_i E_n \qquad (2-36)$$

由式(2-36),可得出如下结论。

（1）干扰源的频率越高,电容性耦合引起的干扰也越严重。

（2）干扰电压 U_{nc} 与受干扰电路的输入阻抗成正比,因此,降低受干扰电路的输入阻抗,可有效地减小电容性耦合的干扰。

（3）应通过合理布线和适当防护措施,减小分布电容 C_m,以减小电容性耦合引起的干扰。

图 2-24 所示的为仪表测量线路受电容性耦合而产生干扰的示意图及等效电路。在图 2-24 中,A 导体为对地具有电压 E_n 的干扰源,B 为受干扰的输入测量电路导体,C_m 为 A 与 B 之间的寄生电容,Z_i 为放大器输入阻抗,U_{nc} 为测量电路输出的干扰电压。若 C_m =0.01 pF,Z_i=0.1 MΩ,k=100,E_n=5 V,f=1 MHz,则

$$U_{ni}=5 \times 2\pi \times 10^6 \times 0.01 \times 10^{-12} \times 10^5 \text{ V}=31.4 \text{ mV}$$

经放大器后的干扰电压为

$$U_{no}=kU_{ni}=3.14 \text{ V}$$

通常这样大的干扰电压是不能容忍的。

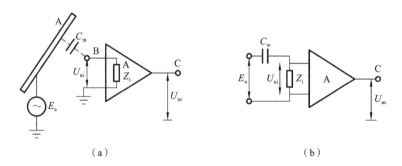

图 2-24　静电耦合对检测电路的干扰

（a）放大器输入端静电干扰;（b）等效电路

2.3.2.2　电感性耦合

电感性耦合又称为互感耦合,是由电路间的寄生互感的存在造成的。当两个电路之间有互感存在时,一个电路的电流变化,就会通过磁交链影响到另一个电路,从而形成干扰电压。在电气设备内部,变压器及线圈的漏磁就是一种常见的电磁耦合干扰源。另外,任意两根平行导线也会产生这种干扰。

电磁耦合如图 2-25 所示。在图 2-25 中,I_n 为电路 A 的干扰电流源;M 为干扰源电路和受干扰电路间的等效互感;U_{nc} 为电路 B 受干扰后引起的感应干扰电压。根据交流电路理论和等效电路可知

$$U_{nc}=\omega M I_n \tag{2-37}$$

由此可见,受干扰电路所感受到的干扰电压 U_{nc} 正比于干扰源的电流 I_n、干扰源的角频率 ω 和互感 M。

图 2-26 所示的为交流电桥测量电路受电磁耦合干扰的示意图,U_o 为电桥输出的不

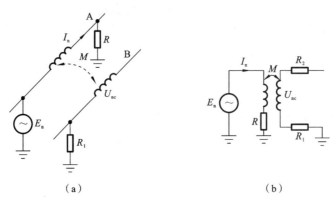

图 2-25　电磁耦合及等效电路

（a）电磁耦合；（b）等效电路

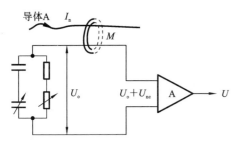

图 2-26　电磁耦合对交流电桥的干扰

平衡电压。交流供电电源频率为 10 kHz，导体 A 在电桥附近产生干扰磁场，并耦合到电桥测量电路上，若 $I_n = 10$ mA，$M = 0.1$ μH，干扰源的频率与交流供电电源频率相同，则由式（2-37）可得

$$U_{nc} = \omega M I_n$$
$$= 2\pi \times 10 \times 10^3 \times 0.1 \times 10^{-6} \times 10 \times 10^{-3} \text{ V}$$
$$= 62.8 \text{ mV}$$

可见，电磁耦合还是比较严重的。

2.3.2.3　电阻性耦合

产生电阻性耦合干扰的原因是：两个以上电路有公共阻抗，当一个电路中的电流流经公共阻抗产生压降时，就会形成对其他电路的干扰。电阻性耦合等效电路如图 2-27 所示，Z_c 所示两个电路之间的共有阻抗，I_n 所示干扰源的电流，U_{nc} 所示受干扰电路的干扰电压。由此很容易求出受干扰电路的干扰电压为

$$U_{nc} = I_n Z_c \tag{2-38}$$

可见，电阻性耦合的干扰电压正比于共有阻抗 Z_c 和干扰源的电流 I_n。若要消除电阻性耦合干扰，首先消除电路之间的共有阻抗。

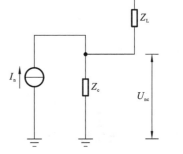

图 2-27　电阻性耦合等效电路

电阻性耦合干扰在测量仪表的放大器中是很常见的干扰，下面以电源内阻的电阻性耦合干扰为例来分析其影响。如图 2-28 所示，两组三级放大器电路由同一直流电源供电，由于电源具有内阻抗 Z_c，当上面的放大器输出电流 i_1 流过 Z_c 时，就会在 Z_c 上产生

$U_{nc} = i_1 Z_c$ 的电压,此电压通过电源线传到下面的放大器,从而对下面的放大器产生干扰。另外,对于每组三级放大器,末级的动态电流比前级的动态电流大得多,因此,末级的动态电流流经电源内阻抗时,所产生的压降对前两级来说,相当于电源波动干扰。对多级放大器来说,这种电源波动是一种寄生反馈,当它符合正反馈条件时,轻则造成工作不稳定,重则会引起寄生振荡。

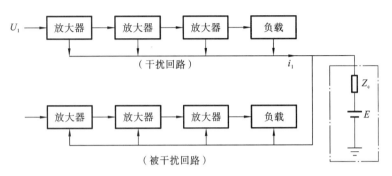

图 2-28　电路内部产生的阻性干扰

2.3.2.4　漏电流耦合

产生漏电流耦合干扰的原因是:绝缘不良,流经电路间的漏电阻 R_n 的漏电流所引起的干扰。图 2-29 所示的为漏电流引起干扰的等效电路。在图 2-29 中,E_n 为噪声电动势;R_n 为漏电阻;Z_i 为漏电流流入电路的输入阻抗;U_{nc} 为干扰电压。由此很容易求出受干扰电路的干扰电压为

$$U_{nc} = \frac{Z_i}{R_n + Z_i} E_n \qquad (2\text{-}39)$$

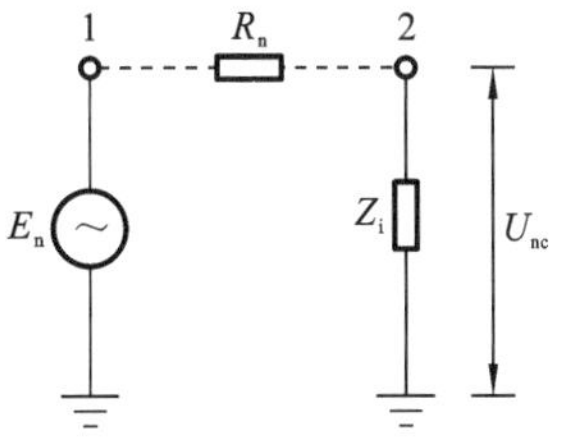

图 2-29　漏电流干扰等效电路

由此可见,受干扰电路的干扰电压 U_{nc} 随 E_n 和 Z_i 的增大而增大,随 R_n 的增大而减小。如果增大干扰电路和受干扰电路间的漏电阻,减小受干扰电路的等效输入阻抗,都可降低漏电流耦合的干扰。

例如,直流放大器的输入阻抗 $Z_i = 10^8$ Ω,干扰源电动势 $E_n = 15$ V,绝缘电阻 $R_n = 10^{10}$ Ω,则由漏电阻耦合产生的干扰电压为

$$U_{nc} = \frac{Z_i}{R_n + Z_i} E_n = 0.149 \text{ V}$$

对于高输入阻抗放大器,即使有微弱的漏电流干扰,也会造成比较严重的后果,所以,必须提高与输入端有关电路的绝缘水平。

2.3.3　干扰抑制技术

抑制干扰的方法就是采取措施抑制形成干扰的三个条件,即消除或抑制干扰源,阻断或减弱干扰的耦合通道或传输途径,削弱受干扰电路对干扰的灵敏度。抑制干扰的主

要技术是隔离或减弱干扰的耦合通道或传输途径,经常采用的有屏蔽技术、接地技术、浮地技术、隔离技术和滤波技术等。

2.3.3.1 屏蔽技术

医用仪器的屏蔽包括电磁屏蔽和放射性源的屏蔽等。电磁屏蔽是指在两个空间区域加以金属隔离,用以控制从一个区域到另一个区域电场或磁场的传播。电磁屏蔽可以显著地减小静电(电容性)耦合和互感(电感性)耦合的作用,降低受干扰电路对干扰的敏感度,因而在电路设计中被广泛采用。

1. 电磁屏蔽

屏蔽的抗干扰功能基于屏蔽容器壳体对干扰信号的反射与吸收作用,如图 2-30 所

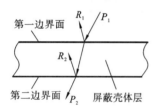

图 2-30 电磁屏蔽原理

示。图 2-30 中,P_1 为干扰的入射能量,R_1 为干扰在第一边界面上的反射能量,R_2 为干扰在第二边界面上被反射后在屏蔽层内被吸收的能量,P_2 为干扰透过第二边界面后的剩余能量。如果屏蔽形式与材料选择得好,可使由屏蔽容器外部进入其内部的干扰能量 P_2 明显小于 P_1,或者使从屏蔽容器内部干扰源逸出到容器外面的干扰能量显著减小。

屏蔽作用的形式有两种,即被动屏蔽、主动屏蔽。用电导率和磁导率高的材料制成封闭的容器,将受干扰电路置于该容器之中,从而抑制该容器外的干扰对容器内电路的影响,称为被动屏蔽;将产生干扰与噪声的电路置于该容器之中,从而减弱或消除其对外部电路的影响,称为主动屏蔽。

屏蔽结构的形式主要有屏蔽罩、屏蔽栅网、屏蔽铜箔、隔离仓和导电涂料等。屏蔽罩一般用无孔隙的金属薄板制成。屏蔽栅网一般用金属编制网或有孔金属薄板制成。屏蔽铜箔一般将多层印制电路板的一个铜箔面作为屏蔽板。隔离仓是将整机金属箱体用金属板分隔成多个独立的隔仓,从而将各部分电路分别置于各个隔仓之内,用以避免各个电路部分之间的电磁干扰与影响。导电涂料是在非金属的箱体内、外表面上喷一层金属涂层。

电磁屏蔽采用导电良好的金属材料将其做成屏蔽层。对于静电场,采用导电性能良好的金属材料做成屏蔽盒,并接大地,使盒内的电力线不能传到盒外,同时外部的电力线也不影响盒内。对于高频电磁场,利用高频干扰电磁场在屏蔽体内产生涡流,再利用涡流消耗高频干扰磁场的能量,从而削弱高频电磁场的影响。若将电磁屏蔽层接地,同时兼有静电场屏蔽的作用。对于低频磁场,要用高导磁率材料作为屏蔽层,以便将干扰磁通限制在磁阻很小的磁屏蔽体的内部,防止其干扰。同时,高导磁材料的屏蔽层要有一定的厚度,以减少磁阻。

2. 驱动屏蔽

驱动屏蔽的目的是通过电路的手段使被屏蔽导体的电位与屏蔽导体的电位相等,原

理如图 2-31 所示。若电压跟随器是理想的,即在工作中,导体 B 与屏蔽层 D 之间的绝缘电阻为无穷大,并且等电位。这样在导体 B 与屏蔽层 D 之间无电力线,各点等电位,导体 A 干扰源的电场影响不到导体 B。这时尽管导体 B 与屏蔽层 D 之间有寄生电容 C_{s2} 存在,但因为 B 与 D 等电位,故此寄生电容不会起作用。所以驱动屏蔽的方法能有效地抑制通过寄生电容的耦合干扰。具体例子见屏蔽驱动和右腿驱动技术的相关内容。

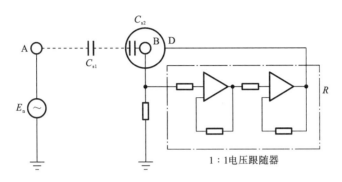

图 2-31　驱动屏蔽原理

2.3.3.2　接地技术

合理接地是抑制干扰的主要方法。医学信号检测系统及仪器中的接地线分为安全接地和工作接地两类。安全接地也称为保护接地。工作接地的作用是对信号电压设立基准电位,其接地电位可以是大地电位,也可以不是大地电位。工作接地方式有两种:一点接地和多点接地。

图 2-31 所示的为一点接地的串联接地和并联接地两种形式。对于图 2-32(a)的共用地线方式,若 R_1、R_2、R_3 分别为三组电路地线的等效电阻,I_1、I_2、I_3 分别是三组电路对地的电流,则

$$V_A = (I_1 + I_2 + I_3)R_1$$
$$V_C = (I_1 + I_2 + I_3)R_1 + (I_2 + I_3)R_2 + I_3R_3$$

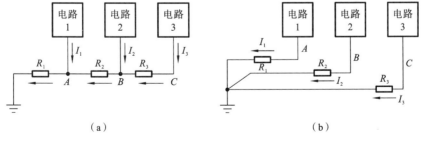

图 2-32　一点接地

(a)串联接地形式;(b)并联接地形式

可见,这种串联接地形式会引入电阻性干扰。但由于简单、方便,在电路电平相差不大时仍可使用。

由于是低频信号,检测系统中适用的接地形式是图 2-32(b)所示的并联接地形式。A、B、C 各点电位只与本电路的地电流、地线电阻有关。

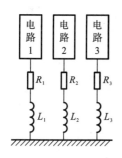

图 2-33　高频电路的多点接地

多点接地形式如图 2-33 所示,各电路中的地线分别连到最近的低阻抗地线排上,地线排一般用大面积的镀银铜皮。一般来说,1 MHz 以下可以采用一点接地,频率高于 10 MHz 时应采用多点接地。频率为 1～10 MHz,如果采用一点接地形式,则其地线长度不得超过波长的 1/20,否则应采用多点接地形式。

对一个低频的医学信号检测电路,从传感器拾取生物信号,到放大、处理、记录或显示,在符合抗干扰标准和简单易行的条件下,其接地设计可以灵活采用串联或并联综合的形式。但当系统中电路的电平、功率相差很大,且既有模拟信号又有数字信号时,要采用不同的接地形式。系统的接地形式至少包括三种:低电平信号地线;功率地线,包括继电器、电动机、大电流驱动电源等大功率电路及干扰源的地,又称为干扰地;机壳地线,包括机架、箱体,又称为金属件地线,此地线与交流电源零线相接。三套地线分别自成系统,最后汇集于接地母线。

2.3.3.3　输入回路接地

对干扰最敏感的是输入回路。输入回路及用屏蔽电缆或屏蔽盒时的接地设计对系统的抗干扰能力起重要作用。在用电极拾取生物电信号时,从电极到前级放大器一般有约 1 m 的距离,因此信号侧的地和放大器的地的电位不可能完全相等。如果用多点接地,则有两地之间电位差 U_G 叠加在信号电压 U_S 上面,如图 2-34(a)所示。R_1、R_2 为导

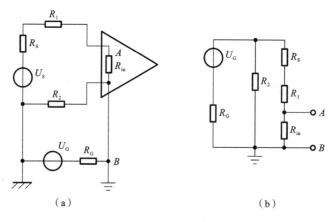

（a）　　　　　　　　　　（b）

图 2-34　输入回路两点接地形成干扰

(a) 电路原理图;(b) 等效电路

联线电阻。R_G、U_G 为两地之间电阻和电位差(干扰电压),等效电路如图 2-34(b)所示。

实际上有 $R_2 \ll R_s + R_1 + R_{in}$,则放大器输入端干扰电压 U_N 为

$$U_N = \frac{R_{in}}{R_{in} + R_1 + R_s} \frac{R_2}{R_2 + R_G} U_G \tag{2-40}$$

如典型值 $R_G = 0.01\ \Omega, U_G = 100\ mV, R_s = 500\ \Omega, U_N = 95\ mV$,即 100 mV 的地电位差几乎全部都加到放大器上。

若增大阻抗 Z_{SG},如图 2-35 所示,相当于把信号源与地隔离起来,由于漏阻和分布电容的存在,Z_{SG} 为一较大数值,理想时可视为无穷大,也就是满足 $R_2 \ll R_s + R_1 + R_{in}$ 和 $Z_{SG} \gg R_2 + R_G$,则放大器输入干扰电压 U_N 为

$$U_N = \frac{R_{in}}{R_{in} + R_1 + R_s} \frac{R_2}{Z_{SG}} U_G \tag{2-41}$$

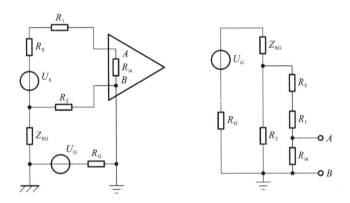

图 2-35　源-地之间高阻抗消除干扰

例如,如果 $Z_{SG} = 1\ M\Omega$,则用上述典型值,U_N 降为 $0.095\ \mu V$,比信号源接地时改善了 100 dB,故在实际应用中要尽量增大 Z_{SG}。在体表心电测量中,虽然右腿已经接地(放大器侧的地),但如果人体不悬浮,则干扰非常大,无法测量的原因就是 Z_{SG} 太小了。

2.3.3.4　系统内部干扰的抑制

医用仪器内部的各种继电器、接触器、电动机等的开启和闭合,或产生的瞬时击穿,都造成高频辐射和引起电源电压、电流的冲击,如果不加以抑制,则会在系统内部形成严重干扰,并成为外部设备的干扰源。这种干扰的抑制是电磁兼容性设计的一个重要任务。

电路中的电感性负载在瞬变过程中形成很大的感性冲击电压 $u = L di/dt$,使其成为辐射干扰源。因此,必须为电感性负载提供另外一个回路,释放它所储存的电磁能量。常用的方法是在电感或触点两端加一个耗散瞬变过程产生的电磁能的耗能电路(又称为吸收电路),图 2-36 所示的为几种常用的耗散电磁能电路。

图 2-37 所示的为耗散电磁能电路实例。

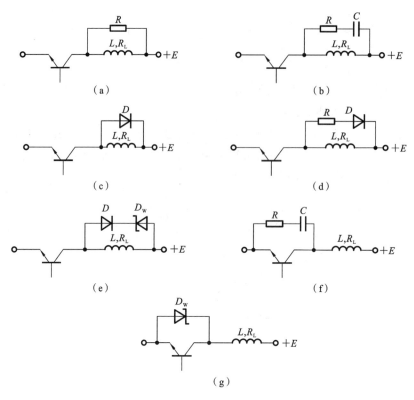

图 2-36　几种常用的耗散电磁能电路

（a）电阻-电感(RL)并联耗能电路；(b) 电阻电容-电感(RCL)并联耗能电路；

（c）二极管-电感(DL)并联耗能电路；(d) 电阻二极管-电感(RDL)并联耗能电路；

（e）电感齐纳二极管-电感(DDwL)并联耗能电路；(f) 电阻电容-电感(RCL)串联耗能电路；

（g）稳压管-电感(DL)串联耗能电路

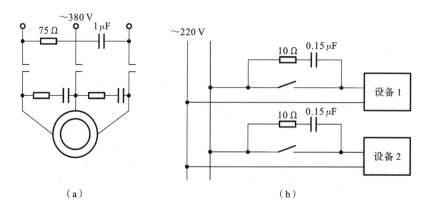

图 2-37　耗散电磁能电路实例

（a）电机绕组耗能电路；(b) 多台电机之间电源开关的相互影响

2.4　信号调制与解调技术

在医学信号检测中,某些被测信号的参数是阻抗型的,必须使用高频交流激励源来获得实时变化的测量信号;某些直流信号或低频交流信号,需要转换为较高频率的交流信号或者数字信号,才能在后续信号处理中抑制干扰信号或者实现远距离传输。这种将测量信号搭载于一个特定的高频信号上的信号转换过程,就是信号调制(Modulation)。特定的高频交变信号称为载波,可以是正弦波也可以是脉冲序列;需要利用载波传输的测量信号,称为调制信号;经过调制后生成的信号称为调制波(已调波)。在信号接收端,从高频信号中将被测信号(被传送)恢复出来的过程就是解调。

假设载波为正弦波,调制波可以表示为

$$f(t) = A(t)\cos[\omega t + \varphi(t)] \tag{2-42}$$

该波的幅值 $A(t)$、频率 ω 和相角 $\varphi(t)$ 中,任何参数都有可能用于携带测量信号的信息。当 $A(t)$ 受测量信号控制时,称为幅度调制(Amplitude Modulation),简称调幅(AM);ω 受测量信号控制时,称为频率调制(Frequency Modulate),简称调频(FM);$\varphi(t)$ 受测量信号控制时,称为相位调制(Phase Modulation),简称调相(PM)。调频和调相都是使正弦波的相角发生变化,合称为角度调制,简称调角。

2.4.1　幅度调制与解调

2.4.1.1　调幅原理

用测量信号 $u(t)$ 去控制载波信号的振幅,使已调波的包络线按照 $u(t)$ 的规律进行线性变化的过程,称为调幅。假设测量信号为

$$u(t) = U_m \cos(\omega t) \tag{2-43}$$

载波为

$$c(t) = A_0 \cos(\omega_0 t) \tag{2-44}$$

则已调波可以写为

$$f_{AM}(t) = [A_0 + U_m \cos(\omega t)]\cos(\omega_0 t) = A_0[1 + m\cos(\omega t)]\cos(\omega_0 t) \tag{2-45}$$

式中:m——调制系数或调幅度。

用三角公式展开式(2-45)可得

$$f_{AM}(t) = A_0 \cos(\omega_0 t) + \frac{m}{2}A_0 \cos[(\omega_0 + \omega)t] + \frac{m}{2}A_0 \cos[(\omega_0 - \omega)t] \tag{2-46}$$

式(2-46)说明,调幅波由三个频率分量组成,第一项为载波,第二项为上边波,第三项为下边波。其调幅波波形及频谱图如图 2-38 所示。

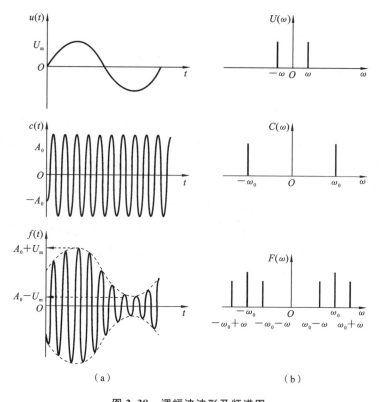

图 2-38 调幅波波形及频谱图

(a) 调幅波波形;(b) 调幅波频谱图

从图 2-38(a)可看出,要保证不产生包络线失真,就要求 $A_0 - U_m > 0$,即 $m < 1$,这样才能保证调幅波不出现过调制现象。从图 2-38(b)可看出,调幅过程使测量信号的频谱搬移了 $\pm\omega_0$,如果测量信号的最高频率为 ω_0,则调幅波占有 $2\omega_m$ 的带宽。所以为了保证频带不重叠及包络线不失真,应使 $\omega_0 \gg \omega_m$。

2.4.1.2 调幅波的解调

解调是将测量信号从调制波中还原出来的过程。由于不同的调幅波在调制原理上存在差异,因此解调方法也不相同。

从调幅波中还原测量信号(解调)最常用的就是包络检波器,图 2-39 说明了包络检波器的工作原理,该电路由整流、检波、低通滤波器和高通滤波器组成。电路中 D 为整流二极管,R_D 为整流二极管导通时的电阻。由于整流二极管的单向导电特性,当调制波在正半周时,整流二极管导通,向电容 C_1 充电。当信号下降时,由于电容 C_1 上的电压大于输入信号,所以整流二极管截止,电容 C_1 通过电阻 R_1 放电。只要保证 $R_D C_1 \ll 1/\omega_0$ 或 $R_D C_1 \ll 1/(2\pi f_0)$(在不考虑信号源内阻)使电容 C_1 很快地充电至输入信号的峰值并且 $R_D C_1 \gg 1/\omega_0$ 或 $R_D C_1 \gg 1/(2\pi f_0)$(不考虑高通滤波器的输入阻抗),使电容 C_1 通过 R_1 缓慢放电,维持到输入信号的下一个正半周到来,再一次充电达到新周期的峰值。这样,就

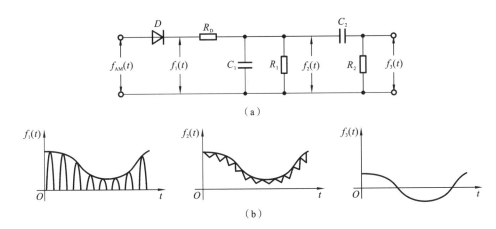

图 2-39　包络检波器及工作原理

（a）包络检波器；（b）包络检波器各点波形图

能得到带有纹波但已近似于包络线的曲线。如果纹波明显，则可以再加入一个低通滤波器将它滤除。高通滤波器可将 $f_2(t)$ 中的直流分量滤除（C_2 的隔直作用）。因为 C_2 和 R_2 串联，$f_3(t)$ 是 R_2 上的分压结果，但是它可以写成

$$U(t) = \varepsilon f_3(t) \tag{2-47}$$

式中：ε——可以由放大器的增益来实现。

2.4.2　调频与解调

2.4.2.1　调频原理

用测量信号去控制载波信号的频率，使已调波的频率发生变化而幅值不变的过程，称为调频（FM）。

若设载波的频率为 ω_0（称为中心频率），测量信号的变化量为 $\Delta U_0(t)$，则

$$\omega(t) = \omega_0 + K_f \Delta U_0(t) \tag{2-48}$$

式中：K_f——比例常数，表示调频器的调频灵敏度。

图 2-40 所示的为测量信号的调频波形。由于调频波经过整形变成方波之后，可直接引入 CPU 的计数器端口，通过程序（测频或测周期）计算 $\omega(t)$ 与 $\Delta U_0(t)$ 之间的关系。

一种用于电量检测的调频电路是把电容式传感器与一个电感元件配合构成一个谐振电路。当电容式传感器工作时，电容 C_x 发生变化，导致振荡频率产生相应的变化。调频信号经过一系列处理后，传输到接收端，再通过鉴频电路将频率的变化转换为电压的变化（解调），经过放大器放大后即可显示被测量。图 2-41 所示的为调频-鉴频电路原理框图。

图 2-41 所示电路中振荡器的振荡频率为

$$\omega = \frac{1}{\sqrt{LC}} \quad 或 \quad f = \frac{1}{2\pi\sqrt{LC}} \tag{2-49}$$

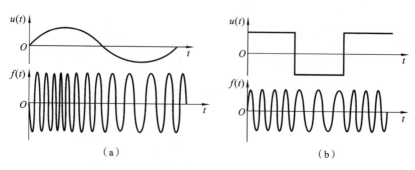

图 2-40　测量信号的调频波形

（a）连续波的调频波形；（b）脉冲波的调频波形

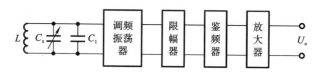

图 2-41　调频-鉴频电路原理框图

式中：L——振荡回路电感；

　　　C——振荡回路总电容。

振荡回路的总电容包括传感器的电容 $C_x = C_0 + \Delta C$、谐振回路中的固定电容 C_1 和传感器线缆的分布电容 C_c。如果被测信号为 0，则电容式传感器的输出电容 $\Delta C = 0$，这时 $C = C_1 + C_0 + C_c$，对应振荡器的频率为

$$f_0 = \frac{1}{2\pi \sqrt{L(C_0 + C_1 + C_c)}} \qquad (2\text{-}50)$$

当被测信号导致传感器电容变化，即 $\Delta C \neq 0$ 时，振荡频率为

$$f = \frac{1}{2\pi \sqrt{L(C_0 + C_1 + C_c \pm \Delta C)}} = f_0 \mp \Delta f \qquad (2\text{-}51)$$

由此可见，振荡器输出的高频电压是一个受被测信号调制的调频波，即通过调频电路将对应被测量的电容变化转化为对应振荡器频率的变化。通过模拟鉴频器得到被测量的大小。调频电路也可以采用外差式调频电路，以获得较好的效果。

2.4.2.2　调频波的解调

调频波的解调称为频率检波，简称鉴频。鉴频电路是将输入调频信号的瞬时频率转换为相应的解调输出电压 u_o 的转换器。由于单片机技术在传感器及检测系统中得到了广泛的应用，直接测频已是非常方便。

2.4.3　脉冲宽度调制

脉冲宽度调制（Pulse Width Modulation，PWM），简称脉宽调制，是一种对模拟信号电平进行数字化编码的方法。脉宽调制的基本原理是:用调制信号对电路开关器件的通断进行控制,使输出端得到一系列幅值相等但宽度不一致的脉冲,使各脉冲的宽度与调制信号对应时刻的幅度成正比。在医学信号检测中,脉冲宽度调制常用于信号的隔离放大和远距离传输。按一定的规则对脉冲宽度进行调制,也常用于开关电源和电机控制。

2.4.3.1　电参数调制

电参数调制型脉宽调制电路如图 2-42 所示,多谐振荡器的差动电容 C_1 和 C_2 在测量时一个增大,另一个减小,使得多谐振荡器的输出电压 u_o 的脉宽受被测量的调制。该电路只有两个暂态:T_1 截止,T_2 饱和导通;或者 T_1 饱和导通,T_2 截止。T_2 饱和导通的瞬间,T_1 的基极通过 $(C+\Delta C)$ 被强制为低电平,T_1 截止。此时,$(C+\Delta C)$ 通过 R_{b1} 充电,一直充电至 T_1 导通,T_2 截止为止。这一暂态过程取决于通过 R_{b1} 对 $(C+\Delta C)$ 的充电时间,即

$$t_1 = 0.7R_{b1}(C+\Delta C) \tag{2-52}$$

同理,当 T_2 截止时,T_1 导通的暂态时间为

$$t_2 = 0.7R_{b2}(C-\Delta C) \tag{2-53}$$

总的时间周期为

$$T = t_1 + t_2 = 0.7C(R_{b1}+R_{b2}) + 0.7\Delta C(R_{b1}-R_{b2}) \tag{2-54}$$

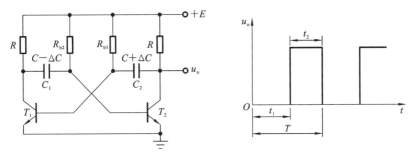

图 2-42　电参数调制型脉宽调制电路

从式(2-52)或式(2-53)可以看出,脉冲波的宽度是受 ΔC 控制的;从式(2-54)可以看出,当 $R_{b1}=R_{b2}$ 时,脉冲波的周期是固定不变的,与 ΔC 无关。这种电路的缺点是脉宽变化的范围比较小。

2.4.3.2　电压调制

图 2-43 所示的为常用的电压调制型脉宽调制电路的波形示意图。由锯齿波发生器形成的载波信号 u_c,测量信号为 u_s,并通过比较器进行比较。当 $u_c > u_s$ 时,输出电压 u_o 为高电平;当 $u_c < u_s$ 时,输出电压 u_o 为低电平。如图 2-43 所示,脉宽受信号电压 u_s 的调制。

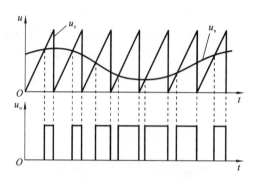

图 2-43　电压调制型脉宽调制电路的波形示意图

2.4.3.3　脉冲宽度调制信号的解调

脉宽调制信号的解调技术主要有低通滤波方式和计数定时方式两种,两种方式均具有线性特性。

低通滤波方式使用模拟电路中的低通滤波器。实现方法是将脉宽信号 u_o 送入一个低通滤波器,滤波后的低频信号的瞬时信号 $u_o(t)$ 的幅度与滤波前对应时刻的脉宽 B 成正比,通过低频信号的幅度变化反映高频脉冲信号的脉宽变化。

计数定时方式一般使用数字电路或 CPU 的计数定时器。实现方法是用 u_o 作为计数门控信号,控制计数器计数。只有当 u_o 为高电平时,时钟脉冲 C_p 才能通过门电路进入计数器。这样进入计数器的脉冲数 N 与脉宽 B 成正比。使用计数和测量周期的方法来解调,不但可以简化检测电路,而且抗干扰性能好,对电源要求不高,测量信号便于远程传输。

2.4.4　模拟乘法器

在医学信号检测技术中,大量使用超声波及相关的检测,如超声成像、超声法血压测量、超声多普勒血流测量、红外检测、电磁检测等。这些检测方法需要用到信号频率转换和分离技术来实现信号检测。

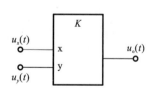

图 2-44　模拟乘法器电路

模拟乘法器是典型的非线性器件,可以用于频率运算。如图 2-44 所示,假设作用于乘法器的两个输入信号电压分别为

$$u_x(t) = U_{xm}\cos(\omega_x t)$$

$$u_y(t) = U_{ym}\cos(\omega_y t)$$

则乘法器的输出电压为

$$u_o(t) = Ku_x(t)u_y(t) = KU_{xm}U_{ym}\cos(\omega_x t)\cos(\omega_y t)$$

$$= \frac{1}{2}KU_{xm}U_{ym}[\cos(\omega_x + \omega_y)t + \cos(\omega_x - \omega_y)t] \tag{2-55}$$

可见,在乘法器的输出信号中产生了新的频率分量 $\omega_x + \omega_y$、$\omega_x - \omega_y$,说明乘法器具有频率转换的作用。使用不同特征频率的高通/低通/带通滤波前,就可以从中提取出特定频率的信号,用于后续信号处理。

2.5　信号隔离技术

在医学信号检测系统中,为了保证人体安全,通常采用浮地技术,以便实现人体与电气的隔离;同时为了减少不同电路之间的相互干扰,通常采用电气隔离技术。这两种技术都涉及电路中的隔离级设计,如图 2-45 所示,其中浮置部分电路的等电位点(浮地),用符号"▽"表示,实际接地部分的地用符号"⏚"表示。

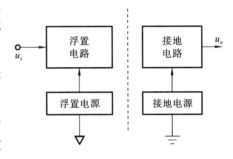

图 2-45　电气隔离示意图

隔离级设计通常有两种方案可以选择,一是通过电磁耦合,经变压器传递信号;二是通过光电耦合,用光电器件传递信号。

2.5.1　光电耦合

光电耦合器件具有重量轻、应用电路结构简单、成本低廉等突出优点,在生物医学电子技术中得到广泛的应用。它具有良好的线性和一定的转换速度,它能实现与 TTL 电路的兼容性设计,既可以作为模拟信号的转换,也可以作为数字信号的转换。

由 PN 结构成的光电耦合器件包含一个作为发送辐射部件的发光二极管和一个作为辐射探测器的光电二极管或光电晶体管(包括达林顿晶体管),如图 2-46 所示,分别称为光电二极管耦合和光电晶体管耦合。

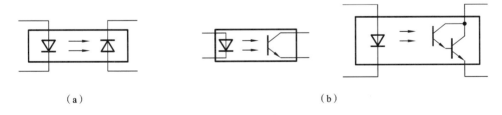

（a）　　　　　　　　　　　　　　　　　（b）

图 2-46　光电耦合器件

（a）光电二极管耦合;（b）光电晶体管耦合

图 2-47 所示的为互补方式光电耦合电路,选用国内市场广泛出售的光电晶体管耦合器 T117。它利用两个光电器件特性的对称性提高耦合级电路的线性度。PH_1 和 PH_2

是经过严格挑选的特性对称的两个光电耦合器件,运放 A_1 和运放 A_2 工作在线性状态。A_1 通过 PH_1 形成负反馈。PH_1、PH_2 的电流转移系数分别为 β_1 和 β_2,在静态时,根据运算放大器的理想特性及电路的结构可知,$\Delta I_i = \Delta I_1$,电容 C 中的电流为 0。当信号 u_i 到达平衡($\Delta I_c = 0$)时,不难得到

$$\Delta I_1 = \Delta I_i = \frac{U_i}{R_i}$$

$$\Delta I_1 = \beta_1 \Delta I_D$$

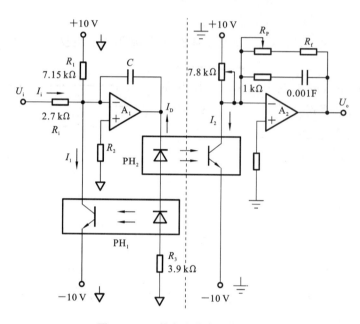

图 2-47 互补方式光电耦合电路

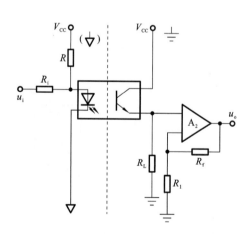

图 2-48 单级光电耦合电路

相应地,耦合输出级 A_2 有 $\Delta I_2 = \beta_2 \Delta I_D = \Delta I_F$,则

$$\Delta U_o = R_f \Delta I_f$$

由于 PH_1 和 PH_2 特性对称,对应设定的 I_D,$\beta_1 = \beta_2$,所以

$$\Delta U_o = \frac{R_f}{R_i} \Delta U_i$$

式中:R_f / R_i——电路的电压转换比率。

单级光电耦合电路如图 2-48 所示。浮地电源通过 R 为发光二极管提供静态工作电流,使光电耦合器件工作在线性区。光电三极管中的信号电流经 R_L 送入同相放大器 A_2,作为耦合输出。R_L 与光电耦合器件的结电容形成的时间常数 τ_P,将影响耦合级的工作速度。当 R_L 增大时,频率响应变差。R_L 的电阻值为几百欧姆,用光电晶体管 4N38 或

T117 可以获得 70～80 kHz 的高频(－3 dB)截止频率。如果尚不能满足要求,可以用频率补偿的方法,通过 A_2 实现高频提升。

2.5.2　电磁耦合

电磁耦合也称为变压器耦合,其原理框图如图 2-49 所示。因为变压器不可能传递低频、直流信号,所以需要首先通过调制电路,把低频信号调制在高频载波上,经过变压器耦合传输到下一级,对下一级再解调后,恢复生物信号。

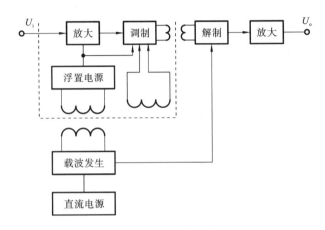

图 2-49　电磁耦合原框图

浮地放大器的直流电源由载波发生器(几十千赫至 100 kHz)、隔离变压器隔离,通过整流滤波获得,调制器的激励源亦经隔离变压器从载波发生器得到。

变压器的隔离效果主要取决于变压器匝间的分布电容。由于振荡频率较高,变压器的体积较小,原边、副边线圈的匝数很少,分布电容能够小于 100 pF。

变压器隔离方式的线性度、共模抑制比都比光电耦合方式高,但是变压器耦合的频率响应不及光电耦合高。

习　题　2

2-1　常用的信号转换有哪些种类? 简述各种转换原理。

2-2　R/U 转换一般有哪些方法? 简述各方法的特点。

2-3　简述 I/U 转换的方法及各种转换方法的特点。

2-4　简述 U/I 转换的方法及各种转换方法的特点。

2-5　欲将 4～20 mA 的输入直流电流转化为 0～10 V 的输出直流电压,试设计转换电路。

2-6 欲将 $1\sim5$ V 的输入直流电压转化为 $4\sim20$ mA 的输出直流电流,试设计转换电路。

2-7 什么是直流电阻桥的共模、差模特性? 在非电量测量中,怎样利用直流电阻桥的共模、差模特性来提高电阻桥的输出灵敏度?

2-8 简述减小直流电阻桥非线性误差的方法。

2-9 直流电阻桥是怎样削弱温度等干扰对测量的影响? 并举例说明。

2-10 在测量系统中,为什么要进行非线性补偿? 简述非线性补偿的方法。

2-11 有人在使用电阻应变片时,发现灵敏度不够,于是试图在工作电桥上增加电阻应变片数以提高灵敏度。在下列情况下,是否可提高灵敏度? 说明原因。

(1) 半桥双臂各串联一片电阻应变片。

(2) 半桥双臂各并联一片电阻应变片。

2-12 设计一个迟滞电压比较器,要求迟滞宽度为 $0\sim2$ V。

2-13 用电压比较器设计一个充电电池的电压显示电路。

2-14 形成干扰的要素有哪些? 简述干扰对测量系统产生的影响。

2-15 在测量系统中,消除干扰的技术措施一般有哪些? 简述其消除干扰的原理。

2-16 测量电路中的"地线"一般包括哪些? 电路"地线"的接地方式有哪些? 简述各种接地方式的特点。

2-17 "一点接地"与"多点接地"有何不同? 分别在什么情况下采用?

2-18 在印制电路板布线时,为了有效削弱电路间的相互干扰以及外部干扰对电路系统的影响,应采取怎样的技术措施?

2-19 如图 2-50 所示。RC 低通滤波器的接入是为了减小公共阻抗产生的干扰,说明其抑制干扰的原理。

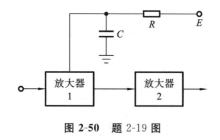

图 2-50 题 2-19 图

2-20 一个测量系统中,信号已被完全淹没,如何判断这种情况是由外界存在的干扰造成的还是系统内部的噪声造成的?

2-21 散粒噪声与热噪声的区别是什么?

2-22 分析电极本身的噪声对 ECG、EEG、EMG 造成的危害。

2-23 分析图 2-36、图 2-37 所示耗散电磁能电路的工作原理。

2-24 什么是调制? 什么是解调? 举例说明其在测量电路中的应用。

2-25 如何分析各种调制信号的频谱结构? 幅度调制、频率调制和相位调制各有什么优缺点?

2-26 一个信号具有 100～500 Hz 范围的频率成分,若对此信号进行调幅,试求:

(1) 调幅波的带宽是多少?

(2) 若载波频率为 10 kHz,则在调幅波中将出现哪些频率成分?

2-27 已知调幅波 $x_a = [100 + 30\cos(2\pi f_1 t) + 20\cos(6\pi f_c t)]\cos(2\pi f_c t)$,其中,$f_c = 10$ Hz,$f_1 = 500$ Hz,求:

(1) 包含的各分量的频率及幅值。

(2) 绘出调制信号与调幅波的频谱。

2-28 综合设计题。设计一套低频信号源,能够产生下列频率可调的信号,要求在给出的频率范围内,信号幅值稳定:脉冲系列,100 kHz;正弦波,20 kHz;正三角波,20 kHz;斜三角波,20 kHz;矩形波,20 kHz。可以对波形类型、波形参数、信号隔离等内容进行适当调整和扩展。

第 3 章

医学信号处理技术

本章主要介绍医学信号检测中常用的信号放大电路、生物电前级放大器和信号滤波技术等内容,学习重点是对生物电前级放大器的分析和应用。

3.1 信号放大电路

3.1.1 运算放大器及其特性

运算放大器的特性可用输入特性、传输特性、输出特性来描述,如图 3-1 所示。输入特性主要包括失调电压 U_{0s}、失调电流 I_{0s}、输入阻抗 R_{id} 等;传输特性主要包括开环增益 A_{ud}、共模抑制比 CMRR、开环频带宽度 BW 等;输出特性主要包括输出阻抗 R_o、输出电压摆幅 U_{om}、输出负载电流的能力 I_{om} 等。在分析和设计过程中,通常将运放视为理想的,运放具有下列特性:输入阻抗、开环增益、共模抑制比、开环频带宽度均趋于无穷大;无失调,输出阻抗为零;输出电压摆幅对称。

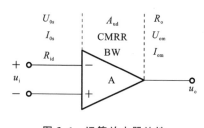

图 3-1 运算放大器特性

在计算理想运放电路的闭环增益 A_{uf} 或设计外部参数时,上述特性体现为两个重要的假设。

(1) 没有电流流经运放的输入端。不仅静态输入电流被视为零,而且由于 $R_{id} = \infty$,动态输入电流也为零。

(2) 运放的两个输入端之间的电位差也为零,即 $u_{id} = 0$;或者两个输入端之间的电位

56

相等,即 $u_+ = u_-$。

　　理想运放引入负反馈之后,其传输特性取决于外部反馈元件及其运放之间的组合形式,以图 3-2 所示的组态为例,其输入、输出关系为

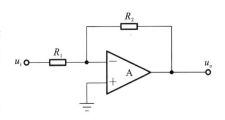

图 3-2　反相放大器

$$u_o = -\frac{R_2}{R_1} u_i \qquad (3\text{-}1)$$

　　此电路构成的闭环增益为 $-R_2/R_1$ 的反相放大器,其传输特性取决于外部电阻 R_2 和 R_1,以及与运放的连接形式。

　　不同的传感器、不同的使用环境、不同的使用条件和不同的目的,对放大电路的要求是不同的。在设计放大电路时,为了取得良好的放大效果,应从多个方面综合考虑。

3.1.2　T 形放大器

　　T 形放大器的结构如图 3-3 所示,图 3-3(a)所示的为一般形式,因反馈支路为 T 形网络而得名。图 3-2 所示电路中的 R_2 电阻用 T 形网络代替,可以使用较小的电阻组合来得到更大的放大倍数,如图 3-3(b)所示。在图 3-3(b)中,可计算 u_T(符号"//"表示并联)为

$$u_T = \frac{R_2 // R_5}{R_4 + R_2 // R_5} u_o$$

则 T 形放大器的闭环增益为

$$A_{uf} = \frac{R_2 + R_4 + R_2 R_4 / R_5}{R_1} \qquad (3\text{-}2)$$

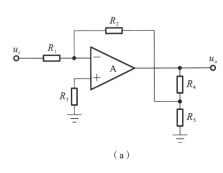

（a）

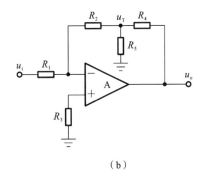

（b）

图 3-3　T 形放大器

(a) T 形放大器一般形式电路;(b) T 形网络反馈电阻的 T 形放大器

　　可见,在不改变 R_1 和 R_2 的情况下,可以采用改变 R_4 或 R_5 来调节放大器的闭环增益。一般选择 R_4 为可调电位器,调节 R_4 的大小,最大增益可达上百倍。

　　例 3-1　在图 3-3 所示的放大电路中,$R_1 = 100$ kΩ,$A_{uf} = -100$,试确定其他各电阻的取值。

解 若选择 $R_2 = 200\ \text{k}\Omega$、$R_5 = 1\ \text{k}\Omega$，由式(3-2)计算可得 $R_4 = 48.8\ \text{k}\Omega$。

可见，由 R_2、R_4、R_5 组成的 T 形反馈网络的作用与 10 MΩ 的电阻作用是一样的，但 R_2、R_4、R_5 的实际值却大大小于 10 MΩ，使放大器的性能得到了改善。因此这种放大电路常用在需要较高增益的测量系统中。

3.1.3 电桥放大器

电阻式传感器，常常借助电桥电路来输出被测信号。放大器采用差动输入方式，并应尽量提高放大器的输入阻抗。常用的电桥放大器电路如图 3-4 所示，R_x 为传感器，$R_x = R(1+\varepsilon)$，ε 为传感器电阻的相对变化，$\varepsilon = \Delta R_x / R_x$。

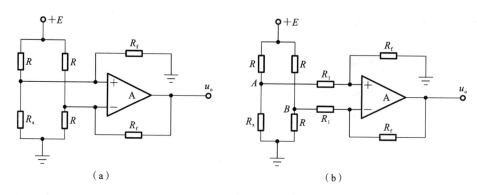

图 3-4 电桥放大器电路

(a) 电桥放大器的一般形式电路；(b) 输入端接入电阻的电桥放大器电路

在图 3-4(a)中，利用电压叠加原理可得放大器同相、反相输入端的电压分别为

$$u_+ = \frac{R_x /\!/ R_f}{R_x /\!/ R_f + R} E = \frac{R_x R_f E}{R_f R + R_x R + R_x R_f}$$

$$u_- = \frac{R/2}{R/2 + R_f} u_o + \frac{R /\!/ R_f}{R /\!/ R_f + R} E = \frac{R \cdot u_o + R_f E}{R + 2R_f}$$

利用 $u_+ = u_-$ 可得

$$u_o = \frac{R_f}{R} \frac{E}{1 + (1+\varepsilon)(1 + R/R_f)} \varepsilon \tag{3-3}$$

一般 $\varepsilon \ll 1$，所以

$$u_o = \frac{R_f}{R} \frac{E}{2 + R/R_f} \varepsilon \tag{3-4}$$

由此可见，输出电压正比于 ε 的大小。

在图 3-4(b)所示的电路中，若忽略放大电路对电桥的影响，则

$$u_{AB} = \frac{R_x}{R_x + R} E - \frac{1}{2} E \tag{3-5}$$

将 $R_x = R(1+\varepsilon)$ 代入式(3-5)后得

$$u_{AB} = \frac{E}{2(2+\varepsilon)} \varepsilon$$

一般 $\varepsilon \ll 1$，所以

$$u_{AB} = \frac{E}{4}\varepsilon \tag{3-6}$$

利用电压叠加原理可得放大器同相、反相输入端的电压为

$$u_+ = \frac{R_f}{R_1 + R_f}u_A$$

$$u_- = \frac{R_1 u_o + R_f u_B}{R_1 + R_f}$$

利用 $u_+ = u_-$ 及 $u_{AB} = u_A - u_B$，可得

$$u_o = \frac{R_f}{R_1}u_{AB} \tag{3-7}$$

将式(3-6)代入式(3-7)，u_o 为

$$u_o = \frac{R_f E}{4R_1}\varepsilon \tag{3-8}$$

3.1.4　可编程增益放大器

放大倍数可以根据需要用程序进行控制的放大电路称为可编程增益放大器(Programmable Gain Amplifier,PGA)。可编程增益放大器除了本身具有可编程增益功能外,还可与 D/A(数/模)转换器(DAC)组成可编程低通滤波器,与 D/A 转换器组成减法器电路,与 A/D 转换器组合实现量程自动转换等。

可编程增益放大器的结构形式多种多样,按采用的放大器个数分为单运放可编程增益放大器、多运放可编程增益放大器和单片集成可编程增益放大器。按输出信号可分为模拟式可编程增益放大器和数字式可编程增益放大器。

单运放可编程增益放大器如图 3-5 所示。其中多路模拟开关通常采用 P 沟道结型场效应晶体管(JFET)阵列,它可直接由 TTL 逻辑电平或 CMOS 电路驱动。逻辑电平为"1",即 JFET 栅极为高电平时,开关断开;反之,逻辑电平为"0",JFET 栅极为低电平时,开关接通。各支路开关的通断由确定的程序控制。

图 3-5 中,数字控制信号 A、B、C、D 控制四个模拟开关,通过控制开关的通断来改变放大器的并联输入电阻,可实现 0~15 中任意正整数增益值,其闭环增益的计算式为

$$A_{uf} = -\frac{R_2}{R_1}(8\bar{A} + 4\bar{B} + 2\bar{C} + \bar{D}) \tag{3-9}$$

式中:R_2,R_1——$R_2 = R_1 = 80 \text{ k}\Omega$。

当 A、B、C、D 都为低电平时,四个开关均接通,$A_{uf} = -15$;当 D 为高电平,其余都为低电平时,$A_{uf} = -14$。以此类推 A、B、C、D 按二进制码控制,可得到 2^4 个增益值。若采用 n 个开关,则可提供 2^n 个增益值。由于开关的通断会改变放大器的输入阻抗,电路的输入阻抗较低,开关电阻的差异和变化直接影响总增益精度,因此,仅用于低增益和低精度的场合。

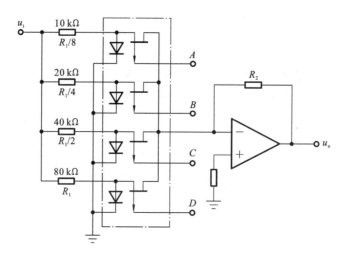

图 3-5 单运放可编程增益放大器

多运放可编程增益放大器如图 3-6 所示,按运放的连接方式可以分为串联式和并联式两类。图 3-6(a)所示的为多运放串联式可编程增益放大器,通过控制开关串入不同个数的放大单元以得到不同的增益,各放大单元的增益可以相同也可以不同。图 3-6(b)所示的为多运放并联式可编程增益放大器,通过控制开关将不同增益的放大单元接到输出线上。

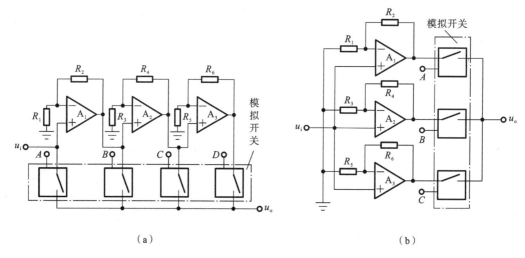

（a）   （b）

图 3-6 多运放可编程增益放大器

（a）多运放串联式可编程增益放大器;（b）多运放并联式可编程增益放大器

3.1.5 隔离放大器

隔离放大器是一种特殊的测量放大器,其输入电路、输出电路与电源电路之间没有直接的电路耦合,即信号在传输过程中没有公共的接地端。隔离放大器能在噪声环境下以高输入阻抗、高共模抑制能力传送信号,被广泛应用于工业、生物医学等测量系统中。

隔离放大器由输入放大器、输出放大器、隔离器及隔离电源等几部分组成,如图3-7(a)所示,输入放大器及其电源是浮置的,放大器输入端浮置,输出电压 u_o 可表示为

$$u_o = K_{d1} u_d \left(1 + \frac{1}{CMRR_1} \frac{u_c}{u_d}\right) + \frac{u_{iso}}{IMRR} \tag{3-10}$$

式中:K_{d1}——输入级的差模增益;

$\quad\ u_d$——输入级的差模电压;

$\quad\ u_c$——相对于输入端公共地的输入级的共模电压;

$\quad\ u_{iso}$——隔离共模电压,是指在隔离放大器输入端、输出端的两公共地之间能承受的

$\qquad\qquad$ 共模电压,它对误差影响较大,通常额定的隔离峰值电压高达 5000 V;

$\quad$ CMRR$_1$——输入级的共模抑制比;

$\quad$ IMRR——输入端公共地到输出端公共地的隔离层抑制比。

隔离放大器的电路符号如图 3-7(b)所示。

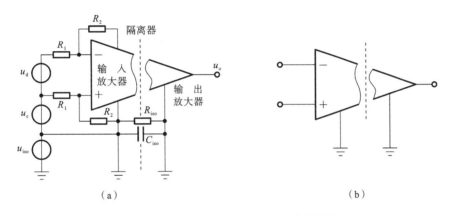

（a）　　　　　　　　　　　　　　　（b）

图 3-7　隔离放大电路基本组成及电路符号

（a）隔离放大器的基本组成;（b）隔离放大器的电路符号

两种典型的隔离放大电路原理框图如图 3-8 所示。图 3-8(a)所示的为光电耦合隔离放大器,它将被测输入信号放大（也可载波调制）,并由发光二极管 LED 转换为光信

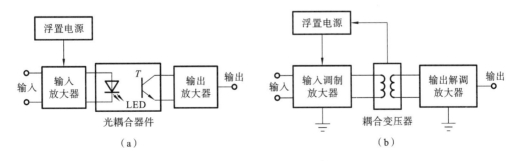

（a）　　　　　　　　　　　　　　　（b）

图 3-8　隔离放大电路原理框图

（a）光电耦合隔离放大器;（b）变压器耦合隔离放大器

号,再通过光电器件变成电压或电流信号,最后由输出放大器放大输出。图 3-8(b)所示的为变压器耦合隔离放大器,被测输入信号经放大、调制,由变压器耦合,再经解调、滤波和放大后输出。调制放大器的直流电源是由载波发生器产生频率为几十千赫兹的高频振荡,经隔离变压器馈入输入电路,再通过整流、滤波而提供的,以实现供电的隔离。同时,该高频振荡经隔离变压器为调制器提供所需载波信号,为解调器提供参考信号。

3.2 生物电前级放大器

生物电放大器是通过电极获取人体微弱的生物电信号,并对其进行幅度放大,同时将环境和自身的其他干扰和噪声进行消除,完成准确测量和显示的仪器或电路。生物电信号的电位很低,一般为毫伏级或微伏级,从机体不同组织器官所引导出的生物电的特性又各不相同,因此对生物电放大器的要求很高。生物电前级放大器作为生物电放大器最重要的部分,对医学信号检测仪器的性能有重要影响。

3.2.1 基本要求

生物电信号源本身是高内阻的微弱信号源,表 3-1 所示的为常用人体体表测量信号的特征范围。根据生物电信号的特点及通过生物电极的提取方式,对生物电前级放大器提出下述性能指标要求。各项要求的实际数值范围,由所测量的参数确定。

表 3-1 常用人体体表测量信号的特征范围

参数名称	放大器名称			
	ECG-Amp	EEG-Amp	VEP-Amp	EMG-Amp
输入阻抗/MΩ	>1	>5	>200	>100
输入端短路噪声/μV	≤10	≤3	≤0.7	≤8
共模抑制比/dB	≥60	≥80	≥100	≥80
频带/Hz	0.5~250	0.5~70	0.5~3000	2~10000
电极	板电极←片状或针电极→			

3.2.1.1 高输入阻抗

放大电路的输入阻抗是指运放工作在线性区时,两输入端的电压变化量与对应的输入端电流变化量的比值。信号源阻抗不仅因人及生理状态而异,而且在检测时,与电极的安放位置、电极本身的物理状态都有密切关系。信号源阻抗的不稳定性,将使放大器电压增益不稳定,从而造成难以修正的测量误差。若放大器输入阻抗不够高,则会造成信号低频分量的幅度减小,产生低频失真。

3.2.1.2　高共模抑制比

放大器对差模信号的电压放大倍数 A_{ud} 与对共模信号的电压放大倍数 A_{uc} 之比,称为共模抑制比(CMRR)。共模抑制比常用来衡量放大电路抑制共模信号及放大差模信号的能力,无单位;大多数情况下,共模抑制比取 A_{ud} 与 A_{uc} 之比的对数,用分贝(dB)表示。

为了抑制人体所携带的工频干扰及所检测的参数外的其他生理作用的干扰,生物电前级放大器通常选用差动放大形式。生物电放大器的共模抑制比一般要求为 $60 \sim 80$ dB,高性能放大器的 CMRR 达 100 dB。

3.2.1.3　低噪声、低漂移

相对于幅度仅在微伏级、毫伏级的低频生物电信号而言,低噪声、低漂移是生物电前级放大器的重要要求。高阻抗源本身就带来相当可观的热噪声,输入信号的质量较差。所以,为了获得一定信噪比的输出信号,对放大器的低噪声性能有严格的要求。

采用差分输入电路形式,利用了电路的对称结构并对元器件参数进行严格挑选,能有效地抑制放大器的温度变化造成的零点漂移。为了放大微伏级的直流信号,还可能需要用到调制式直流放大器,它把直流信号转变成交流信号,利用交流放大电路各级零点漂移不会逐级放大的思路进行设计,能够有效地改善直流放大器的低漂移性能。

3.2.1.4　设置保护电路

作为测量医学信号的生物电放大器,在生物电前级放大器的输入回路中设置保护电路,包括人体安全保护电路和放大器输入保护电路。不仅要保证放大器的正常工作,更重要的是要保护患者、操作者及其他相关人员的人体安全。另外,应设有快速校准电路,以便及时地指示出被测信号的幅度。

3.2.2　差动放大电路分析

生物电前级放大器通常都采用差动放大电路结构。下面以单运放基本差动放大电路为例,分析差动放大电路的共模抑制能力及其影响因素,并介绍估算输入阻抗,提高放大电路输入阻抗的方法。

3.2.2.1　单运放差动放大电路的输出特性

单运放差动放大电路为线性的,如图 3-9 所示。两输入端信号 u_{i1} 和 u_{i2} 由共模电压 u_{ic} 和差模信号 u_{id} 组成,其中,

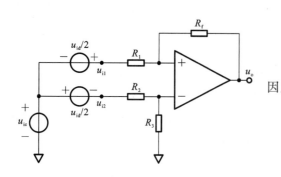

$$u_{ic} = \frac{1}{2}(u_{i1} + u_{i2}) \qquad (3-11)$$

$$u_{id} = u_{i1} - u_{i2} \qquad (3-12)$$

因此,

$$u_{i1} = u_{ic} + \frac{1}{2}u_{id} \qquad (3-13)$$

$$u_{i2} = u_{ic} - \frac{1}{2}u_{id} \qquad (3-14)$$

图 3-9 单运放差动放大电路

应用理想运算放大器的条件,有 $u_+ = u_-$, $i_+ = i_- = 0$,R_1 和 R_f 中的电流相等,所以

$$\frac{u_{i1} - \frac{R_3}{R_2 + R_3}u_{i2}}{R_1} = \frac{\frac{R_3}{R_2 + R_3}u_{i2} - u_o}{R_f} \qquad (3-15)$$

得到

$$\begin{aligned} u_o &= \left(1 + \frac{R_f}{R_1}\right)\frac{R_3}{R_2 + R_3}u_{i2} - \frac{R_f}{R_1}u_{i1} \\ &= \left[\left(1 + \frac{R_f}{R_1}\right)\frac{R_3}{R_2 + R_3} - \frac{R_f}{R_1}\right]u_{ic} - \left[\left(1 + \frac{R_f}{R_1}\right)\frac{R_3}{R_2 + R_3} + \frac{R_f}{R_1}\right]\frac{u_{id}}{2} \\ &= u_{oc} + u_{od} \end{aligned} \qquad (3-16)$$

式中:u_{oc}——共模输出电压;

u_{od}——差模输出电压。

u_{oc}、u_{od} 均由外回路电阻决定。如果选择外回路的各电阻参数,使得

$$\left(1 + \frac{R_f}{R_1}\right)\frac{R_3}{R_2 + R_3} - \frac{R_f}{R_1} = 0 \qquad (3-17)$$

则无共模输出,即作为干扰信号的共模输入 u_{ic} 完全被抑制,不产生共模误差。

此外,为了补偿放大器输入平均偏置电流及其漂移的影响,外部回路电阻还应满足平衡对称要求,即

$$R_1 /\!/ R_f = R_2 /\!/ R_3 \qquad (3-18)$$

由式(3-17)和式(3-18)得到外回路电阻的匹配条件为

$$R_1 = R_2, \quad R_f = R_3 \qquad (3-19)$$

在满足式(3-19)的电阻匹配条件下,无共模输出。由式(3-16)得到理想情况下,闭环差动增益为

$$A_d = \frac{u_o}{u_{id}} = \frac{u_o}{u_{i1} - u_{i2}} = -\frac{R_f}{R_1} \qquad (3-20)$$

由于共模增益 $A_{c1} = 0$,所以放大器的 CMRR$= \infty$。

3.2.2.2 外回路电阻匹配精度对共模抑制比的影响

实际上,绝对地满足式(3-19)的条件是不可能的。各个外回路电阻必然存在电阻值

误差,外回路不可能达到完全的对称平衡。所以放大器的 CMRR 实际上不能达到∞;而且放大器所用的集成器件本身的共模抑制比是有限的,也会影响整个放大器的共模抑制能力。

在差动放大电路中,由外电路电阻匹配精度所限定的共模抑制比为 $CMRR_R$,集成运算放大器本身的共模抑制比为 $CMRR_D$。整个差动放大电路的共模抑制比 CMRR 取决于 $CMRR_R$ 和 $CMRR_D$。

由式(3-16)可知,放大器的共模增益为

$$A_{c1} = \frac{u_{oc}}{u_{ic}} = \left(1 + \frac{R_f}{R_1}\right)\frac{R_3}{R_2 + R_3} - \frac{R_f}{R_1} \tag{3-21}$$

设各电阻的匹配误差分别为

$$R_1 = R_1(1 \pm \delta_1) \tag{3-22}$$

$$R_2 = R_2(1 \pm \delta_2) \tag{3-23}$$

$$R_3 = R_3(1 \pm \delta_3) \tag{3-24}$$

$$R_f = R_f(1 \pm \delta_f) \tag{3-25}$$

将式(3-22)~式(3-25)代入式(3-21),整理后得到

$$A_{c1} = \frac{\pm\delta_1 \mp \delta_f \mp \delta_2 \pm \delta_3 \pm \delta_1\delta_2 \mp \delta_2\delta_f}{(1 \pm \delta_1)(1 \pm \delta_3) + \dfrac{R_1}{R_f}(1 \pm \delta_1)(1 \pm \delta_2)} \tag{3-26}$$

因为各项误差 δ_1、δ_2、δ_3、δ_f 通常均远小于1,所以式(3-26)可近似为

$$A_{c1} \approx \frac{\delta_1 + \delta_2 + \delta_3 + \delta_f}{1 + R_1/R_f}$$

设各误差是相等的,即 $\delta_1 = \delta_2 = \delta_3 = \delta_f = \delta$,得到

$$A_{c1} \approx \frac{4\delta}{1 + 1/A_d} \tag{3-27}$$

这样,放大电路由电阻精度限定的共模抑制比为

$$CMRR_R = \frac{A_d}{A_{c1}} = \frac{1 + A_d}{4\delta} \tag{3-28}$$

式(3-28)表明,由电阻失配所造成的 $CMRR_R$ 与电阻匹配误差 δ 及放大器的闭环差动增益 A_d 有关。电阻匹配误差越小,闭环差动增益越大,放大器的共模抑制能力越强。

3.2.2.3　集成运算放大器件本身的共模抑制比对放大电路共模抑制比的影响

由共模抑制比的定义可知,$CMRR_D$ 是放大器开环差动增益 A'_d 与共模增益 A'_c 之比,即

$$CMRR_D = \frac{A'_d}{A'_c} \tag{3-29}$$

这里共模增益 A'_c 是共模输出电压与共模输入电压之比,即

$$A'_c = \frac{u'_{oc}}{u_{ic}} \tag{3-30}$$

而共模输出电压 u'_{oc} 折合到放大器输入级的共模误差电压 u'_{ic} 为

$$u'_{ic} = \frac{u'_{oc}}{A'_d} \tag{3-31}$$

由式(3-29)~式(3-31)得到等效共模干扰信号电压

$$u'_{ic} = \frac{u_{ic}}{CMRR_D} \tag{3-32}$$

这说明由于运算放大器本身的 $CMRR_D \neq \infty$,运放的共模输入电压通过运放转化成了差模输入电压,通过运放放大后形成了共模干扰电压,即

$$u_{oc} = A_{c1} u_{ic} + \frac{u_{ic}}{CMRR_D} A_d$$

3.2.2.4 差动放大电路总的共模抑制比

由于外回路电阻失配和器件本身的 $CMRR_D$ 有限,在放大电路输出端产生的总共模误差电压为

$$u_{oc} = A_{c1} u_{ic} + \frac{u_{ic}}{CMRR_D} A_d \tag{3-33}$$

放大电路的总共模增益为

$$A_c = \frac{u_{oc}}{u_{ic}} = A_{c1} + \frac{1}{CMRR_D} A_d$$

整个放大电路的总共模抑制比 CMRR 为

$$CMRR = \frac{A_d}{A_c} = \frac{CMRR_D CMRR_R}{CMRR_D + CMRR_R} \tag{3-34}$$

可见,在同时考虑电阻失配和器件本身的 $CMRR_D$ 的影响时,放大器的总的 CMRR 将进一步下降。

例 3-2 假定差动放大电路所用的运放的共模抑制比 $CMRR_D = 100$ dB,放大电路闭环差动增益 $A_d = 20$,电阻误差 $\delta = \pm 0.1\%$,求电阻失配造成的放大器的共模抑制比。

解 电阻失配造成的放大器的共模抑制比为

$$CMRR_R = \frac{1+A_d}{4\delta} = 5250 = 74.4 \text{ (dB)}$$

放大器的总共模抑制比为

$$CMRR = \frac{CMRR_D CMRR_R}{CMRR_D + CMRR_R} \approx 4.99 \times 10^3 \approx 74 \text{ (dB)}$$

这比运放的共模抑制比小 26 dB。而当 $A_d = 1$ 时,放大电路的共模抑制比进而下降为 53.9 dB。

综上所述,差动放大电路的共模抑制能力受到放大电路的闭环增益、外电路电阻匹配精度及放大器本身的 $CMRR_D$ 等诸多因素的影响。

3.2.3 生物电测量的差动放大电路分析方法

生物电放大器的输入回路的等效电路如图 3-10 所示。图 3-10(a)所示的为包括电极系统的信号源和差分放大器输入回路的等效电路。图 3-10 的各符号定义和数值范围如下：

U_S：生物信号电压。

R_{T1}、R_{T2}：人体电阻，数十欧姆至数百欧姆。

R_{S1}、R_{S2}：电极与皮肤接触电阻，数千欧姆至 150 kΩ。与皮肤的干湿、清洁程度以及皮肤角质层的厚薄有关。

E_1、E_2：电极极化电位，数毫伏至数百毫伏。

C_{S1}、C_{S2}：电极与皮肤之间的分布电容，数皮法至数十皮法。

C_1、C_2：信号线对地电容，长 1 m 的电缆线数十皮法。

R_{L1}、R_{L2}：信号线和放大器输入保护电阻，通常小于 30 kΩ。

R_i：放大器输入电阻。

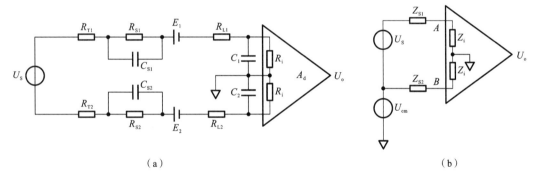

（a）　　　　　　　　　　　　（b）

图 3-10　生物电放大器输入回路的等效电路

（a）等效电路；（b）简化的等效电路

将信号馈线阻抗进行等效，可以将图 3-10(a)进一步简化为图 3-10(b)，其中，

$$Z_{S1} = R_{T1} + \frac{R_{S1}}{1 + j\omega R_{S1} C_{S1}} + R_{L1} \approx R_{T1} + R_{S1} + R_{L1} \tag{3-35}$$

$$Z_{S2} = R_{T2} + \frac{R_{S2}}{1 + j\omega R_{S2} C_{S2}} + R_{L2} \approx R_{T2} + R_{S2} + R_{L2} \tag{3-36}$$

一般来说，与放大器输入端相连接的信号源内阻约 100 kΩ。这样，放大器的输入阻抗应大于 1 MΩ。如果设计的放大器输入阻抗为 10 MΩ，信号源内阻与放大器输入阻抗相比为 1/100，上述各种因素造成的失真和误差均可减小到忽略不计。

例如，设放大器差模增益为 A_d，输出电压为 U_o，由图 3-10(b)得到

$$U_o = U_S \frac{2Z_i}{Z_{S1} + Z_{S2} + 2Z_i} A_d \tag{3-37}$$

假设 $Z_{S1} = Z_{S2} = Z_S$，且 $Z_S \ll Z_i$，并令 $A'_d = U_o / U_S$，A'_d 为对生物信号 U_S 的电压增

益,则

$$A'_d = A_d \frac{Z_i}{Z_S + Z_i} \tag{3-38}$$

如果 Z_S 的值为 $2\sim150$ kΩ,当 $Z_i = 1$ MΩ 时,由式(3-38)得到 A'_d 的不稳定性变动为 $\Delta A'_d / A'_d = 14.8\%$;而当 $Z_i = 5$ MΩ 时,A'_d 的不稳定性变动下降为 2.9%。

放大器的实际共模抑制能力受电极系统的影响。通过两个电极提取生物电位时,等效源阻抗 Z_{S1} 和 Z_{S2} 一般不完全相等,其数值大小与人体汗腺分泌情况、皮肤清洁程度有关,各个电极处的皮肤接触电阻也是不平衡的,这样使得与差分放大器两个输入端相连的源阻抗 Z_{S1} 和 Z_{S2} 实际是不平衡的。这种不平衡造成共模干扰向差模干扰的转化,从而造成共模干扰输出。提高放大器的输入阻抗,可以减小这一转化。

如图 3-10(b)所示,假设电极拾取的只有共模干扰 U_{cm} 输入,则放大器输入端 A、B 两点间的电压分别为

$$U_A = U_{cm} \frac{Z_i}{Z_i + Z_{S1}}, \quad U_B = U_{cm} \frac{Z_i}{Z_i + Z_{S2}} \tag{3-39}$$

共模电压产生的不平衡电压会转化为差模电压 $U_A - U_B$,即

$$U_A - U_B = U_{cm} Z_i \left(\frac{1}{Z_i + Z_{S1}} - \frac{1}{Z_i + Z_{S2}} \right) \tag{3-40}$$

通常 $Z_i \gg Z_{S1}(Z_{S2})$,所以

$$U_A - U_B \approx U_{cm} \frac{Z_{S2} - Z_{S1}}{Z_i} \tag{3-41}$$

如果 Z_{S1} 和 Z_{S2} 相差 5 kΩ(典型值),对于 10 mV 的共模干扰电压,若将不平衡电压限制在 10 μV 以下,则放大器输入阻抗应在 5 MΩ 以上。对于体表心电测量,这一要求是能够满足的;而对于自发脑电的测量,这是不能够满足的,必须设法进一步提高生物电前级放大器的输入阻抗,或降低 U_{cm} 数值。

3.2.4　同相并联结构的前级放大电路

作为生物电前级放大器,必须具有高输入阻抗。图 3-9 所示的基本差动放大电路在符合匹配的条件下,由 $u_+ = u_-$ 的理想状态可知,输入阻抗为

$$r_i \approx 2R_1 \tag{3-42}$$

这样,为了提高输入电阻,必须增大 R_1。但是增大 R_1,失调电流及其漂移的影响必将加剧。如果选用具有场效应输入级的运放来组成放大电路,又会增加输入级的噪声,降低信号质量。可见这种基本差动放大电路的输入阻抗不能满足生物电前级放大器的要求。

为了提高生物电前级放大器的输入阻抗,可以采用如图 3-11 所示的同相并联结构前级放大电路,把差动输入信号从放大器的同相端送入,这样输入阻抗可超过 10 MΩ。这种结构形式,是生物电前级放大器经常采用的设计方案。

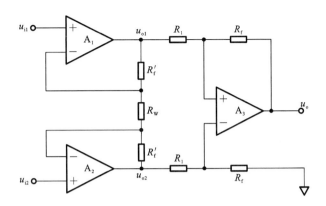

图 3-11 同相并联结构前级放大电路

1. 同相并联结构前级放大电路的第一级运放

图 3-11 中,A_1、A_2 组成同相并联结构前级放大电路的第一级运放,因引入了电压串联负反馈,理想情况下其输入阻抗趋于无穷大。A_3 为差动运放,作为第二级运放。

设差动输入 $u_{id} = u_{i2} - u_{i1}$,第一级输出分别为 u_{o1}、u_{o2},根据 A_1、A_2、A_3 的理想特性,R_f'、R_w 中的电流相等,得到

$$\frac{u_{o2} - u_{i2}}{R_f'} = \frac{u_{i2} - u_{i1}}{R_w} = \frac{u_{i1} - u_{o1}}{R_f'}$$

整理得到第一级的两个运放的输出分别为

$$u_{o2} = \left(1 + \frac{R_f'}{R_w}\right) u_{i2} - \frac{R_f'}{R_w} u_{i1} \tag{3-43}$$

$$-u_{o1} = \frac{R_f'}{R_w} u_{i2} - \left(1 + \frac{R_f'}{R_w}\right) u_{i1} \tag{3-44}$$

式(3-43)与式(3-44)相加,得到第一级运放的输出电压(第二级的输入电压)为

$$u_o' = u_{o2} - u_{o1} = \left(1 + \frac{2R_f'}{R_w}\right)(u_{i2} - u_{i1}) \tag{3-45}$$

第一级运放的电压增益为

$$A_{d1} = 1 + \frac{2R_f'}{R_w} \tag{3-46}$$

从式(3-45)可以看出,第一级运放的输出电压中没有共模电压成分,输出回路中不产生共模电流;也不要求外回路电阻的匹配来保证共模抑制能力,避免了电阻精确匹配的麻烦。这种对称结构有利于克服失调、漂移的影响。从式(3-46)可以看出,这种并联结构的电路能通过调节电位器 R_w 方便地实现增益的调节。

设两个运放 A_1、A_2 本身的共模抑制比 $CMRR_1$、$CMRR_2$ 均为有限值,且存在共模输入电压 u_{ic},则与基本差动放大电路类似,在 A_1 的输入端存在共模干扰电压 $u_{ic}/CMRR_1$,在 A_2 的输入端存在共模干扰电压 $u_{ic}/CMRR_2$,因而在第一级运放的输出端的共模干扰

误差电压为

$$u_{oc} = \left(\frac{u_{ic}}{CMRR_2} - \frac{u_{ic}}{CMRR_1} \right) A_{d1} \tag{3-47}$$

而

$$A_{c1} = \frac{u_{oc}}{u_{ic}} = \left(\frac{1}{CMRR_2} - \frac{1}{CMRR_1} \right) A_{d1}$$

定义第一级运放的共模抑制比为 $CMRR_{12}$，则

$$CMRR_{12} = \frac{A_{d1}}{A_{c1}} = \frac{1}{1/CMRR_2 - 1/CMRR_1} = \frac{CMRR_1 CMRR_2}{CMRR_1 - CMRR_2} \tag{3-48}$$

可见，第一级运放的共模抑制能力取决于运放 A_1 和 A_2 本身的共模抑制比的差异。例如，设 $CMRR_1$ 和 $CMRR_2$ 分别为 80 dB、90 dB，则第一级运放的 $CMRR_{12}$ 只有 83 dB；而如果能使其共模抑制比分别为 80 dB 和 80.5 dB，则第一级运放的 $CMRR_{12}$ 可高达 160 dB。因此，实现第一级运放的高共模抑制比并不困难，通常可超过 100 dB。

2. 同相并联结构前级放大电路的性能分析

图 3-11 所示的两级运放的差动增益为

$$A_d = A_{d1} A_{d2} = \left(1 + \frac{2R'_f}{R_w} \right) \frac{R_f}{R_1} \tag{3-49}$$

两级运放的共模抑制比，由两级运放产生的共模误差决定。设第二级运放的共模抑制比为 $CMRR_3$，与单运放差动放大电路的共模抑制比（式(3-28)和式(3-34)）类似。应用叠加原理，两级运放的总共模输出电压为

$$u_{oc} = \frac{u_{ic}}{CMRR_{12}} A_d + \frac{u_{ic}}{CMRR_3} A_{d2} \tag{3-50}$$

得到总的共模增益为

$$A_c = \frac{u_{oc}}{u_{ic}} = A_d \left(\frac{1}{CMRR_{12}} + \frac{1}{CMRR_3} \frac{1}{A_{d1}} \right)$$

这样，两级运放的总共模抑制比为

$$CMRR = \frac{A_d}{A_c} = \frac{A_{d1} CMRR_{12} CMRR_3}{A_{d1} CMRR_3 + CMRR_{12}} \tag{3-51}$$

从上面分析可知，图 3-11 所示的电路构成前级生物电放大器时，其共模抑制能力由 A_1、A_2 的 $CMRR_1$ 和 $CMRR_2$ 的对称程度，A_3 运放的共模抑制比，差分放大器的闭环增益，R_f、R_1 电阻的匹配精度，同相并联的第一级差动增益等因素确定。在严格挑选 A_1 和 A_2 的 $CMRR_1$ 和 $CMRR_2$ 参数后，第一级运放具有较好的对称性，可以保证

$$CMRR_{12} \gg A_{d1} CMRR_3 \tag{3-52}$$

这样，式(3-51)可以近似为

$$CMRR \approx A_{d1} CMRR_3 \tag{3-53}$$

即两级运放的共模抑制比主要取决于第一级的差动增益和第二级的共模抑制能力。

例 3-3　图 3-12 所示的为同相并联结构的 ECG 前级电路，所用器件的共模抑制比均

为 100 dB。输入回路中两电极阻抗分别为 20 kΩ、23 kΩ。放大器输入阻抗实际有
80 MΩ。放大器中所用电阻的精度 $\delta=0.1\%$，其他参数如图 3-12 所示。求包括电极系统
在内的放大电路的总共模抑制比。

解 电极阻抗不平衡，造成共模电压向差模电压的转化，因此共模误差电压是由输
入回路、第一级放大电路、第二级放大电路共同产生的。这是一个 ECG 测量中的实际情
况。如果严格选择所用器件，A_1、A_2 的共模抑制比精密对称，则第一级放大电路的共模
抑制比 $CMRR_{12}$ 可视为 ∞，它不在输出端产生共模误差。这样，只需计算电极阻抗不平衡
引起的共模输出 u'_{oc} 和由 A_3 组成的第二级放大电路共模抑制比有限产生的共模输
出 u''_{oc}。

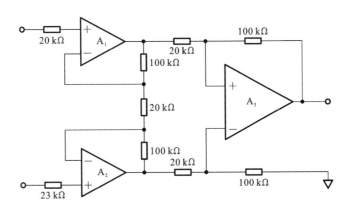

图 3-12 同相并联结构的 ECG 前级电路

由电路图不难看出

$$u'_{oc}=\frac{\Delta Z_s}{Z_i}u_{ic}A_d, \quad u''_{oc}=\frac{u_{ic}}{CMRR_3}A_{d2}$$

式中：A_d——$A_d=A_{d1}A_{d2}=55$。

$$CMRR_R=\frac{1+A_{d2}}{4\delta}=\frac{1+5}{4\times10^{-3}}=1500$$

$$CMRR_D=10^5=100\ (dB)$$

$$CMRR_3=\frac{CMRR_D CMRR_R}{CMRR_D+CMRR_R}=1478$$

因此

$$u_{oc}=u'_{oc}+u''_{oc}=\left(\frac{\Delta Z}{Z_i}A_d+\frac{A_{d2}}{CMRR_3}\right)u_{ic}$$

整个电路的共模增益为

$$A_c=\frac{U_{oc}}{U_{ic}}=\frac{\Delta Z}{Z_i}A_d+\frac{A_{d2}}{CMRR_3}$$

总共模抑制比为

$$CMRR=\frac{A_d}{A_c}=\frac{1}{\Delta Z_s/Z_i+1/A_{d1}CMRR_3}\approx10^4=80\ (dB)$$

由于电极阻抗不平衡造成总共模抑制比下降了 4 dB。

3.2.5 其他差动放大应用电路

3.2.5.1 同相串联结构前级放大电路

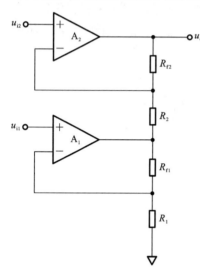

图 3-13 同相串联结构前级放大电路

同相串联结构前级放大电路如图 3-13 所示。差动信号由同相端输入，从 A_2 获得单端输出，故称之为串联结构。由于差动信号是从两个运算放大器的同相端送入的，所以也获得很高的输入电阻。

由图 3-13 所示的电路可知，A_1 构成同相放大电路，它的输出电压为

$$u_{o1} = \left(1 + \frac{R_{f1}}{R_1}\right) u_{i1} \qquad (3-54)$$

由理想运放的特性有

$$\frac{u_{o1} - u_{i2}}{R_2} = \frac{u_{i2} - u_{i1}}{R_{f2}} \qquad (3-55)$$

由式（3-54）和式（3-55），得到

$$u_o = \left(1 + \frac{R_{f2}}{R_2}\right) u_{i2} - \left(1 + \frac{R_{f1}}{R_1}\right) \frac{R_{f2}}{R_2} u_{i1}$$

因为 $u_{ic} = \frac{1}{2}(u_{i1} + u_{i2})$，$u_{id} = u_{i1} - u_{i2}$，所以

$$u_o = \left(1 - \frac{R_{f1}R_{f2}}{R_1R_2}\right) u_{ic} + \frac{1}{2} \left(1 + \frac{2R_{f2}}{R_2} + \frac{R_{f1}R_{f2}}{R_1R_2}\right) u_{id} \qquad (3-56)$$

为了使共模增益 $\left(1 - \dfrac{R_{f1}R_{f2}}{R_1R_2}\right)$ 为零，外电路电阻应进行如下匹配，即

$$\frac{R_1}{R_{f1}} = \frac{R_{f2}}{R_2} = \frac{R_f}{R} \qquad (3-57)$$

当满足式（3-57）时，放大电路的闭环差动增益为

$$A_d = 1 + \frac{R_f}{R} \qquad (3-58)$$

电路的共模抑制比由式（3-57）要求的匹配精度和 A_1、A_2 两运算放大器本身的共模抑制比决定。设两对电阻的匹配误差分别为

$$\frac{R_1}{R_{f1}} = \frac{R_f}{R}(1 \pm \delta_1) \qquad (3-59)$$

$$\frac{R_{f2}}{R_2} = \frac{R_f}{R}(1 \pm \delta_2) \qquad (3-60)$$

将式（3-59）和式（3-60）代入式（3-56），得到共模增益为

$$A_c = 1 - \frac{R_{f1}}{R_1} \frac{R_{f2}}{R_2} = \frac{\pm \delta_1 \mp \delta_2}{1 \pm \delta_1}$$

由于电阻失配误差所限定的共模抑制比为

$$\mathrm{CMRR}_\mathrm{R} = \frac{A_\mathrm{d}}{A_\mathrm{c}} = \frac{\left(1 + \dfrac{R_\mathrm{f}}{R}\right)(1 \pm \delta_1)}{\pm \delta_1 \mp \delta_2}$$

因为 $\delta_1 \ll 1$ 和 $\delta_2 \ll 1$，并取 $\delta_1 = \delta_2$，得到

$$\mathrm{CMRR}_\mathrm{R} \approx \frac{A_\mathrm{d}}{2\delta} \tag{3-61}$$

电路的总的共模抑制能力是由运放 A_1、A_2 的共模抑制比 CMRR_1、CMRR_2 与外回路电阻匹配误差形成的 CMRR_R 共同决定的。

由于 A_1 的 CMRR_1 有限产生的共模输出，经过同相放大，在 A_1 的输出端形成的共模电压为

$$\frac{u_\mathrm{ic}}{\mathrm{CMRR}_1}\left(1 + \frac{R_\mathrm{f1}}{R_1}\right)$$

A_2 将此共模电压进一步放大（$-R_\mathrm{f2}/R_2$）倍，A_2 的输出（放大电路的共模输出）端形成的共模电压为

$$\frac{u_\mathrm{ic}}{\mathrm{CMRR}_1}\left(1 + \frac{R_\mathrm{f1}}{R_1}\right)\left(-\frac{R_\mathrm{f2}}{R_2}\right) \tag{3-62}$$

将式（3-57）代入式（3-62），得

$$\frac{u_\mathrm{ic}}{\mathrm{CMRR}_1}\left(-\frac{R_\mathrm{f}}{R} - 1\right) = \frac{u_\mathrm{ic}}{\mathrm{CMRR}_1}(-A_\mathrm{d}) \tag{3-63}$$

同理，A_2 在其输出端产生的共模电压为

$$\frac{u_\mathrm{ic}}{\mathrm{CMRR}_2}\left(1 + \frac{R_\mathrm{f2}}{R_2}\right) = \frac{u_\mathrm{ic}}{\mathrm{CMRR}_2}A_\mathrm{d} \tag{3-64}$$

电阻失配产生的共模电压为

$$\frac{u_\mathrm{ic}}{\mathrm{CMRR}_\mathrm{R}}A_\mathrm{d} \tag{3-65}$$

合并式（3-63）～式（3-65）得到的共模增益为

$$A_\mathrm{c} = \frac{u_\mathrm{oc}}{u_\mathrm{ic}} = A_\mathrm{d}\left(\frac{1}{\mathrm{CMRR}_2} - \frac{1}{\mathrm{CMRR}_1} + \frac{1}{\mathrm{CMRR}_\mathrm{R}}\right) \tag{3-66}$$

由此，放大电路的总共模抑制比为

$$\mathrm{CMRR} = \frac{A_\mathrm{d}}{A_\mathrm{c}} = \frac{\mathrm{CMRR}_1 \mathrm{CMRR}_2 \mathrm{CMRR}_\mathrm{R}}{\mathrm{CMRR}_1 \mathrm{CMRR}_2 + \mathrm{CMRR}_\mathrm{R}(\mathrm{CMRR}_2 - \mathrm{CMRR}_1)} \tag{3-67}$$

由式（3-67）可知，同相串联结构的放大电路共模抑制能力的提高，取决于所用 A_1、A_2 本身的共模抑制比是否相等，并且受外回路电阻的匹配精度的影响。前者更容易实现，所以实际上放大电路的 CMRR 将最终取决于电阻的匹配精度。

3.2.5.2　由缓冲器与差动放大构成的前级放大器

在差分放大器的两输入端串联缓冲器，也是常用的前级放大器设计方案，如图 3-14 所示。差分放大器 A_3 的两输入端接入了缓冲器 A_1、A_2。设 A_1、A_2 的共模抑制比分别

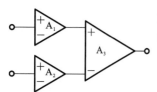

为 $CMRR_1$、$CMRR_2$，差分放大器 A_3 的共模抑制比为 $CMRR_3$，则不难导出前级放大器的总共模抑制比为

$$CMRR = \frac{A_d}{A_c}$$

图 3-14　缓冲器与差分放大器　　构成前级放大器

$$= \frac{CMRR_1 CMRR_2 CMRR_3}{CMRR_1 CMRR_2 + CMRR_3 (CMRR_1 - CMRR_2)}$$

$$(3-68)$$

提高放大电路的共模抑制能力的常规措施仍然是使 A_1、A_2 的共模抑制比相等，并尽可能提高差动电阻匹配精度。

3.2.5.3　由专用仪器放大器构成的前级放大器

由于模拟集成技术的飞速发展，在生物电前级放大器的前端可直接采用专用仪器运算放大器（如 INA118、AD620 等）。

AD620 为一个低成本、高精度的单片仪器放大器，只用一个外部电阻就能将放大倍数设置为 1～1000 的低功耗、高精度的适合医学信号检测的前级放大器，使其适用于低电压、低功耗的应用场合。

AD620 由于具有体积小、功耗低、噪声小及供电电源范围广等特点，特别适宜应用到诸如传感器接口、心电图监测仪、精密电压电流转换等应用场合。图 3-15 所示的为由 AD620 构成的压力检测电路，其中压力传感器电桥的桥臂电阻为 3 kΩ，激励源电压为 +5 V。在这样一个电路中，电桥的电流仅为 1.7 mA，AD620 和 AD705 缓冲电压驱动器对信号调节，使总供电电流仅为 3.8 mA，同时该电路产生的噪声和漂移也极低。

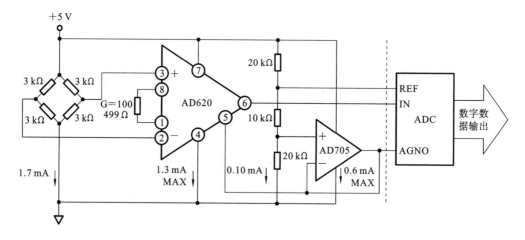

图 3-15　由 AD620 构成的压力检测电路

3.2.6　前级共模抑制能力的提高

除了采用高性能的前级放大器和合理设计电路参数，提高共模抑制比以外，还可以

采用合适的电路抗干扰技术,使放大器获得更好的共模抑制能力。

3.2.6.1　屏蔽驱动

生物电信号检测系统中,通常有较大长度的导联引线。导联引线一般是屏蔽电缆,因而在信号线(芯线)和电缆屏蔽层之间将存在可观的分布电容。当屏蔽层接地时,分布电容变为放大器输入端对地的寄生电容来测量 C_1、C_2,如图 3-16 所示。实际应用中,两根导联线的分布电容不可能完全相等,加之电极阻抗 R_S 的不平衡,使得输入端 $R_{S1}C_1 \neq R_{S2}C_2$,从而造成共模电压不等量的衰减,使放大器的 CM-RR 下降。

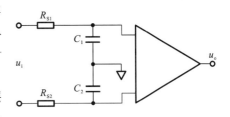

图 3-16　导联线分布电容受到的影响

消除屏蔽层电容影响的重要措施是使屏蔽层电容不起衰减作用。一个主要方法是获得放大电路的共模电压用以驱动屏蔽层,使分布电容 C_1、C_2 的端电压保持不变,即 C_1、C_2 对共模电压不产生分流。屏蔽驱动电路如图 3-17 所示。在图 3-17 中,A_1、A_2 构成缓冲器,其输出分别为 $\left(u_{ic} + \frac{1}{2}u_{id}\right)$、$\left(u_{ic} - \frac{1}{2}u_{id}\right)$。用一个分压电阻网络 R-R 接在 A_1、A_2 的输出端,在此网络的中点获得 A_1、A_2 输出电压的平均值,这一平均电压即等于 u_{ic},经过缓冲放大器 A_3 驱动屏蔽层,从而消除由 C_1、C_2 引起的共模电压不均衡衰减。

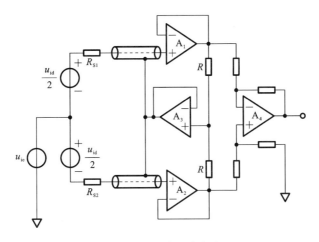

图 3-17　屏蔽驱动电路

屏蔽驱动电路的目的是使引线屏蔽层分布电容的两端电压保持相等。为达到这一目的,实际有各种电路设计方案。

3.2.6.2　右腿驱动技术

人体可以看成是一个不规则的屏蔽导体,因此可以借用屏蔽驱动电路技术,来减少位移电流的干扰,其实现方案就是通常采用的右腿驱动电路,如图 3-18 所示。这里右腿类似于屏蔽层接入点,不直接接地,而是接到辅助放大器 A_3 的输出端。从两个 R_a 电阻中点检出共模电压,经反相放大器 A_3 放大后,再通过 R_0 电阻反馈到右腿。

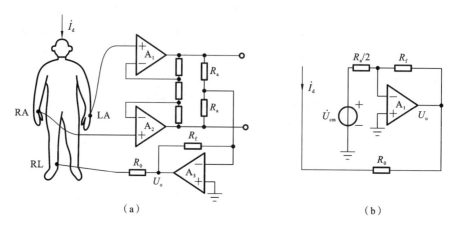

图 3-18　右腿驱动电路

（a）原理图;（b）等效电路

右腿驱动使得人体的位移电流不再流入地,而是流向 R_0 和辅助放大器的输出端。这里 R_0 起限流保护作用,其值一般取 5 MΩ。当患者和地之间出现高电压时,辅助放大器 A_3 饱和,右腿驱动电路不起作用,A_3 等效于接地。

从图 3-18(b)所示的等效电路可以求出辅助放大器不饱和时的共模电压。高阻输入级的共模增益为 1,故辅助放大器的反相端输入为

$$\frac{2U_{cm}}{R_a} + \frac{U_o}{R_f} = 0$$

由此得

$$U_o = -\frac{2R_f}{R_a}U_{cm} \tag{3-69}$$

因为

$$U_{cm} = R_0 I_d + U_o \tag{3-70}$$

将式(3-69)代入式(3-70),得

$$U_{cm} = \frac{R_0 I_d}{1 + \dfrac{2R_f}{R_a}} \tag{3-71}$$

可见要使 $|U_{cm}|$ 尽可能小,即 I_d 在等效电阻 $R_0/(1+2R_f/R_a)$ 上压降要小,可以增大 $2R_f/R_a$ 值。由于 R_0 在 U_{cm} 较大时,必须起保护作用,所以其值较大。这样就要求辅助放大器必须具有在微电流下工作的能力,R_f 可以选较大值。如果选 $R_f = R_0 = 5$ MΩ,R_a 典型值为 25 kΩ,则等效电阻为 12.5 kΩ。若位移电流 $|I_d| = 0.2$ μA,则共模电压为

$$|U_{cm}| = 0.2 \times 10^{-6} \text{ A} \times 12.5 \text{ kΩ} = 2.5 \text{ mA}$$

3.3　信号滤波技术

在医学信号中存在着各类干扰和噪声,信号滤波是消除干扰和噪声的重要方法。在信号处理中,从由多种频率成分组成的信号中选择满足后续处理需要的频率成分,也需要用到多种多样的信号滤波技术。

模拟滤波器分为有源滤波器和无源滤波器。在医学信号检测和处理系统中,滤波电路最常采用由集成运算放大器和 RC 网络组成的有源滤波器,其功能允许指定频段的信号通过,而将其余频段上的信号加以抑制或使其急剧衰减,因而也称为有源选频电路。

3.3.1　滤波器的基本概念

设来自传感器或测量电路的信号 $u_i(t)$ 是周期信号,可以将它展开成傅里叶级数形式,即

$$u_i(t) = A_0 + A_1 \sin(\omega_0 t + \varphi_1) + \cdots + A_n \sin(n\omega_0 t + \varphi_n) + \cdots \tag{3-72}$$

式中:A_0——直流分量;

ω_0——$u_i(t)$ 的基波频率(也称为一次谐波频率);

n——倍频数,$n = 1,2,3,\cdots$;

$A_n \sin(n\omega_0 t + \varphi_n)$——$n$ 次谐波分量;

φ_n——n 次谐波分量的初相角;

A_n——n 次谐波分量的幅值。

式(3-72)还可以用复数形式的傅里叶级数来表示,即

$$u_i(t) = \sum_{n=-\infty}^{+\infty} B_n e^{jn\omega_0 t}, \quad n = 0, \pm 1, \pm 2, \cdots \tag{3-73}$$

式中

$$B_n = \frac{1}{T} \int_{-T/2}^{T/2} u_i(t) e^{jn\omega_0 t}$$

$$T = \frac{2\pi}{\omega}$$

1. 理想滤波器

理想滤波器的特性是允许特定频率范围内的信号分量不失真地通过,而将特定频率范围外的信号分量衰减为零。通常用频率特性来描述滤波器的性能,理想滤波器的幅频特性 $A(\omega)$ 可以表示为

$$A(\omega) = \begin{cases} k, & \omega_1 < \omega < \omega_2 \\ 0, & \text{其他} \end{cases} \tag{3-74}$$

式中:ω_1——特定频率范围的低频截止频率;

ω_2——特定频率范围的高频截止频率。

按不同的 ω_1 和 ω_2 确定的理想滤波器和非理想滤波器的幅频特性如图 3-19 所示,虚线即为理想滤波器的幅频特性。

在信号 $u_i(t)$ 通过滤波器后,输出电压为 $u_o(t)$,只保留 $u_i(t)$ 中 ω_1 到 ω_2 频率范围内的谐波分量。由式(3-74)可知

$$u_o(t) = ku_i(t) = k\sum_{n=\omega_1/\omega_0}^{\omega_2/\omega_0} B_n \mathrm{e}^{jn\omega_0 t} \tag{3-75}$$

或

$$u_o(t) = A_{\omega1}\sin(\omega_1 t + \varphi_{\omega1}) + \cdots + A_{\omega2}\sin(\omega_2 t + \varphi_{\omega2})$$

称 ω_1 到 ω_2 之间的频率带为滤波器的通频带。

如果 $\omega_1 = 0$,则 $0 \sim \omega_2$ 频率之间的信号可以不失真地(且放大 k 倍)通过滤波器,而高于 ω_2 的所有谐波分量被衰减为零,这样的滤波器称为理想低通滤波器,如图 3-19(a)所示的虚线。

如果 $\omega_2 = +\infty$,则 $\omega_1 \sim +\infty$ 频率之间的信号通过滤波器时不失真,低于 ω_1 的所有谐波分量被衰减为零,这样的滤波器称为理想高通滤波器,如图 3-19(b)所示的虚线。

如果在 $\omega_1 \sim \omega_2$ 之间的信号可以不失真地通过滤波器,在 $\omega_1 \sim \omega_2$ 之外的谐波分量被衰减为零,这样的滤波器称为理想带通滤波器,如图 3-19(c)所示的虚线。

与带通滤波器作用正好相反的滤波器,称为理想带阻滤波器,如图 3-19(d)所示的虚线。

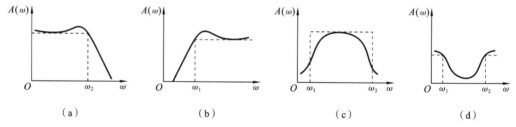

图 3-19 理想滤波器和非理想滤波器的幅频特性

(a) 低通滤波器;(b) 高通滤波器;(c) 带通滤波器;(d) 带阻滤波器

2. 滤波器的基本性能参数

在滤波器设计或应用中,通常用下述性能指标来描述和评价滤波器的质量。

(1)截止频率 ω_c:滤波器的截止频率是指滤波器在频率范围内,输出信号的衰减程度达到给定值时的频率。对单位增益的滤波器来说,截止频率通常是指信号的衰减程度达到 -3 dB 时的频率。

(2)带宽 B 和品质因数 Q:非理想带通滤波器的幅频特性如图 3-20 所示,通频带 $\omega_1 \sim \omega_2$ 的范围 $B = \omega_2 - \omega_1$ 称为滤波器的带宽,$\omega_0 = \sqrt{\omega_1 \omega_2}$ 称为带通滤波器的中心频率,

中心频率 ω_0 与带宽 B 之比 $Q=\omega_0/B$ 称为品质因数。这两个指标描述了滤波器"筛选信号"的性能。

（3）纹波幅度：表示滤波器的波动情况，用 $\sigma\%$ 来表示，即

$$\sigma\%=\frac{A_{\max}-A_0}{A_0}\times100\%\qquad(3\text{-}76)$$

$\sigma\%$ 越大，说明滤波器抑制谐振的能力越差。通常不得超过 5%（在对数幅频特性中为 3 dB）。

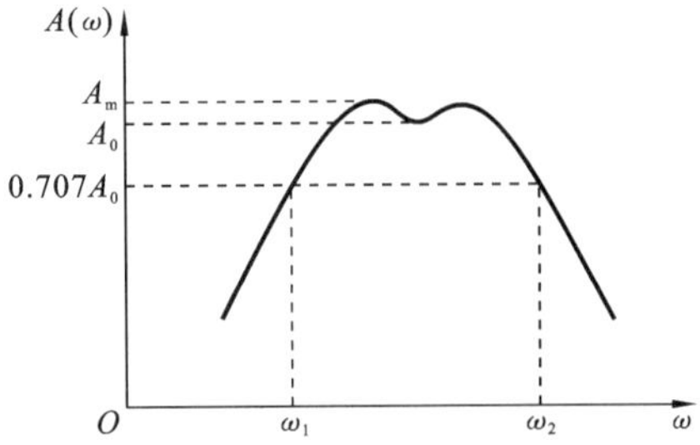

图 3-20　非理想带通滤波器的幅频特性

（4）十倍频选择性：如果从 ω_2 开始每增加十倍频，或从 ω_1 每减少十倍频（$20\lg[A(\omega)]$）的衰减量，用倍频选择性来表征，以 dB 为单位。衰减量越大，过渡带越窄，滤波器的选择性越好。

3.3.2　无源滤波器原理

无源滤波器通常是由 R、C 和 L 构成的动态电网络，有时也称为选频网络。这种网络结构简单，元件少，调试简便，抗干扰，稳定可靠。

1. 无源低通滤波器

图 3-21（a）所示的为最简单的一阶 RC 低通滤波器网络。输入信号为 $u_i(t)$，输出信号为 $u_o(t)$。应用电路理论，可求出该网络的传递函数 $K(s)$ 为

$$K(s)=\frac{U_o(s)}{U_i(s)}=\frac{1}{RCs+1}=\frac{1}{\tau s+1}\qquad(3\text{-}77)$$

式中：τ——该网络的时间常数，$\tau=RC$。

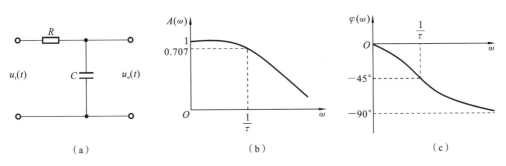

图 3-21　一阶 RC 低通滤波器及频率特性

（a）RC 低通滤波器网络；（b）幅频特性；（c）相频特性

由 $s=j\omega$ 代入式（3-77），可得

$$K(j\omega)=\frac{1}{j\tau\omega+1}=A(\omega)e^{j\varphi(\omega)}\qquad(3\text{-}78)$$

其幅频特性为

$$A(\omega) = \frac{1}{\sqrt{1+\tau^2\omega^2}} \qquad (3\text{-}79)$$

相频特性为

$$\varphi(\omega) = -\arctan(\tau\omega) \qquad (3\text{-}80)$$

该网络的频率特性和相频特性分别如图 3-21(b)和图 3-21(c)所示。

调整 R、C 数值,就可以改变低通滤波器的通频带。当 $\omega \ll 1/(RC)$ 时,$A(\omega) \approx 1$,$\varphi(\omega) \approx 0$,该网络可以看成不失真的传输系统。当 $\omega = 1/(RC)$ 时,$A(\omega) = 0.707$,$\varphi(\omega) = -45°$,依截止频率的定义可知 $\omega_c = 1/(RC)$(单位为 rad/s,也可以用频率表示为 $f_c = \omega_c/(2\pi) = 1/(2\pi RC)$(单位为 Hz))。如果 $\omega > \omega_c$,则进入过渡带,对频率高于 ω_c 的信号分量开始起衰减作用,其衰减率为 -20 dB/十倍频。当 $\omega \gg 1/(RC)$ 时,$A(\omega) = 0$,$\varphi(\omega) \approx -90°$,滤波器呈现高阻状态。

二阶 RC 低通滤波器如图 3-22 所示,是用两个 RC 低通滤波器串联构成的。图 3-22(a)所示的网络的传递函数为

$$K(s) = \frac{1}{R_1 R_2 C_1 C_2 s^2 + (R_1 C_1 + R_2 C_2 + R_1 C_2)s + 1} = \frac{1}{\tau^2 s^2 + 2\xi\tau s + 1} \qquad (3\text{-}81)$$

二阶低通滤波器的时间常数为

$$\tau = \sqrt{R_1 R_2 C_1 C_2} \qquad (3\text{-}82)$$

二阶低通滤波器的阻尼系数为

$$\xi = \frac{R_1 C_1 + R_2 C_2 + R_1 C_2}{2\sqrt{R_1 R_2 C_1 C_2}} \qquad (3\text{-}83)$$

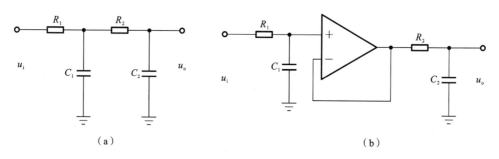

（a）　　　　　　　　　　　　　（b）

图 3-22　二阶 RC 低通滤波器

(a) 二阶 RC 网络；(b) 有隔离放大器的二阶 RC 网络

将 $s = \mathrm{j}\omega$ 代入式(3-81)可得二阶低通滤波器的幅频特性和相频特性为

$$\begin{cases} A(\omega) = \dfrac{1}{\sqrt{(1-\tau^2\omega^2)^2 + (2\xi\tau\omega)^2}} \\[3mm] \varphi(\omega) = -\arctan\dfrac{2\xi\tau\omega}{1-\tau^2\omega^2} \end{cases} \qquad (3\text{-}84)$$

考虑到 $\xi = 1/\sqrt{2}$ 时,二阶网络处于最佳阻尼状态,并且 $\omega = \omega_c$(单位为 rad/s)时,$A(\omega_c) = 0.707$,则截止频率(单位为 Hz)为

$$\omega_c = \frac{1}{\tau} = \frac{1}{\sqrt{R_1 R_2 C_1 C_2}}$$

或

$$f_c = \frac{1}{2\pi \sqrt{R_1 R_2 C_1 C_2}}$$

从式（3-82）和式（3-83）可见，τ 与 ξ 关联紧密。令 $R_1 = R_2 = R$，$C_1 = C_2 = C$，将式（3-82）和式（3-83）简化为

$$\begin{cases} \tau = RC \\ \xi = 1.5 \end{cases}$$

并将其代入式（3-84），并使 $A(\omega_c) = 0.707$，可求出

$$\omega_c = \frac{1}{2.673RC}$$

$$f_c = \frac{1}{16.8RC}$$

二阶低通滤波器的衰减率为 -40 dB/十倍频，可以类推 n 阶低通滤波器的衰减率为 $-20n$ dB/十倍频。从上述分析可看出，二阶滤波器的过渡带比一阶滤波器的过渡带要窄，但网络结构复杂，因此调试工作量增大。如果在两级网络中使用隔离放大器，如图 3-22(b) 所示，可以简化调试过程。

2. 无源高通滤波器

简单的一阶 RC 高通滤波器如图 3-23 所示，该网络的传递函数为

$$K(s) = \frac{U_0(s)}{U_i(s)} = \frac{RCs}{RCs+1} = \frac{\tau s}{\tau s + 1} \tag{3-85}$$

将 $s = j\omega$ 代入式（3-85），可得到幅频特性和相频特性为

$$\begin{cases} A(\omega) = \dfrac{\tau\omega}{\sqrt{1+\tau^2\omega^2}} \\ \varphi(\omega) = 90° - \arctan(\tau\omega) \end{cases} \tag{3-86}$$

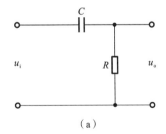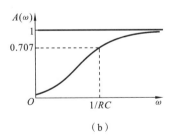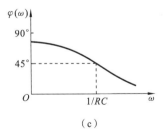

图 3-23　一阶 RC 高通滤波器及频率特性

(a) 一阶高通 RC 网络；(b) 幅频特性；(c) 相频特性

令 $A(\omega) = 1/\sqrt{2}$，求出截止频率 $\omega_c = 1/\tau = 1/(RC)$，即 $f_c = 1/(2\pi RC)$。当 $f \geqslant f_c$ 时，信号被不失真地传输；当 $f < f_c$ 时，信号被滤波器衰减。

在类似于医学信号检测这样的小信号应用系统中,通常在无源滤波器网络前端或后端,接入跟随器或放大器,以提高整个网络的增益和负载能力。

3.3.3 有源滤波器原理

有源滤波器是由 RLC 网络和运算放大器构成的电路,通常是将 L、C 直接或者与 R 串并联后,接入运放的输入端或反馈回路,构成期望的选频加放大功能的网络。与无源滤波器相比,有源滤波器可以有较高的增益和较低的输出阻抗,易于实现各种类型的高阶滤波器,但在参数调整、抑制干扰等方面要求更高。

1. 有源二阶低通滤波器

有源二阶 RC 低通滤波器电路如图 3-24 所示,该电路的节点电压方程为

$$
\begin{cases}
\left(\dfrac{1}{R_1}+\dfrac{1}{R_2}+sC_1\right)U_{n1}(s)-\dfrac{1}{R_2}U_{n2}(s)-sC_1U_{n3}(s)=\dfrac{1}{R_1}U_i(s) \\[2mm]
-\dfrac{1}{R_2}U_{n1}(s)+\left(\dfrac{1}{R_2}+sC_2\right)U_{n2}(s)=0 \\[2mm]
U_{n2}(s)=\dfrac{R_0}{R_0+R_r}U_0(s) \\[2mm]
U_{n3}(s)=U_o(s)
\end{cases}
\tag{3-87}
$$

设 $k_f=1+R_f/R_o$ 为电路的增益,可得到低通滤波器的传递函数为

$$
K_L(s)=\frac{U_o(s)}{U_i(s)}=\frac{k_f}{R_1R_2C_1C_2s^2+\left[(R_1+R_2)C_2+(1-R_F)R_1C_1\right]s+1}
\tag{3-88}
$$

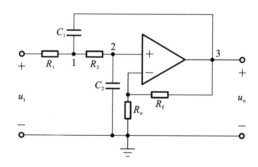

图 3-24 有源二阶 RC 低通滤波器电路

在最佳阻尼情况下可得下列约束条件

$$
\begin{cases}
\dfrac{1}{R_1R_2C_1C_2}=\omega_c^2 \\[2mm]
\dfrac{1}{R_1C_1}+\dfrac{1}{R_2C_1}+\dfrac{1}{R_2C_2}(1-k_f)=1.414\omega_c \\[2mm]
1+\dfrac{R_f}{R_o}=k_f
\end{cases}
\tag{3-89}
$$

2. 有源二阶高通滤波器

有源二阶高通滤波器如图 3-25 所示，与图 3-24 比较可知，R_1 和 C_1 及 R_2 和 C_2 分别互换了位置。有源二阶高通滤波器的传递函数为

$$K_H(s) = \frac{R_1 R_2 C_1 C_2 k_f s^2}{R_1 R_2 C_1 C_2 s^2 + [(C_1 + C_2)R_2 + (1-k_F)R_2 C_2 J]s + 1} = \frac{Gs^2}{s^2 + as + \omega_0^2} \quad (3-90)$$

式中：k_f——$k_f = 1 + R_f/R_o = G$。

对有源二阶高通滤波器来说，$0 < \omega < \omega_c$ 是阻带区，$\omega > \omega_c$ 是通带区，截止频率点 $\omega_c = 2\pi f_c$ 的参数选择和计算与低通滤波器的一样。设 $C_1 = C_2 = C$，可得下列约束条件

$$\begin{cases} \dfrac{1}{R_1 R_2 C^2} = \omega_c^2 \\[2mm] \dfrac{2}{R_2 C} + \dfrac{1-k_f}{R_1 C} = 1.414\omega_c \\[2mm] k_f = 1 + \dfrac{R_f}{R_o} \end{cases} \quad (3-91)$$

3. 有源二阶带通滤波器

图 3-26 所示的为有源二阶带通滤波器，其传递函数为

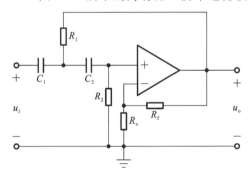

图 3-25　有源二阶高通滤波器

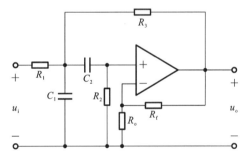

图 3-26　有源二阶带通滤波器

$$H_B(s) = \frac{\dfrac{R_1 + R_3}{R_2 R_3 C_2} k_f s}{R_1 R_2 C_1 C_2 \dfrac{R_1 R_2 R_3 C_1 C_2}{R_1 + R_3} s^2 + \dfrac{(R_1 C_1 + R_2 C_2 + R_1 C_2)R_3 + R_1 R_2 C_2(1-k_f)}{R_1 + R_3} s + 1}$$

$$= \frac{GBs}{s^2 + as + \omega_0^2} = \frac{GBs}{s^2 + (\omega_1 + \omega_2)s + \omega_1 \omega_2} \quad (3-92)$$

选择 $C_1 = C_2 = C$，可得如下约束条件

$$\begin{cases} a = \dfrac{1}{C}\left[\dfrac{1}{R_1} + \dfrac{1}{R_2} + \dfrac{1-k_f}{R_3}\right] \\[3mm] \omega_0^2 = \dfrac{1}{R_2 C^2}\left(\dfrac{1}{R_1} + \dfrac{1}{R_2}\right) \\[3mm] G = \dfrac{k_f}{R_1 CB} \end{cases} \quad (3-93)$$

式中：B——阻带宽度，$B=(R_1+R_3)^2/(R_1R_2C_1C_2)$；

　　　k_f——压控电源增益，$k_f=1+R_f/R_0$；

　　　ω_0——滤波器中心频率，$\omega_0=\sqrt{\omega_1\omega_2}$；

　　　ω_1——带通滤波器的低频截止频率；

　　　ω_2——带通滤波器的高频截止频率。

3.3.4　医学信号陷波器设计

在生物电信号的提取、处理过程中，为了滤除人体或测试系统中耦合的 50 Hz 工频干扰，通常要用到工频陷波器予以抑制。但是工频陷波器在滤除 50 Hz 干扰的同时，也会滤除生物信号中的 50 Hz 频率成分，使所检测的生理信号失真。为解决该问题，一般采用模拟开关切换，在干扰不严重或干扰消失以后，将陷波器从电路中切除，以确保生理信号的完整性。

作为一类特殊的带阻滤波器，陷波器（Notch Filter）用于滤除信号有效频带中某一较窄频带的谐波成分。与带阻滤波器一样，分别用阻带宽度 B、品质因数 Q 来表征带阻滤波器的频率抑制或选频特性。B 越小表示阻带越窄，即陷波器对阻带外的信号衰减越小；Q 越高，频率的选择性越好，但是 Q 太高，会使滤波器的性能不稳定。医学信号检测应用中，通常用双 T 形有源陷波器和文氏桥式陷波器来抑制工频干扰。

1. 双 T 形有源陷波器

双 T 形网络具有选频作用，可以作为某一固定频率的陷波器电路。为了提高双 T 形网络带负载的能力，网络前端口需加一级缓冲电路，后端口需接一级运算放大器，构成双 T 形有源陷波器。该陷波器的基本电路和频率响应如图 3-27 所示。双 T 形有源陷波器的带阻特性主要取决于两支路的 R、C 对称程度，它决定双 T 形有源陷波器的陷波点所能衰减到的最低限度。只有保持 R、R 和 $R/2$ 之间以及 C、C 和 $2C$ 之间的严格对称关系，才能使陷波点频率 f_0 处的信号相互抵消，衰减到零。

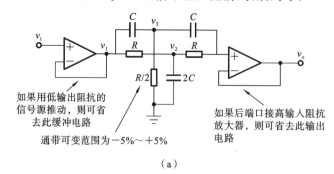
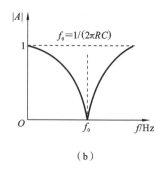

（a）　　　　　　　　　　　　　　　（b）

图 3-27　双 T 形有源陷波器

（a）基本电路；（b）频率响应

2. 文氏桥式有源陷波器

文氏桥式陷波器电路如图 3-28 所示,电桥的元件参数关系为:$R_1 = 2R_2$,$C_1 = C_2 = C$,$R_3 = R_4 = R$,此时电桥的抑制频率为 $f_0 = 1/(2\pi RC)$,因为 $R_1 = 2R_2$,对任意频率信号,有 $u_{AD} = u_i/3$,当输入信号频率 $f = f_0$ 时,$u_{BD} = u_i/3$,则 $u_{AB} = 0$,此时电桥处于平衡状态,输出电压为零。当输入信号频率偏离 f_0 时,电桥失去平衡,电桥有电压输出。文氏桥式无源滤波器的频率选择性很差,为此接成如图 3-29 所示的文氏桥式有源陷波器。

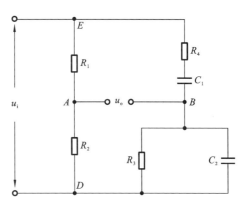

图 3-28 文氏桥式陷波器电路

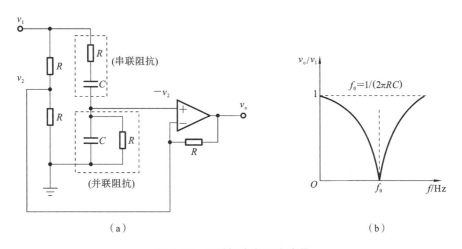

（a）

（b）

图 3-29 文氏桥式有源陷波器

（a）基本电路;（b）频率响应

习 题 3

3-1 为了保证微弱信号能够被精确地放大,对测量放大电路的性能有哪些要求?

3-2 医学信号检测中常用于差值信号放大的电路有哪些?

3-3 电路如图 3-30 所示,试求输出电压 u_o 与输入电压 u_{i1} 和 u_{i2} 的关系。

3-4 分析图 3-5 和图 3-6 中三种可编程增益放大电路的工作原理。

3-5 分析图 3-6 多运放可编程增益放大电路,写出放大器增益与增益开关逻辑值之间的对应关系。

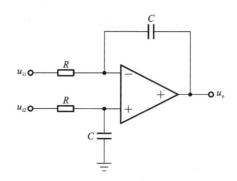

图 3-30　题 3-3 图

3-6　结合 3.2.4 节对同相并联差动电路共模抑制能力的多种限制因素的分析,总结选用这种结构电路作为生物电前级放大器时的设计步骤。

3-7　设计差动增益 $A_d = 20$、差动输入电阻大于 20 kΩ 的基本差分放大器,按照 $CMRR_R = 80$ dB 确定各电阻的公差。

3-8　如何测量生物电放大器的输入阻抗?

3-9　图 3-31 所示的为脑电图机中前级放大器电路图。已知当输入端加入 1 mV 共模电压时,测得输出电压为 0.05 mV。输入端短路接地时,测得输出端信号峰-峰值为 1.5 mV。

(1) 推导并计算该放大器的 CMRR,并简要说明提高该电路共模抑制比的措施。

(2) 计算该电路的等效输入噪声 U_{in}。

(3) 计算该电路的低频截止频率 f_L。

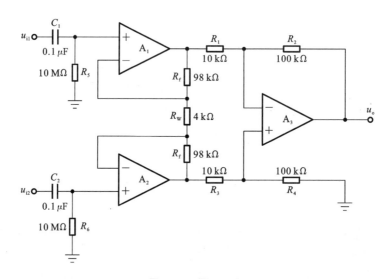

图 3-31　题 3-9 图

3-10　屏蔽驱动电路如图 3-17 所示,请问屏蔽驱动电路的主要作用是什么?并分析该电路是如何实现其功能的。

3-11　右腿驱动电路如图 3-18 所示,设人体上的位移电流 $\dot{I}_d = 0.2\ \mu\text{A}$,试画出该右腿驱动的等效电路,计算人体上的共模电压,并简述图中 R_5 的作用。

3-12　滤波器按信号形式可分为哪几种? 按采用元件类型可分为哪几种?

3-13　将两个中心频率相同的滤波器串联,可以达到什么效果?

3-14　滤波器的基本性能参数有哪些?

3-15　图 3-32 所示的电路为一阶低通滤波器,试推导出该滤波器电压放大倍数及截止频率的表达式。

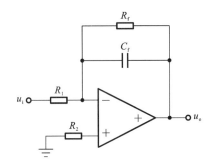

图 3-32　题 3-15 图

第4章

生物电测量仪器

本章内容讲述生物电位的基础知识，包括静息电位、动作电位、生物电信号测量的生理学基础人体电阻抗等；心电图机，包括心电图基础知识、心电图导联、心电图机的结构、心电图机的主要性能指标、数字式心电图机单元电路介绍；脑电图机，包括脑电图基础知识、脑电图导联、脑电图机的工作原理；肌电图机，包括肌电图检测的基础知识、诱发肌电图。

4.1 生物电位的基础知识

兴奋是指活组织在有效刺激作用下呈现出突发的、能够传播或不传播的伴有特殊生物电现象的反应过程。人或动物体内某些组织(如神经、肌肉和腺体)感受外界刺激后能够表现出该组织特有的活动(如神经的传导、肌肉的收缩和腺体的分泌)状态。通过研究各种组织器官活动过程中产生的电现象就能了解该组织器官活动的情况。人们根据这个思路研究了心电、脑电、肌电、眼电、胃电等各种生物电信号，并应用于疾病的诊断治疗。

人体各种生物电信号的生理基础就是所谓的生物电位，生物电位分为静息电位和动作电位两种。

4.1.1 静息电位

神经、肌肉或腺体内的单个可兴奋细胞在静息状态下，膜内外两侧的电位差称为静息电位，也称为膜电位。在静息状态下细胞膜内外两侧分布着极性不同的电荷，内侧的电位较外侧为负，称此时细胞膜处于极化状态。静息状态下细胞膜内外存在两种力：一是细胞膜对不同离子的选择通透性形成的跨膜扩散力；二是细胞膜内外离子浓度的不同形成的局部电场的电场力。静息电位是这两种力的共同作用且达到平衡的结果。

在静息状态下，细胞膜内的 K^+ 浓度远高于细胞膜外的 K^+ 浓度，细胞膜外的 Na^+ 浓度远高于细胞膜内的 Na^+ 浓度。但细胞膜对 K^+ 的通透性较大，而对 Na^+ 及细胞内有机负离子的通透性很小。K^+ 浓度差产生一个方向向外的跨膜扩散梯度。由细胞内扩散到细胞外的 K^+ 数将超过由细胞外进入细胞内的 Na^+ 及由细胞内扩散到细胞外的有机负离子数量，建立了一个细胞外带正电的跨膜电位，阻止 K^+ 外流。因此，跨膜扩散力和电场力之间彼此对抗，并最终达到平衡状态，平衡时的膜电位即为静息电位。可见静息电位主要是由 K^+ 浓度差产生的平衡电位。

4.1.2　动作电位

可兴奋细胞在受到适当的刺激时发生的可传播的电变化称为动作电位，包括迅速的去极化和复极化过程，如图 4-1 所示。细胞膜处于稳定的静息电位时的状态，称为极化。当其受到适当的刺激时，膜内电位迅速升高，并很快超过膜外电位，这个过程称为去极化。适当的刺激是指刺激强度足以超过膜的阈电位，引起细胞膜去极化，从而引发一个"全或无"特性的动作电位。动作电位及其持续时间是相对固定的。对于神经纤维，动作电位变化的幅度约为 120 mV，持续时间约为 1 ms。刺激强度超过阈值水平后，即使进一步增大强度或持续时间，也只能产生相同的结果。经过短暂的去极化后，细胞膜又很快恢复到原来的极化状态，这一过程称为复极化。

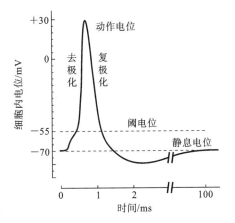

图 4-1　可兴奋细胞的静息电位和动作电位示意图

4.1.2.1　动作电位产生的 Na^+ 机制

细胞膜的迅速去极化是由细胞膜外的正离子迅速内流引起的。动作电位的产生与细胞膜对特定离子（尤其是 Na^+ 和 K^+）的通透性变化密切相关。神经纤维兴奋时细胞膜对 Na^+ 的通透性突然增大，当其通透性超过 K^+ 的通透性时，即产生去极化过程。在动作电位的上升支，Na^+ 的通透性迅速增大，大量 Na^+ 内流，细胞膜内的电位升高，使其发生去极化过程，肌细胞膜外负内正。细胞膜外面的 Na^+ 浓度高于细胞膜内部的 Na^+ 浓度，当达到 Na^+ 平衡电位时，Na^+ 内流停止。图 4-2 所示的为细胞膜对 Na^+ 和 K^+ 的通透性的变化示意图。

由于 Na^+ 通透性的增大是暂时性的，随着时间的推移，Na^+ 的通透性减小，K^+ 的通

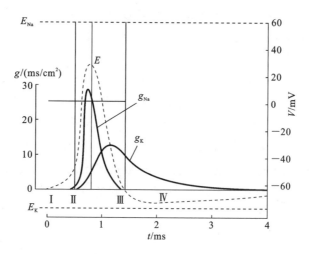

图 4-2　细胞膜对 Na^+ 和 K^+ 的通透性的变化示意图

透性增大，K^+ 外流增加，抵消了 Na^+ 内流形成的去极化势头，这就是复极化过程。当 K^+ 的通透性大大超过 Na^+ 的通透性时，细胞膜就恢复原来的极化状态。

4.1.2.2　钠泵的作用

每次动作电位过后，细胞膜内外的 Na^+、K^+ 浓度发生了变化。在动作电位发生后的恢复期，需要恢复这两种离子的浓度所起的作用，就是钠泵的作用。钠泵能够把流入细胞膜内的 Na^+ 逆着浓度差泵出细胞膜外，同时把流出的 K^+ 带进细胞膜内，这个过程需要消耗能量，这些能量由普通的细胞能源（三磷酸腺苷）提供。正是由于钠泵的存在，才能够建立并维持细胞膜内外的离子浓度差。这个离子浓度差与细胞膜特定的选择通透性结合，产生了静息电位。静息电位又为动作电位的产生提供了基础。

4.1.2.3　动作电位的传输

动作电位沿单一神经纤维传输（扩展）的情形如图 4-3 所示。在已兴奋区前部，细胞膜呈现极化状态，与静息状态时一样；在已兴奋区，由于膜的去极化，膜电位极性反转，变为外负内正；已兴奋区后部的细胞膜是复极化膜。在已兴奋区前部，即在未兴奋区与已兴奋区交接处，由于螺线形电流（钠电流）在未兴奋区由内向外透过膜，使这部分膜电位值下降而去极化。当此部位膜电位降到阈值时，在此新部位就出现动作电位，而成为新兴奋区。在已兴奋区的后部，螺线形电流（此时为钾电流）使此部分膜复极化。上述这种从原兴奋区发出的电流，使新一处细胞膜达到

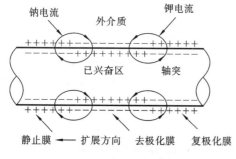

图 4-3　动作电位沿单一神经纤维传输（扩展）的情形

阈值而兴奋,出现动作电位。动作电位以这种使膜沿途逐点出现兴奋——复极化的方式,使动作电位不衰减地扩展到整个神经纤维。

动作电位在传导过程中具有两个特点:一是动作电位的大小不会因为传导距离的增长而降低,即所谓兴奋的"全或无"现象;二是神经纤维若在中间段受到刺激,将有动作电位同时传向纤维两端,即兴奋在细胞上的传导不一定限于单方向。

4.1.3　生物电信号测量的生理学基础

电生理学的一个基本问题是关于浸浴在容积导体中单个兴奋细胞的问题。对这个问题的研究,有助于深刻理解其他更复杂的容积导体电场问题,包括心电图、肌电图等的相关问题。人体表面所记录的生物电现象常用容积导体电场来模拟,包括生物电信号源的形成及其浸溶的周围介质。

在一个盛满稀释食盐溶液的容器中放入等值而异号的电荷组成的一对电偶极子,容器内各处都会有一定的电位。在电偶极子的位置、方向和电荷量都不变的情况下,电场的分布是恒定的,这种导电方式称为容积导电。容器中的食盐溶液称为容积导体,其间分布的电场称为容积导体电场。

人体组织内存在的大量体液可视为电解质溶液,因此人体可视为一个容积导体。浸溶于体液中的兴奋细胞可以视为一对电偶极子,构成生物电信号源。这样就可以将人体模拟为一个容积导体电场。因此,我们在分析生物电(如心电、脑电、肌电等)信号时,就可以将其归结为讨论容积导体电场问题。

假设生物电信号源是单一的兴奋神经纤维,容积导体是无限大的范围(比神经纤维周围的电场范围大得多),则发源于兴奋纤维的电流,进入电阻系数为 ρ 的浸溶介质,其电流流动的形式与电荷分布相一致。

设想动作电位在神经纤维中是以等速传导方式传导的,则其瞬时波形 $V(t)$ 可以转换为立体分布 $V(z)$(z 是沿神经纤维的轴距)。单一纤维细胞外介质的电位,随离开纤维的径向距离增加而降低。如果其电阻系数 ρ 增大,则电场各点的电位就增加。

人体的实际情况要比理想模型复杂得多,因为人体组织导电性能的不均匀性、人体几何形状的不规则性,都会导致人体电位分布的复杂化。尽管如此,运用容积导体电场来分析人体生物电产生机理,还是比较直观,易被人们接受的。图 4-4 所示的为人体心电电偶容积导体所建立的导电场模型,与物理学中的导电场相似,在心电信号源导电场的电位图中,电力线和等电位面交叉成直角。从图 4-4 可见,任何两点测得的信号电压的大小都与被测系统的几何形状有关。

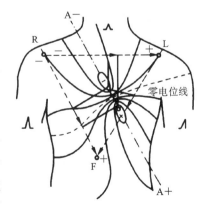

图 4-4　人体心电电偶容积导体
所建立的电场模型

4.1.4 人体电阻抗

4.1.4.1 生物电阻抗

生物组织可以用电路系统来模拟,是因为生物结构呈现出电阻、电容、电感的复合电路特性,即生物电阻抗可以等效为复杂的阻抗组件。

生物组织的电阻抗中的电阻特性是由细胞内外液中的电解质离子在电场中移动时通过黏滞的介质和狭小的管道等引起的。在低频电流上,生物结构具有更复杂的电阻性质。细胞膜的结构也决定了其电阻抗具有电容性质。细胞膜电容的极化、去极化过程,可以模拟为电容的充放电,消耗能量的过程。另外,生物电阻抗还有电感特性。

4.1.4.2 人体电阻抗

人体组织和器官也呈现出电阻、电容、电感的复合电路特性,但电阻抗差异较大。表4-1所示的为几种组织的电阻率和电导率。可以看出,血清的电阻率最低,肌肉次之,肝、脑等组织的电阻率较高,脂肪和骨骼的电阻率最高。活体组织的阻抗与离体组织的阻抗不同,其值不仅取决于它本身的电性质,还取决于其在血液中的含量。随着心脏的收缩和舒张,组织中的血量有规律地变化,则各组织阻抗亦将有规律地变化。

表 4-1 几种组织的电阻率和电导率

组织名称		电阻率/$(\Omega \cdot m)$	电导率/(S/m)	组织名称		电阻率/$(\Omega \cdot m)$	电导率/(S/m)
心肌	有血	207~224	—	脑	灰质	480	—
	无血	—	50~107		白质	750	—
肺	呼气	401	5~55	肝		500~672	6~90
	吸气	744~766	—	脾		630	—
乳房	正常	430	—	骨骼肌		470~711	58~90
	乳癌	170	—	全血		160~230	56~85
肾	髓质	400		血清		70~78	105
	皮质	610					
	脂肪	1808~2205	—	0.9%氯化钠		50	140

不仅各种组织和器官有不同的阻抗,即便是同一组织,在不同频率下,其阻抗也不相同,如表4-2所示。若通以直流电流,则组织中的容抗为无穷大,电流全部流过电阻;若通以高频电流,则组织中的容抗较小,电流多数流过电容。因此,不同频率的电流流过细胞的分量各不相同。在实际测量组织的阻抗或设计治疗性仪器时,必须考虑这一因素。

表 4-2　组织的介电常数和阻抗频率的变化

组织名称	$\varepsilon/1000$			$\omega RC/\Omega$		
	0.1 kHz	1 kHz	10 kHz	0.1 kHz	1 kHz	10 kHz
肺	450	90	30	0.02	0.05	0.13
肝	900	150	50	0.04	0.05	0.17
肌肉	800	130	50	0.04	0.06	0.21
心肌	800	300	100	0.04	0.15	0.32
脂肪	150	50	20	0.01	0.03	0.15

人体组织的阻抗可以表征人体各组织和器官的机能状态。例如,人体乳房在正常情况下的电阻率与癌变情况下的电阻率相差很大。而疼痛的皮肤电阻比正常皮肤电阻低。所以,根据人体生物阻抗的变化情况,可以获得有价值的生物信息。

4.2　心电图机

在正常人体内,由窦房结发出的一次兴奋,按一定的途径和时程,依次传向心房和心室,引起整个心脏的兴奋。因此,每个心动周期中,心脏各部分兴奋过程中出现的生物电变化的方向、途径、次序和时间都有一定的规律。这种生物电变化通过心脏周围的导电组织和体液反映到身体表面上,使身体各部位在每个心动周期中也都发生有规律的生物电变化,即为心电位。若把测量电极放置在人体表面的一定部位,记录的心脏电位变化曲线即为临床常规心电图(Electrocardiogram,ECG)。心电图可以反映出心脏兴奋的产生、传导和恢复过程中的生物电变化。

4.2.1　心电图基础知识

4.2.1.1　心电图产生机理

心脏是人体血液循环系统中的重要器官,依靠心脏的节律性收缩和舒张,血液才能够在封闭的循环系统中不停地流动。心房和心室平稳而有节律的收缩,是以心脏内发生的一系列非常协调的电活动为前提的。

心脏作为循环系统的四腔泵,其主要泵血功能是由心室提供的。心房只是前腔,在心室泵血期间储存血液。心动周期的静息期或充盈期,称为舒张期;而收缩或射血期,称为收缩期。心房和心室的协调收缩是由肌肉组织结构中特定的电激动模式决定的。对人的心脏来说,心房壁和心室壁的电激动模式是由心脏特殊传导系统内的一系列协调活动引发的。

心脏传导系统模式图如图 4-5 所示。窦房结发出的兴奋先传到右心房,使右心房开始收缩,同时兴奋经过房间束传到左心房,引起左心房的收缩。兴奋随后沿着结间束传到房室结,再由房室结通过房室束及其左右分支肯氏纤维传导到心室。由于从心房到心室具有特殊传导途径,使由心房传送的兴奋能够在较短时间内到达心室各部分,引起心室的激动。在心动周期中,心脏各部分兴奋过程中出现的电信号变化的方向、途径、次序和时间都具一定的规律。这种生物电变化通过心脏周围的导电组织和体液传导到身体表面,使身体各部位在每个心动周期中也都发生有规律的电变化。把测量电极放置在人体表面适当部位记录的心脏电信号变化曲线即为临床常规心电图,其反映了心脏兴奋的产生、传导和恢复过程的电变化。

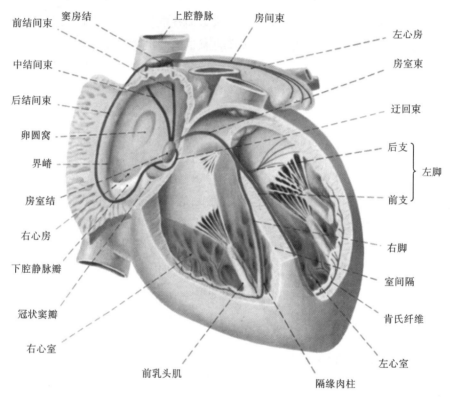

图 4-5 心脏传导系统模式图

4.2.1.2 心电图的典型波形

心电图典型波形如图 4-6 所示。在心电图记录纸上:横轴代表时间,当走纸速度为 25 mm/s 时,每毫米表示 0.04 s;当走纸速度为 50 mm/s 时,每毫米表示 0.02 s。纵坐标代表波形电压幅度,当灵敏度为 10 mm/mV 时,每毫米表示 0.1 mV;当灵敏度为 20 mm/mV 时,每毫米表示 0.05 mV;当灵敏度为 5 mm/mV 时,每毫米表示 0.2 mV。

1. 心电图的典型波形

典型的心电图信号主要包括以下几个波形。

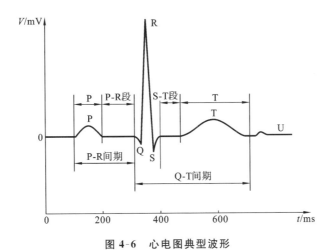

图 4-6　心电图典型波形

(1) P 波:由心房的激动所产生,前一半主要由右心房产生,后一半主要由左心房产生。正常 P 波的宽度不超过 0.01 s,最大幅度不超过 2.5 mm。

(2) QRS 波群:反映左、右心室的电激动过程。QRS 波群的宽度代表全部心室肌激动过程所需要的时间,正常人最高为 0.10 s。

(3) T 波:代表心肌复极化过程的电位变化。在 R 波为主的心电图上,T 波不应低于 R 波的 1/10。

(4) U 波:位于 T 波之后,可能是反映激动后电位的变化,人们对它的认识仍在探讨之中。

2. 心电图的典型间期和典型段

P-R 段:从 P 波终点至 QRS 波群起点的时间间隔。同样,这一段时间间隔正常人也是接近于基线的。

PR 间期:是从 P 波起点到 QRS 波群起点的时间间隔,代表从心房开始兴奋到心室开始兴奋的时间,即兴奋通过心房、房室结和房室束的传导时间。这一间期随着年龄的增长而有加长的趋势。

QRS 间期:从 R(Q)波开始至 S 波终了的时间间隔,代表两侧心室肌(包括心室间隔肌)的电激动过程。

S-T 段:从 QRS 波群的终点到 T 波起点的时间间隔,代表心室肌复极化缓慢进行的阶段。正常人的 S-T 段是接近基线的,与基线间的距离一般不超过 0.05 mm。

QT 间期:从 Q 波开始到 T 波结束的时间间隔,代表心室去极化和复极化总共经历的时间,一般小于 0.4 s,受心率的影响较大。

3. 正常人的心电图典型值范围

表 4-3 所示的为正常人心电图各个波形的时间和幅度的典型值范围。

表 4-3　心电图各个波形的时间和幅度的典型值范围

波形名称	电压幅度	时间/s
P 波	0.05～0.25 mV	0.06～0.11
Q 波	＜R 波的 1/4	＜0.03～0.04
R 波	0.5～2.0 mV	—
S 波	—	0.06～0.11
T 波	0.1～1.5 mV	0.05～0.25
P-R 段	与基线同一水平	0.06～0.14
PR 间期	—	0.12～0.20
S-T 段	水平线	0.05～0.15
QT 间期	—	＜0.4

4.2.2　心电图导联

在心电图检测中,将记录电极在人体体表的放置位置及电极与放大器的连接方式称为心电图的导联。目前广泛采纳的国际通用导联体系称为国际标准十二导联体系,分别记为Ⅰ、Ⅱ、Ⅲ、aVR、aVL、aVF、V1～V6。其中Ⅰ、Ⅱ、Ⅲ、aVR、aVL、aVF 导联为肢体导联,V1～V6 为胸导联。

在国际标准十二导联体系中,需要在人体上放置 10 个电极,分别位于左臂(LA)、右臂(RA)、左腿(LL)、右腿(RL)及胸部 6 个电极(V_1～V_6)。右腿电极一般为参考电极,其余 9 个电极作为心电电极。肢体电极采用平板式电极,胸电极采用吸附式电极。

4.2.2.1　标准导联

标准Ⅰ、Ⅱ、Ⅲ导联称为标准肢体导联,简称标准导联,它是以两肢体间的电位差为测量基础的。

1. 标准导联的理论基础

标准导联的理论基础是爱因托芬(Einthoven)原理,主要基于如下假设。

人体可以模拟成一个均匀导体;以心脏为中心点,人体的左肩、右肩、臀部作为三个顶点构成等边三角形,心脏和整个三角形处于同一个平面;体腔作为均匀导电球形容积导体,心脏处于体腔的中央位置;心脏电生理活动产生的电流可以均匀传播分布到整个体腔,四肢与体腔连接处的电位和四肢末端的电位相同;心脏在体腔中央位置的电生理活动作为一对电偶,其偶极矩方向与水平线成一定角度并斜向左下方,形成心电轴,如图 4-7 所示。

由于人体不是一个均匀导体,因此 Einthoven 原理是一个近似的模拟方法。

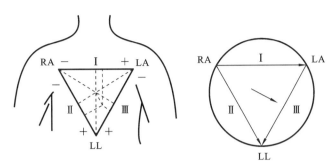

图 4-7　Einthoven 三角形示意图

2. 标准导联的连接方式

三种双极标准导联如图 4-8 所示，A 为放大器，A_{CM} 为右腿驱动电路。电极安放位置及与放大器的连接如下。

导联Ⅰ：左上肢(LA)接放大器同相输入端，右上肢(RA)接放大器反相输入端。

导联Ⅱ：左下肢(LL)接放大器同相输入端，右上肢(RA)接放大器反相输入端。

导联Ⅲ：左下肢(LL)接放大器同相输入端，左上肢(LA)接放大器反相输入端。

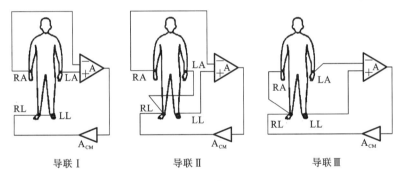

图 4-8　标准导联Ⅰ、Ⅱ、Ⅲ

标准导联中，右下肢(RL)始终接 A_{CM} 输出端，间接接地。

V_L、V_R、V_F 分别表示左上肢、右上肢、左下肢的电位值，则

$$V_I = V_L - V_R; \quad V_{II} = V_F - V_R; \quad V_{III} = V_F - V_L \tag{4-1}$$

每一瞬间都有

$$V_{II} = V_I + V_{III} \tag{4-2}$$

标准导联的特点是能比较广泛地反映出心脏的大概情况，如壁心肌梗死、心律失常的患者，在导联Ⅱ或导联Ⅲ中可记录到清晰的波形改变。但是，标准导联只能说明两个肢体之间的电位差，不能记录到单个电极处的电位变化。

4.2.2.2　单极肢体导联

为了改进标准导联不能测量单个电极处电位变化的不足，威尔逊(Wilson)提出了用

单极肢体导联的连接方式来获取单个电极下局部心肌的电位变化情况的方法。将一个电极作为检测电极放置在左臂、右臂或者左腿上,另一个电极作为参考电极放置在零电位点上,这样检测电极所在位置电位的变化就是心脏局部电位的变化。

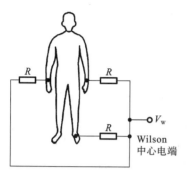

图 4-9　Wilson 中心电端的
电极连接图

为了得到作为参考的零电位点,威尔逊提出在三个肢体上串联一个 5 kΩ 电阻(作为平衡电阻),以减小肢体间阻抗差异对测量结果所造成的影响,使三个肢体到心脏间电阻相接近,然后互相连接成为一个接近零点的参考端点,这个点称为威尔逊中心电端,如图 4-9 所示。

将放大器的反相输入端接到中心电端,同相输入端分别接到左上肢(LA)、右上肢(RA)、左下肢(LL(或记为 F)),便构成单极肢体导联的三种方式,分别记为 $\bar{V}_L$、$\bar{V}_R$、$\bar{V}_F$,如图 4-10 所示。

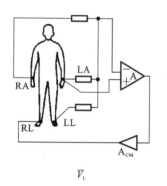
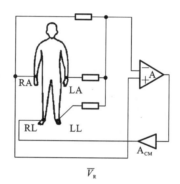
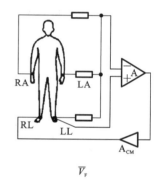

图 4-10　单极导联

4.2.2.3　加压单极肢体导联

单级肢体导联虽然可以获取局部心肌电位变化值,但是由于平衡电阻的存在,使得检测电极所在肢体上的信号被分流,导致获得的心电信号幅度较小,不便于进行后续的测量与分析。Goldberger 对威尔逊提出的单极肢体导联进行了改进,提出了加压单极肢体导联的概念。

当需要记录某一肢体单极导联心电波形时,将该肢体与威尔逊中心电端之间所接的平衡电阻断开,使得获得的心电信号的电压幅度得到增加。其连接方式如图 4-11 所示。

加压导联获得的电压分别记为 aVR、aVL、aVF。设 Wilson 中心电端电位实际为 V_C,则由图 4-11 中的关系有

$$aVR = V_R - V_C; \quad V_C = \frac{V_F + V_L}{2}; \quad \bar{V}_R = V_R - V_W \tag{4-3}$$

因为向量和为零,即

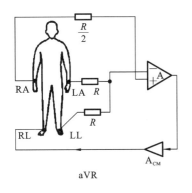 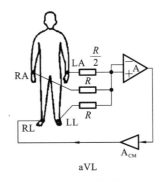 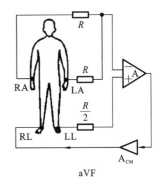

aVR　　　　　　　　aVL　　　　　　　　aVF

图 4-11　加压导联

$$\bar{V}_R + \bar{V}_L + \bar{V}_F = 0 \quad 或 \quad \bar{V}_L + \bar{V}_F = -\bar{V}_R$$

所以
$$V_C = -\frac{1}{2}\bar{V}_R + V_w$$

$$aVR = V_R - V_C = \bar{V}_R + V_w - \left(-\frac{1}{2}\bar{V}_R + V_w\right) = \frac{3}{2}\bar{V}_R \tag{4-4}$$

同理
$$aVL = \frac{3}{2}\bar{V}_L, \quad aVR = \frac{3}{2}\bar{V}_F \tag{4-5}$$

可知,加压导联所获得的心电波形形状不变,而波形幅度增加 50%。

4.2.2.4　单极胸导联

为了探查心脏局部区域电位变化,威尔逊提出了单极胸导联的连接方法。将探查电极安放在靠近心脏的胸壁上,接入放大器同相输入端,威尔逊中心端处作为参考电极接入放大器反相输入端,探查电极处电位的变化即为心脏局部电位的变化,这种导联方式称为单极胸导联。

单极胸导联的探测电极位于前胸壁上的 6 个固定位置,用 $V_1 \sim V_6$ 表示。具体位置分别是:V_1 导联位于右胸骨边缘第四肋间,V_2 导联位于左胸骨边缘第四肋间,V_3 导联位于 V_2 和 V_4 两点连线的中点,V_4 导联位于左锁骨中线与第五肋间的交点,V_5 导联位于左腋前线与 V_4 水平线的交点,V_6 导联位于左腋中线与 V_4 水平线的交点。单极胸导联 $V_1 \sim V_6$ 电极位置如图 4-12 所示。

4.2.2.5　双极胸导联

除了国际标准十二导联之外,还有一种双极胸导联。双极胸导联心电图是测定人体胸部特定部位与三个肢体之间的心电电位差,即探查电极放置于胸部 6 个特定点,参考电极分别接三个肢体上其心电电位差分别以 C_R、C_L、C_F 表示,C_R 为胸部与右手之间的心电电位差,C_L 为胸部与左手之间的心电电位差,C_F 为胸部与左脚之间的心电电位差,其组合原理可表述为

$$C_R = V_{cn} - V_R, \quad C_L = V_{cn} - V_L, \quad C_F = V_{cn} - V_F \tag{4-6}$$

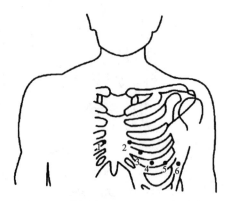

图 4-12　单极胸导联 $V_1 \sim V_6$ 电极位置

式中：V_{cn}——胸部电极 $V_1 \sim V_6$ 的心电电位。

　　双极胸导联在临床诊断上应用较少，这种导联法的临床意义还有待于医务工作者探索和研究。临床上常用的是单极胸导联。

4.2.3　心电图机的结构

　　心电图机按电路结构可以分为模拟式心电图机和数字式心电图机两类，其基本结构都由五大部分组成，如图 4-13 所示。两类心电图机模拟信号通道完全相同，不同的是模

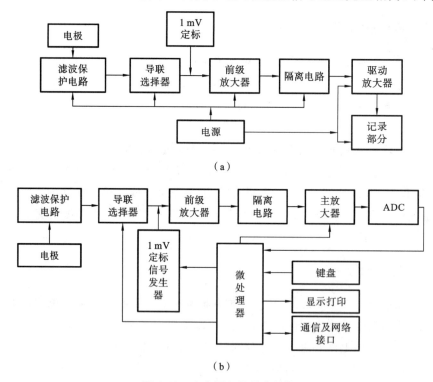

（a）

（b）

图 4-13　心电图机的基本结构

（a）模拟式心电图机的基本结构；（b）数字式心电图机的基本结构

拟心电图机没有微处理器控制,并且需要功率放大器(驱动放大器),而数字式心电图机不需要功率放大器,但需要 ADC(又称为模/数转换器,A/D 转换器)将模拟信号转换为数字信号,记录方式也不一样。

4.2.3.1　输入部分

输入部分包括电极、导联线、过压保护及高频滤波器、导联选择器等,主要作用是从人体提取心电信号,并按照要求组合导联,将选定导联的心电信号送入后级放大器,同时滤除空间电磁波的干扰,防止高电压损坏仪器。

1. 导联线

由导联线将电极上获得的心电信号送到放大器的输入端。电极部位、电极符号及相连的导联线颜色均有统一规定,如表 4-4 所示。

表 4-4　电极部位、电极符号、导联线颜色的规定

电极部位	左臂	右臂	左腿	右腿	胸
电极符号	LA 或 L	RA 或 R	LL 或 F	RL	CH 或 V
导联线颜色	黄	红	蓝	黑	白

四个肢体各有一根导联线,胸部有六根导联线。为了消除空间电磁波对心电信号的干扰且便于使用,一般需要给导联线外加屏蔽层,屏蔽层接地。为了克服导联线分布电容的影响,一般需要采用屏蔽驱动电路,在消除空间电磁波干扰的同时保证良好的记录效果。导联线应柔软耐折,各接插头的连接要牢靠。

2. 过压保护

使用心电图机记录患者心电图时,心电图机往往会通过电极和导联线串入一些高压信号,如在记录心电图的同时进行除颤治疗,这样高电压的除颤脉冲就会进入心电图机。为了防止这些高压信号损坏心电图机,必须通过过压保护电路消除高压信号的影响。一般根据过压保护电路的限幅电压,将过压保护电路分为高压保护电路、中压保护电路和低压保护电路。

3. 高频滤波器

空间电磁场中存在大量的高频信号,同时在心电图室周围也可能存在一些大功率用电设备,这些高频的信号通过电极输入心电图机后会直接影响心电图的描记。因此,在输入部分采用 RC 低通滤波器,其截止频率选为 10 kHz 左右,滤去不需要的高频信号(如电器、电焊的火花发出的电磁波),以减少高频干扰而确保心电信号的通过。

4. 缓冲放大器

由电极拾取的心电信号,通过导联线首先传输到心电图机的第一级放大器即输入缓

冲放大器。缓冲放大一般用电压跟随器实现,目的是提高电路的输入阻抗,减少心电信号衰减和匹配失真。心电信号由人体传导到心电图机的输入电路,其中要经过人体电阻、皮肤与电极的接触电阻及输入电路的平衡电阻等因素的衰减。如果放大器的输入阻抗很低,那么心电信号经过串联在信号通路中的上述几种电阻衰减之后,最后在放大器的输入阻抗上得到的被放大的有效信号电压就会降低。由于人体电阻和皮肤与电极的接触电阻分散性很大,输入阻抗过低就会造成心电信号失真。如果输入阻抗较高,就会避免上述因素的不良影响。

4.2.3.2　放大部分

放大部分的作用是将幅度为毫伏级、频率为 $0.05\sim100$ Hz 的心电信号放大到可以观察和记录的水平。由于从人体表面提取的心电信号混了其他一些干扰信号,因此在放大部分不但要对心电信号进行放大,还要滤除其他干扰信号,因此心电图机的放大部分不能采用简单的单级放大电路,一般采用多级放大电路。心电图机放大部分主要包括前级放大器、1 mV 定标信号发生器、起搏脉冲抑制器、时间常数电路、中间放大器、功率放大器、高频滤波电路、50 Hz 滤波电路及其他一些辅助电路。

1. 前级放大器

前级放大器是对心电信号进行放大的第一级放大器,由于其输入的心电信号幅度非常小,且混杂了一些其他干扰信号,因此前级放大器的主要功能是滤除一些共模干扰信号,同时对心电信号进行有限度的放大。为了实现这个目的,前级放大器有一些特殊的要求,包括高输入阻抗、高共模抑制比、低零点漂移、低噪声、足够宽的线性工作范围等。

2. 1 mV 定标信号发生器

为了衡量描记的心电图波形幅度,校准心电图机的灵敏度,通常需要给前级放大器的输入端输入 1 mV 的矩形波信号。例如,当选择心电图机的灵敏度为 10 mm/mV 时,如果给前级放大器输入 1 mV 矩形波信号,记录纸上就应该描记出 10 mm 的矩形波。如果记录纸上描记的波形幅度与 10 mm 有偏差,则说明整机的灵敏度误差较大,需要调整,这个过程就称为定标。另外,1 mV 的矩形波信号还可用于时间常数的测量和阻尼的检测。

一般在使用心电图机之前,都要对定标进行检查。在前级放大器输入 1 mV 定标信号时,通过微调,使记录器上描记出幅度为 10 mm 高的标准波形(标准灵敏度)。这样,当有心电波形描记在记录器上时,即可对比测量出心电信号各波的幅度值。

心电图机均备有 1 mV 定标信号发生器,它产生幅度为 1 mV 的标准电压信号,作为衡量所描记的心电图波形幅度的标准。1 mV 定标信号发生器有标准电池分压、机内稳压电源分压和自动 1 mV 定标产生器等方式。

3. 时间常数电路

前级放大器输出的信号要送入中间放大器进行进一步的电压放大,由于使用的心电电极具有一定的直流极化电压,如果将该极化电压直接送入中间放大器,则会使中间放大器的静态工作点发生偏移,放大器有可能偏出放大区,造成描记信号的失真。为了解决极化电压的问题,在前级放大器与中间放大器之间串接了一个 RC 滤波网络,称为时间常数电路。其原理是利用电容"隔直"的特性,将极化电压在前级放大器输出端滤除,而允许心电信号通过,这样就消除了极化电压对后级电路的影响。该网络的截止频率取决于 RC 充放电的时间常数,因此该电路称为时间常数电路。

4. 中间放大器

中间放大器在时间常数电路之后,称为直流放大器。由于它不受极化电压的影响,增益可以较大,一般由多级直流电压放大器组成,隔离电路一般也设置在中间放大器中。其主要作用是对心电信号进行电压放大,一般均采用差分式放大电路。另外,心电图机的一些辅助电路(如增益调节、闭锁电路、50 Hz 干扰和肌电干扰抑制电路等)都设置在中间放大电路中。

5. 功率放大器

功率放大器的作用是将中间放大器送来的心电信号电压进行功率放大,以便有足够的电流去推动记录器工作,把心电信号波形描记在记录纸上,获得所需的心电图。因此,功率放大器也称为驱动放大器。功率放大器通常采用对称互补级输出的单端推挽电路。

4.2.3.3　记录部分

记录部分包括记录器、热描记器(简称热笔)及热笔温控电路。

记录器是将心电信号的电流变化转换为机械(记录笔)移动的装置。

热笔固定在记录器的转轴上,随着输入的心电信号的变化而偏转。热笔温控电路负责给热笔加热,并控制热笔的温度。热笔采用的是热敏记录纸,在热笔发热以后与记录纸接触,记录纸上的热敏材料就会变黑,从而可以描记出心电图。

记录器上的转轴随心电信号的变化而产生偏移,固定在转轴上的记录笔也随之偏移,便可在记录纸上描记下心电信号各波的幅度值。记录纸按规定的速度匀速移动,记录笔就能在记录纸上绘出心电图。现在常用的有动圈式记录器和位置反馈式记录器及热阵打印式记录器。

4.2.3.4　走纸部分

带动记录纸并使它沿着一个方向做匀速运动的机构称为走纸传动装置,它包括电机与减速装置及齿轮传动机构。它的作用是使记录纸按规定速度随时间做匀速移动,记录笔随心电信号变化的幅度值,便被"拉"开描记出心电图。

走纸速度规定为 25 mm/s 和 50 mm/s 两种。两种速度的转换:若采用直流电机,则通过改变它的工作电流来实现;若采用交流电机,则通过倒换齿轮转向来实现。

为了准确地描记心电图,要求走纸速度稳定、速度转换迅速可靠。一般设有稳速和调速电路,需要时可随时校准速度。

4.2.3.5　控制部分

目前绝大多数心电图机尤其是多导同步记录心电图机都采用微处理器控制。控制部分的核心是微处理器,负责整机各部分电路的控制,如信号采集、放大、A/D 转换、存储、分析、显示、记录等。另外,微处理器周围还配有必要的外围部件,如 ROM、RAM、FPGA 等,实现整机的控制。

4.2.3.6　电源部分

心电图机一般都采用交直流两用供电模式。

当采用交流电源供电时,输入的 220 V/50 Hz 交流电首先通过变压器进行降压,然后通过整流滤波电路转换为低压直流电源,最后该低压直流电信号输入 DC/DC 转换器,得到各部分电路需要的直流稳压电源信号。

当采用直流电源供电时,心电图机可以自动切换到蓄电池供电方式,保证心电图机的正常使用。为适应不同需要,电源部分还有充电及充电保护电路、蓄电池过放电保护电路、交流供电自动转换蓄电池供电电路、定时关机电路及电池电压指示等。

4.2.4　心电图机的主要性能指标

医用心电图机通过准确检测心电信号来真实反映心脏功能。心电图机的特性如果不符合要求,会造成疾病诊断中的失误。辨别心电图机特性的优劣,常以其性能指标来表明。下面简要介绍心电图机主要技术指标及部分技术指标的校验方法。

4.2.4.1　输入电阻

心电图机的输入电阻相当于前级放大器的输入电阻,一般要求大于 2 MΩ。输入电阻越大,因电极接触电阻不同而引起的波形失真越小,共模抑制比就越高。

4.2.4.2　增益和灵敏度

心电图机的增益是心电图机输出电压与输入电压的比值,通常为 5000~7500。心电图一般都是用记录笔记录在心电图记录纸上的,心电图机的增益往往用灵敏度来表示。心电图机的灵敏度是指输入 1 mV 电压时记录笔偏转的幅度,通常用 mm/mV 表示,它反映了整机放大器放大倍数的大小。

心电图机的灵敏度分为三挡(5 mm/mV、10 mm/mV、20 mm/mV),标准灵敏度为

10 mm/mV。为了能方便选择灵敏度,在仪器面板上装有灵敏度选择开关。为了能准确调整心电图机的灵敏度,在面板上还设有增益调节电位器。

增益和灵敏度的校验方法:导联选择开关置于"Test"位,记录键置于"START"位,灵敏度选择开关置于"1"挡(10 mm/mV),工作开关置于"观察"位,利用本机内的 1 mV 标准信号,记录若干方波。定标方波的高度应在标准的±3%以内,若不符合,则应在灵敏度"1"挡时,调节增益控制电位器,使记录笔记录的定标方波幅度为 10 mm。

4.2.4.3 噪声和漂移

噪声是指心电图机内部元器件工作时,由于电子热运动等产生的噪声,使心电图机在没有输入信号时仍输出的微小杂乱波。噪声的大小可以用折合到输入端的值来计算,国际上规定折合到输入端的值不大于 15 μV。

漂移是指输出电压偏离原来起始点而上下漂动缓慢变化的现象。当放大器的输入端短路时,输出端也有缓慢变化的电压产生,这种现象称为漂移,也称为零点漂移。一般情况下,放大器的级数越多,零点漂移越严重。当漂移电压的大小可以和心电信号电压相比时,就会造成分辨困难。

校验方法:机器接通电源,记录键置于"START"位,导联选择开关置于"Test"位(1 mV 位),增益调节器置于最大值,有笔迹宽度调节的机器,将笔迹调节到最细,走纸,记录笔迹应是一条很平稳光滑的线。若笔迹有微小抖动,则是噪声所致;若基线位置缓慢移动,则是漂移所致。

4.2.4.4 时间常数

给 RC 串联电路接通直流电压 E 后,电容器的充电电流是时间 t 的函数,即

$$i_C(t) = \frac{E}{R} e^{-t/\tau} \tag{4-7}$$

式中:τ ——时间常数。

式(4-7)说明电容器的充电电流 i_C 由初始值 E/R 开始,按指数规律衰减,当 t 等于时间常数 τ 时,其值衰减到初始值的 1/e,即 36.8%。

与此类似,心电图机的时间常数 τ 是指在直流输入时,心电图机描记出的信号幅度自 100% 下降到 37% 左右所需的时间。这个指标一般要求大于 3.2 s。

校验方法:灵敏度置于"1"挡,导联选择开关置于"Test"位(1 mV 位),将记录笔基线调至记录纸中心线上开始走纸,按下 1 mV 定标电压开关,直到记录笔回到记录纸中心线再松开,停止走纸。计算波幅从 10 mm 下降到 3.7 mm 时所经过的时间,就是该机的时间常数,如图 4-14 所示。

在走纸速度为 25 mm/s 时,心电图记录纸每个小格代表时间为 0.04 s,将波幅自 10 mm 下降到 3.7 mm 所经过的格数 x 乘以 0.04 s,即得出时间常数

$$\tau = 0.04x \tag{4-8}$$

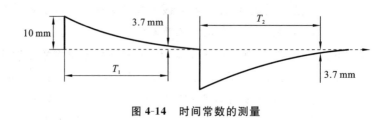

图 4-14　时间常数的测量

4.2.4.5　线性

心电图机的线性包括移位的线性和测量电压的线性两方面。

1. 移位的线性

心电图机的记录笔在描记宽度允许的范围内,处于任何位置时,输入相同幅度的信号,记录笔偏转的幅度若相同,则此心电图机的线性良好;记录笔偏转的幅度若不同,则此心电图机线性不好。线性不好的心电图机在描记心电图波形时会产生失真。

校验方法:导联选择开关置于"Test"位,灵敏度置于"1"挡,先后将记录笔调到记录纸的下沿线、中心线下 5 mm 及上沿线下 10 mm 处,分别记录二三个定标方波,各位置上的方波高度之间误差应小于 5%,若超过则线性不符合要求。

2. 测量电压的线性

测量电压的线性是指在输入信号幅度变化时,输出信号应与输入信号成正比变化。例如,当心电图机处于 10 mm/mV 标准灵敏度时,分别输入 0.1 mV,0.2 mV,0.3 mV,…,不同的幅值信号时,如果输出记录的信号高度分别为 1 mm,2 mm,3 mm,…,则说明心电图机线性良好,线性误差为零。线性误差越小,说明非线性失真越好。当工作频率为 0.05～100 Hz 时,要求记录笔记录幅度为 −20～20 mm,线性误差应小于 10%。

4.2.4.6　放大器的对称性

心电图机的对称性是指心电放大器对正信号和对相等幅度的负信号的放大倍数的比值。这个性能关系到心电图波形的真实性。一个质量好的心电图机要求:记录笔处于记录纸中心位置时,等幅的正负信号的放大倍数应该相等;当记录笔的基线偏上或偏下时,放大倍数也应与之对应。

（1）基线位于中心线时的对称性校验:机器接通电源后,记录笔调至记录纸中心位置上,灵敏度选择开关置于"1"挡,开动记录走纸开关,按下"1 mV"标准信号键不松开,在记录笔回到原来基线位置时,再松开该键。记录笔先向上后又向下描出波形,等一段时间后停止走纸。此时测量向上波形幅度和向下波形幅度是否相等,若相等则说明此心电图机的放大器对称性良好,否则其对称性不好。

（2）基线偏上的对称性校验：把记录笔调至记录纸中心线之上 8～10 mm，然后用同（1）相似的方法进行校验。

4.2.4.7　阻尼

心电图机的阻尼是指抑制记录器产生自激振荡的能力，当阻尼过大时，心电图上高频瞬变的波形幅值减小，严重时甚至描记不出来；当阻尼过小时，心电图上的尖峰波（如 R 波、S 波等）幅值会增大。因此，需要将阻尼调至适当值，以保持不失真地记录波形。

校验方法：机器接通电源后，将导联选择开关置于"Test"位（1 mV 位），灵敏度置于 10 mm/mV，走纸并打印出二三个由标准电压矩形波输入下的输出波形，并观察波形。当阻尼过大（过阻尼）时，波形折角处圆滑；当阻尼过小（欠阻尼）时，则波形折角处出现尖脉冲。心电图机在不同阻尼值的情况下描记的输出波形如图 4-15 所示。

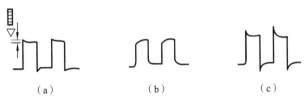

图 4-15　心电图机在不同阻尼值的情况下描记的输出波形
（a）正常；（b）过阻尼；（c）欠阻尼

4.2.4.8　频率响应特性

心电信号是由不同频率、不同振幅的正弦波成分合成的，含有丰富的高次谐波。这要求心电放大器对各种不同频率的信号具有相同增益的放大能力，用频率响应表示，就是在心电信号频率范围内，幅频特性曲线接近水平。

检测方法：用低频信号发生器提供 1～100 Hz 的正弦波信号，导联线将信号输入心电图机。左手电极接信号发生器的输出端，右手电极与右腿电极短路后接信号发生器的接地端。心电图机工作在标准灵敏度状态，将阻尼调节正常。将导联选择开关置于标准"1"导联。选定信号发生器的工作频率为 10 Hz，调节信号发生器的输出强度，使心电图机描记幅度达到 10 mm，走纸，记录这个波形。改变信号发生器的工作频率，并保持其输出幅度不变，观察并让心电图机分别记录波形。以工作频率为横坐标、信号波幅值为纵坐标，将上述记录情况描绘出一条曲线，即心电图机的频率响应特性曲线。

4.2.4.9　走纸速度

在心电图机记录纸上，横坐标代表时间，因此走纸速度的准确性就直接影响所测量心电图波形的时间间隔的准确性，这就要求走纸速度均匀。常用的走纸速度有 25 mm/s 和 50 mm/s 两挡。

检测方法：将心电图机置于"Test"位(1 mV)，通电走纸，按打标电键，开始计时，经过时间 t 后再按打标电键，记录两个矩形波前沿之间的小格数 x，一个小格的间距是 1 mm，所以，走纸速度为

$$v = \frac{x}{t} \tag{4-9}$$

例如，记录时间 $t = 10$ s，两个矩形波前沿间距共 250 个小格，那么记录速度就为 25 mm/s。

4.2.5　数字式心电图机单元电路介绍

本节以 ECG-6951D 单道热线阵自动心电图机为例介绍数字式心电图机的单元电路。

ECG-6951D 单道热线阵自动心电图机原理框图如图 4-16 所示。本机主要由心电信号放大器、控制器、电源三大部分组成。心电信号放大器是 ECG-6951D 单道热线阵自动心电图机的主要组成部分，主要由前级放大器和主放大器组成。EGG-6951D 单道热线阵自动心电图机采用了数字控制方式，控制核心采用 16 位单片机 80C196MH，实现数据采样、滤波控制、增益控制、打印控制、定标控制、封闭控制、运行控制、模式控制等丰富的功能，并发送命令和数据到液晶显示器(LED 显示器)。ECG-6951D 单道热线阵自动心电图机的前级放大器原理图如图 4-17 所示，后级放大器原理图如图 4-18 所示。

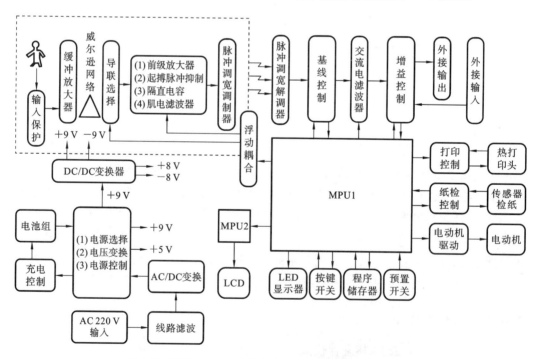

图 4-16　ECG-6951D 单道热线阵自动心电图机原理框图

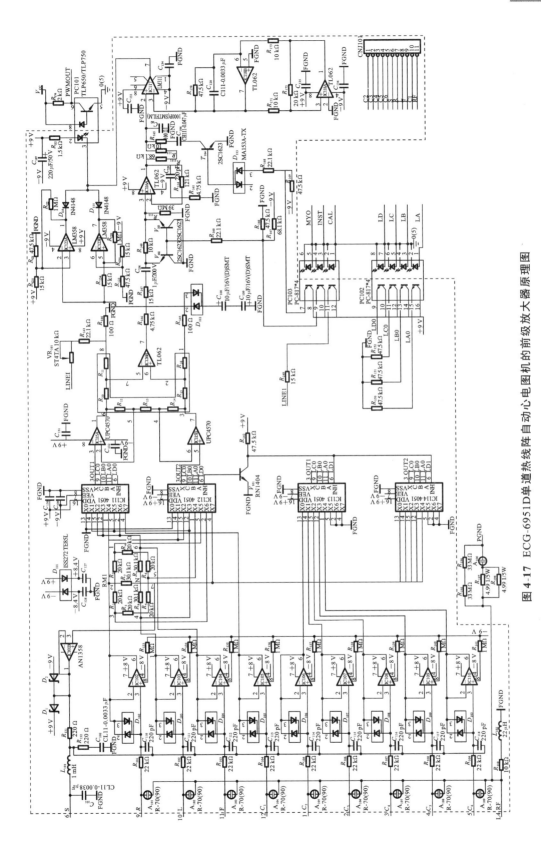

图 4-17　ECG-6951D 单道热线阵自动心电图机的前级放大器原理图

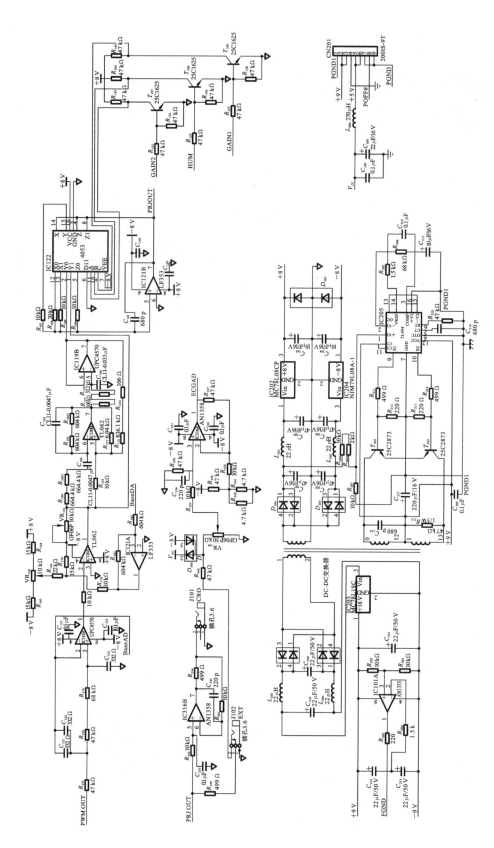

图 4-18 ECG-6951D 单道热线阵自动心电图机的后级放大器原理图

4.2.5.1　心电前级放大器

1. 屏蔽驱动

屏蔽驱动电路如图 4-19 所示,患者输入线有屏蔽层,输入线与屏蔽层之间有分布电容 X_C,产生的泄漏电流为

$$I_C = \frac{\Delta U}{X_C} \tag{4-10}$$

式中:I_C——分布电容漏泄电流;

　　　X_C——分布电容的容抗;

　　　ΔU——输入线与屏蔽层间电位差。

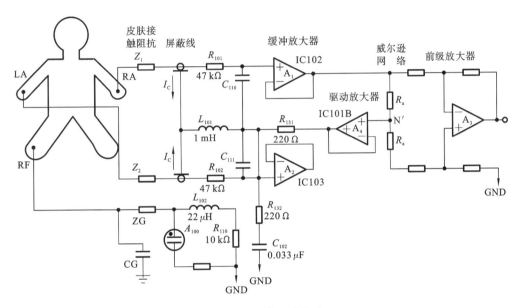

图 4-19　屏蔽驱动电路

2. 威尔逊网络及导联切换

威尔逊网络是由 9 个电阻组成的平衡电阻网络,6 个 20 kΩ(R_1)电阻组成三角形,3 个 30 kΩ(R_2)电阻组成星形,如图 4-20 所示。

网络的 3 个顶点通过缓冲放大器分别与左臂(LA)、右臂(RA)、左腿(LL)电极相接。三角形各边的中点(Wa)是加压肢体导联的相应参考点,星形的中点(Wi)是威尔逊网络中心端。

用威尔逊网络配合导联选择,既可减小均

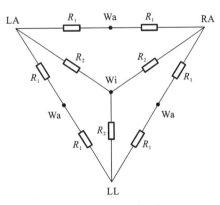

图 4-20　威尔逊网络

压电阻对心电信号的衰减,又不影响放大器的输入阻抗。通过电位分析可知,威尔逊网络的中心端(Wi)的电位与人体电偶中心点的电位相等,均可视为零电位。实际连接的威尔逊网络如图 4-21 所示,通过选择开关,可选取十二导联的心电信号。

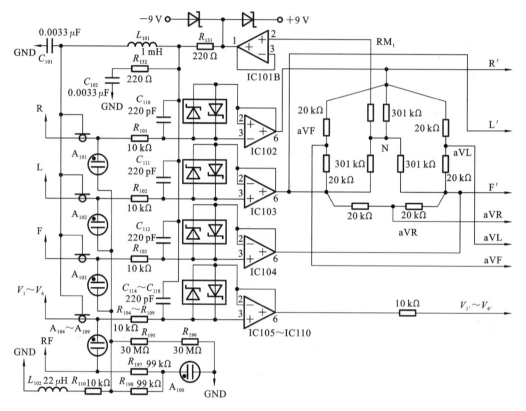

图 4-21　实际连接的威尔逊网络

3. 导联选择及三个前级放大器电路

心电信号经过缓冲器、威尔逊网络及导联选择,选出了某个导联后,即可对其进行放大。心电图机前置通常采用三个运放组成的高输入阻抗差分放大器,其电路如图 4-22 所示。

4. 起搏脉冲抑制和定标电路

安装了起搏器的患者做心电图时,由于起搏器的输出脉冲幅度较高,有可能会阻塞后级放大器,导致信号失真。因此心电图机需要起搏脉冲抑制电路。

心电信号的幅值是临床诊断的重要指标。为了从心电图纸上描出的波形推算心电信号的幅值,心电图机的增益必须标准化。为此,常在放大器的输入端加入定标电路来产生标准的 1 mV 信号,便于对整机增益进行校准。

起搏脉冲抑制和定标电路如图 4-23 所示。

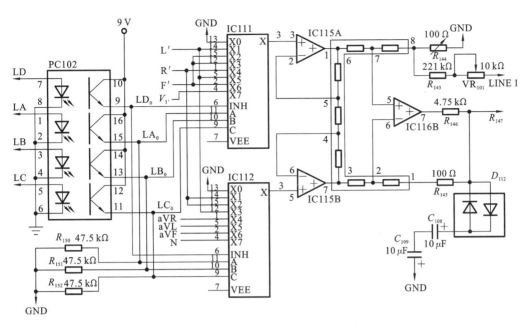

图 4-22　导联选择与三个前级放大器电路

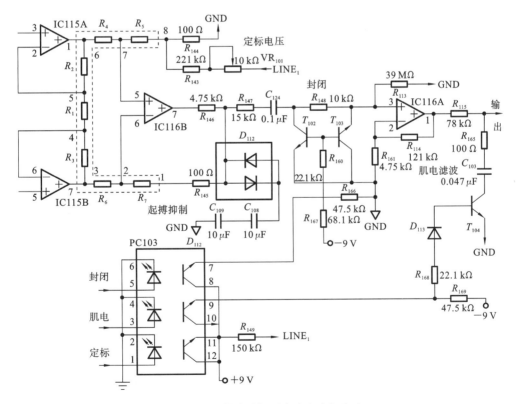

图 4-23　起搏脉冲抑制电路和定标电路

5. 肌电滤波及电极异常检测电路

测量体表心电图需要的频率范围为 $0.05\sim100$ Hz。因为在这个频率范围内骨骼肌信号幅值也比较大，所以在心电图内产生躯体的伪迹。另外，诊断场合要求患者在几分钟内不动是很难办到的，而对长期受监护的患者则更难办到，就不可避免产生患者的肌电干扰。本机采用 $35\sim45$ Hz 肌电滤波器来解决该问题。

在做心电图检查时要切换导联，切换后各个电极的极化电压不相同。这种不同的极化电压在切换导联时相当于一个跃变电压被前级放大器放大，有可能使记录笔跃出正常的记录范围，然后按指数规律慢慢回到零位。本机采用封闭电路确保导联切换时，前级放大器无输出。

电极异常检测电路由比较器构成，当电极接触异常，电极耦合的电压超过给定的电压时，比较器输出负信号，由此判断该电极接触异常。

肌电滤波、封闭电路及电极异常检测电路如图 4-24 所示。

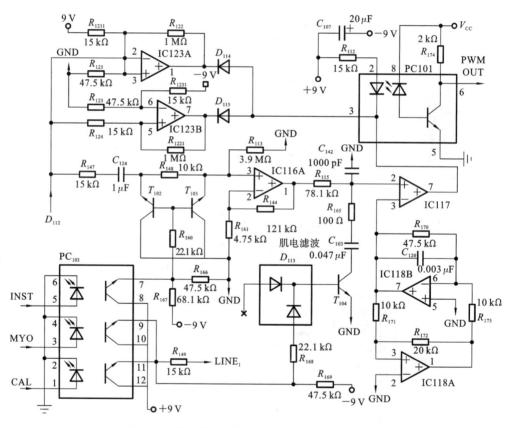

图 4-24 肌电滤波、封闭电路及电极异常检测电路

4.2.5.2 浮置放大器组成原理

1. 电源隔离电路

心电图机电源采用交直流两用,并采用直流转换器提供电路所需多种供电电压。直流转换器体积小,分布电容小,所以漏电流小,提高了抗干扰能力和安全性。

为了防止微电流电击事故,确保患者安全,前级放大器采用浮置电源供电,患者右腿不直接接地,主放大器由直接接地电源供电,如图 4-25 所示。这是 CF 型心电图机采用的电源方案,安全性高,抗干扰性能好。

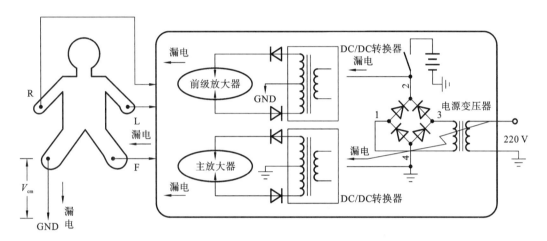

图 4-25 电源隔离

2. 心电模拟信号的隔离

前级放大器浮置,除了可以提高心电图机抗干扰能力外,还可以起到安全保护作用。前级放大器浮置后,可采用变压器或光电耦合方式将它的信号传递给与其连接的主放大器。本机心电信号的隔离电路由心电信号脉宽调制、光电耦合、解调及基线控制构成,如图 4-26 所示。

3. 前级控制信号的隔离

前级放大器浮置,其控制信号采用光电耦合方式进行隔离。前级控制信号主要包括:导联选择控制、肌电滤波控制、闭锁控制、1 mV 校正控制等信号,其中导联选择由主控 CPU 发出相应控制信号,经过光电耦合开关连至相应导联选择控制端(导联控制和模拟机型基本类似);肌电滤波控制、闭锁控制、1 mV 校正控制由主控 CPU 发出经光电耦合至相应控制端。

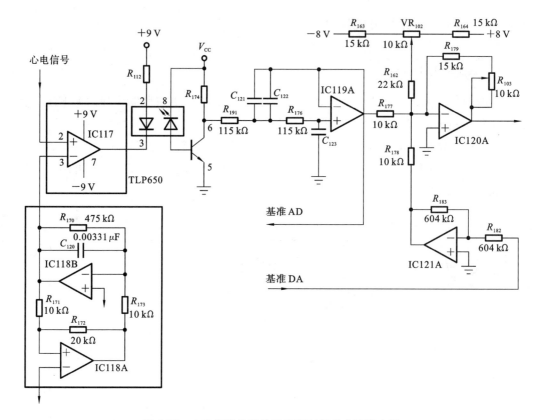

图 4-26　心电模拟信号的脉宽调制及光电隔离电路

4.2.5.3　其他单元电路

1. 自动移位和自动增益控制

解调后的心电信号经 CPU 采样并反馈实现自动移位、自动增益,如图 4-27 所示。将心电模拟信号转换为数字信号,由 CPU 作信号的"自动移位"和"自动增益"调整,再经数/模转换变成模拟信号后由 CPU 的 DA 端输出构成的反相加法电路,从而实现基线控制。

2. 灵敏度控制电路

灵敏度控制分为三挡,分别为"2"(20 mm/mV)挡、"1"(10 mm/mV)挡、"1/2"(5 mm/mV)挡,其中标准灵敏度为 10 mm/mV。通过灵敏度选择按键,可以依次选择预定的灵敏度,选择次序为:$1 \rightarrow 2 \rightarrow 1 \rightarrow 1/2 \rightarrow 1$ 循环。主控 CPU 接收按键值,输出控制键 $GAIN_1$、$GAIN_2$ 控制 T_{105}、T_{107} 的导通与截止,从而控制模拟开关 4053 实现放大器倍数的调节。灵敏度控制电路如图 4-28 所示。

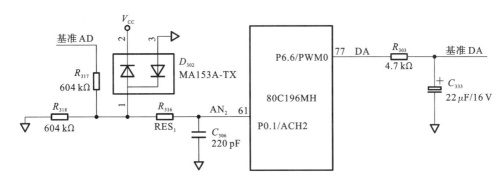

图 4-27　自动基线控制信号转换电路

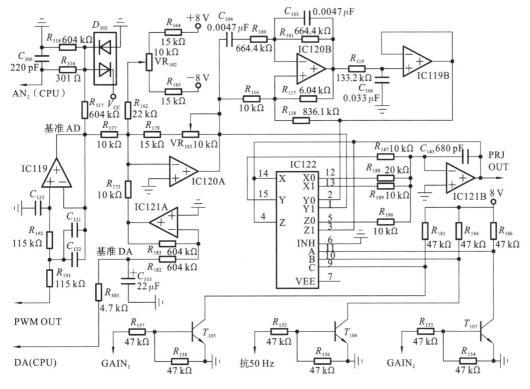

图 4-28　灵敏度控制电路

3. 50 Hz 滤波电路

在选定的灵敏度条件下,按下交流滤波按键,主控 CPU 发出控制信号"抗 50 Hz"(HUM)＝1,T_{106} 导通,4053 控制信号 $B＝0$,$Y→Y_0$,信号由 IC120A 输出至 IC120B(TL062)输入端,IC120B 构成有源带阻滤波器,实现交流干扰的去除,信号再由 IC119B 电压跟随器送至 4053 灵敏度调节电路,实现相应增益的信号放大。灵敏度控制电路和 50 Hz 滤波电路分别如图 4-28 和图 4-29 所示。

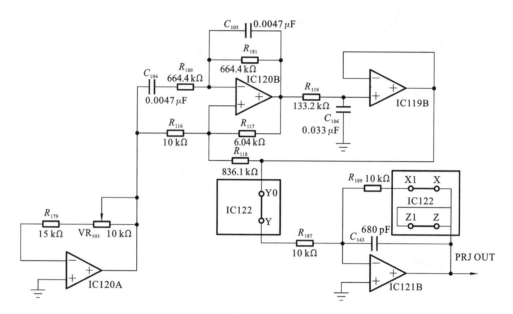

图 4-29　50 Hz 滤波电路

4. 外接输入/输出电路

外接输入/输出电路如图 4-30 所示,经过主放大电路后的心电信号(PRJ OUT 信号)可通过 CR_0 接口外接示波器;同时,心电信号经过 IC316B,输出 ECGAD 心电模拟信号至主控 CPU 的 AN_1 端,由 CPU 采样供打印及液晶显示。外接信号通过 EXT 接口输入,并断开心电信号;利用 IC316 放大器输送给热打印头进行外接信号的描记。

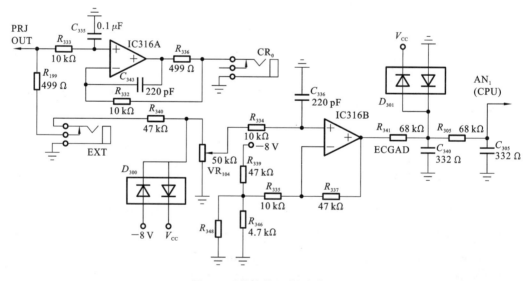

图 4-30　外接输入/输出电路

4.3　脑电图机

人的活动受中枢神经系统控制和支配,中枢神经系统是由脑和脊髓组成的。中枢神经系统有上行(感觉)神经通路和下行(运动)神经通路。大脑依靠这两条传导通路接收周围事件的信息,修改由环境刺激所引起的脊髓反射的反应。脑和脊髓一样,都被浸浴在特殊的细胞外液(脑脊髓)中。这些神经的电活动可被等效为一个偶极子。如果每个小单位体积被等效为一个偶极子,整个脑的总和等效偶极子即是全部偶极子的向量和。对应偶极子,存在一定的脑电场分布。通过检测脑容积导体电场电位的变化,可以了解脑电的活动情况,进而了解脑的机能状态。

大脑皮层经常有的、持续的节律性电位变化,称为自发脑电活动。临床上用双极或单极记录方法在头皮上观察大脑皮层的电位变化,记录到的脑电波称为脑电图(Electro-encephalogram,EEG)。

4.3.1　脑电图基础知识

4.3.1.1　脑电图的分类

脑电图的波形很不规则,通常根据其频率与振幅的不同,可以将脑电波划分为四种基本波形:α 波、β 波、θ 波和 δ 波,如图 4-31 所示。

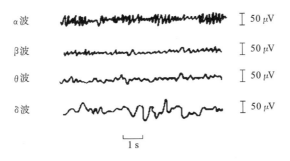

图 4-31　脑电图的四种基本波形

(1) α 波:频率为 8～13 Hz,振幅为 20～100 μV,可在头颅枕部检测到。α 波是节律性脑电波中最明显的波,整个皮层均可产生 α 波。α 波在清醒、安静、闭眼时即可出现,波幅由小到大,再由大到小做规律性变化,呈棱状图形。

(2) β 波:频率为 18～30 Hz,振幅为 5～20 μV。β 波是一种快波,在额部和颞部最为明显。β 波的出现一般意味着大脑比较兴奋。

(3) θ 波:频率为 4～7 Hz,振幅为 10～50 μV。θ 波是在中枢神经系统处于抑制状态时所记录的波形。

（4）δ波：频率为 1～3.5 Hz，振幅为 20～200 μV。δ波在睡眠、深度麻醉、缺氧或大脑有器质性病变时出现。

4.3.1.2　诱发电位及其检测技术

除大脑自发的电位活动产生的脑电图之外，如果给机体以某种刺激，也会导致脑电信号的改变，这种电位称为脑诱发电位。诱发电位（Evoked Potential，EP）是指中枢神经系统在感受外在或内在刺激过程中产生的生物电活动，是代表中枢神经系统在特定功能状态下的生物电活动的变化。根据脑电与刺激之间的时间关系，脑诱发电位分为特异性诱发电位和非特异性诱发电位。非特异性诱发电位是指给予不同刺激时产生的相同的反应，这是一种普通的和暂时的情况；而特异性诱发电位是指在给予刺激后经过一定的潜伏期，在脑的特定区域出现的电位反应，其特点是诱发电位与刺激信号之间有严格的时间关系。非特异性诱发电位幅度比较高，在脑电图记录中即可发现；但一般没有特定的意义，在临床诊断中较少有诊断价值。特异性诱发电位较小，完全淹没在自发脑电信号中；但其电位的形成和出现与特定的刺激有严格的对应关系，通过诱发电位可以反映出神经系统的功能与病变。因此，在临床上只检查特异性诱发电位，其简称为诱发电位。目前临床上常用的诱发电位有视觉诱发电位（Visual Evoked Potential，VFP）、听觉诱发电位（Auditory Evoked Potential，AEP）和体感诱发电位（Somatosensory Evoked Potential，SEP）。

1.　视觉诱发电位

视觉诱发电位是指向视网膜给予视觉刺激时，在两侧后头部所记录到的由视觉通路产生的电位变化。其刺激方式是显示屏显示的黑白棋盘格翻转刺激，方格大小为 30°视角，对比度至少大于 50%，全视野大小应小于 8°，眼睛固定注视中心，刺激频率为 1～2 Hz。

2.　听觉诱发电位

听觉诱发电位是指给予声音刺激，从头皮上记录到的由听觉通路产生的电位活动，因其电位源于脑干听觉通路，故又称为脑干听觉诱发电位（BAEP）。其刺激源为脉宽 200 μs 的方波电信号，经过换能器转换为短声，刺激频率为 10～15 Hz，强度高于听力阈 60 dB。AEP 的神经学检查主要采用单耳刺激，这样可避免产生假阴性结果。所谓单耳刺激是指对健耳给予白噪声刺激，以消除骨传导的影响，通常给对侧掩耳以小于同侧耳刺激声 30～40 dB 的白噪声刺激强度。

3.　体感诱发电位

体感诱发电位是指躯体感觉系统在受外界某一特定刺激（通常是脉冲电流）后的一

种生物电活动,它能反映出躯体感觉传导通路神经结构的功能。其刺激方式有恒压器和恒流器两种,恒压器的输出范围为 $0\sim1$ V,恒流器的输出范围为 $0\sim100$ mA。刺激强度通常选用感觉阈 4 倍或运动阈 2 倍,方波宽度为 $100\sim500$ μs。

4.3.2　脑电图导联

与心电信号检测一样,检测脑电信号的前提是必须确定电极在大脑表面的放置位置及电极与脑电放大器输入端的连接方式。由于脑电图信号较为复杂,需要将数量较多的电极集中放置在大脑表面一个较小的区域内,因此脑电图导联比心电图要复杂得多。与心电图记录的标准导联不同,目前还没有一个世界公认的脑电图导联标准,设备厂家往往都是按照各自的方案设置一些固定的脑电图导联,同时一般都提供自选导联模式,根据实际情况设置导联的连接。

虽然脑电图导联还没有统一的标准,但是脑电电极的放置却有相对比较统一的方案,这就是所谓的 10-20 系统电极法。

4.3.2.1　10-20 系统电极法

10-20 系统电极法示意图如图 4-32 所示,将脑部顶端和侧面展示在一个平面上,并示出了各个电极的安放位置。脑部前后方向的测量是以鼻根到枕骨隆突连成的正中线为准,在此线左右等距的相应部位定出左右前额点(FP_1、FP_2)、额点(F_3、F_4)、中央点(C_3、C_4)、顶点(P_3、P_4)和枕点(O_1、O_2)。前额点的位置在鼻根上相当于鼻根至枕骨隆突的 10% 处,额点在前额点之后相当上鼻根至前额点距离的 2 倍即鼻根正中线距离 20% 处,向后中央、顶、枕诸点的间隔均为 20%,10-20 系统电极的命名即源于此。

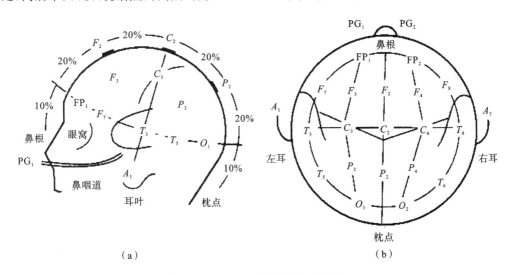

图 4-32　10-20 系统电极法示意图

(a) 头左面视图;(b) 头顶视图

4.3.2.2　脑电图导联方法

脑电图描记的是头皮上两电极间电位差的波形,因此每个导联必须有两个电极。脑电图导联方法分为两类:单极导联法(一个极为参考电极,另一个极为作用电极)和双极导联法(两个极均为作用电极)。放于零电位点的电极称为参考电极或无关电极,放于非零电位的电极称为作用电极或活动电极。

由于实际的人体和四肢难以作为脑电的零电位点,只能在头部选择离脑电极尽可能远的点作为零电位点,现在临床中一般选取耳垂为零电位点。

1. 单极导联法

单极导联法是将作用电极置于头皮上,参考电极置于耳垂的方法。通过"前插入"电极导联选择器的开关分别与前级放大器的两个输入端 G_1 和 G_2 相连。

作用电极与参考电极之间有以下三种连接形式。

(1) 作用电极与参考电极同侧,即一侧作用电极与同侧参考电极一起接入前级放大器的两个输入端,如图 4-33(a)所示;

(2) 两侧的参考电极互联,即两侧的参考电极连在一起再与一侧作用电极一起接入前级放大器的两个输入端,如图 4-33(b)所示;

(3) 参考电极与作用电极异侧,即一侧作用电极与另一侧参考电极一起接入前级放大器的两个输入端,如图 4-33(c)所示。

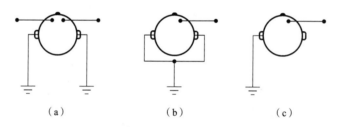

(a)　　　　　　　　(b)　　　　　　　　(c)

图 4-33　脑电图机作用电极与参考电极的连接

(a) 作用电极与参考电极同侧;(b) 两侧的参考电极相连接;(c) 参考电极与作用电极异侧

2. 平均导联法

平均导联法属于单极导联法,与前面单极导联法的区别在于,将头皮上多个作用电极各通过 1.5 MΩ 的电阻后连接在一起作为参考电极,称之为平均参考电极。将作用电极与平均参考电极之间的电位作为差分输入信号的连接方法称为平均导联法。

3. 双极导联法

双极导联法只使用头皮上的两个作用电极而不使用参考电极的方法,所记录的波形是两个电极部位脑电变化的电位差值。双极导联法的优点在于可以大大减少干扰,并可以排除无关电极引起的误差。但其波幅较低,也不够稳定;两个作用电极间的距离不宜太近,以免电位差值互相抵消,一般应在 $3\sim6$ cm。

三种电极连接方法如图 4-34 所示。

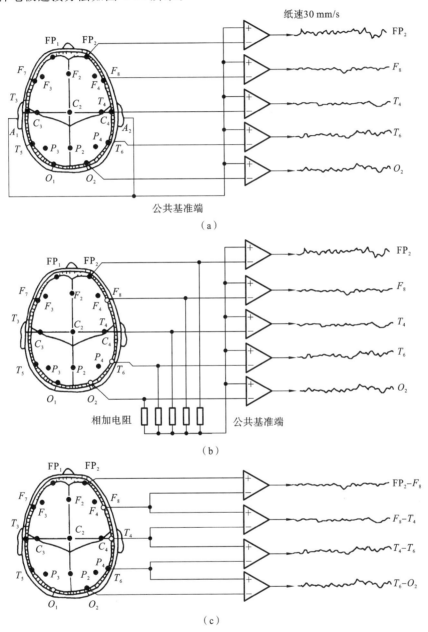

图 4-34　多道脑电图记录中电极连接方式

(a) 单极导联法;(b) 平均导联法;(c) 双极导联法

4.3.3　脑电图机的工作原理

脑电图机与心电图机的工作原理基本相同,都是将生物电信号通过电极拾取、放大器放大、记录器绘出图形的过程。脑电图机的基本结构也包括以下几部分：输入部分、放大电路部分、调节网络、控制部分、记录部分、电源部分、脑电图机的辅助部分。本节重点说明脑电图机与心电图机的不同之处。脑电图机的原理结构如图 4-35 所示。

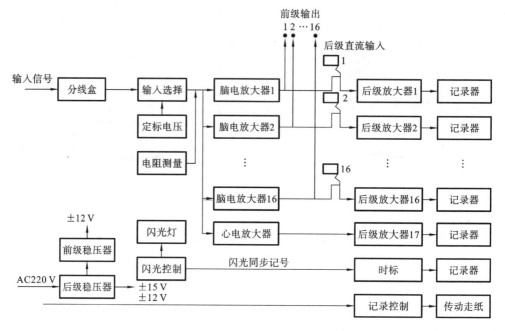

图 4-35　脑电图机的原理框图

4.3.3.1　输入部分

脑电图机的输入部分包括：电极盒、导联选择器、电极电阻检测电路和标准电压信号发生装置。

1. 电极盒

电极盒也称为分线盒，是一个金属屏蔽盒，壳体接地，盒上有许多插孔。头皮电极连接导线末端的插头接入电极盒相对应的插孔。电极盒的信号连接电缆与脑电图机的放大器相连，用于传达头皮电极检测到的脑电信号。

2. 导联选择器

由电极拾取的脑电信号在通过电极盒送到主机以后，经导联选择器分别送入相应的各放大器进行放大。导联选择器是从接入电极盒的多个头皮电极中任意选出一对电极连接到放大器的两个输入端。

导联选择有两种：固定导联和自由导联。固定导联是由厂家设定的，一般有 4～7 种，每种导联的电极连接方式已在机器内部设定好，可以直接进行测量。自由导联由用户自己设定,可任意选择脑电极的连接方式,组成所需要的导联后输入各放大器。

脑电图机上的耳垂电极选择器,可以选择将左、右耳垂电极连接在一起并接地,也可以选择左耳接地或右耳接地。

3. 头皮电极电阻抗检测电路

电极与头皮的接触好坏,影响着电极接触电阻的大小,关系到记录的脑电图的质量。电极皮肤间电阻越小,引入的交流干扰就越小,得到的波形质量就越好。当电极与头皮的接触松动时,电极与头皮的接触电阻会随患者的身体、面部动作而改变,这将导致脑电图的伪差波形的出现。

一种头皮电极电阻检测电路如图 4-36 所示。多谐振荡器输出脉冲电压经电阻 R_1、R_2 分压后,又经 R_3 与人体两电极之间电阻 Z_c 进行分压,加到比较器 A_1 的同相输入端。如果人体电极接触电阻抗较大,分压后的脉冲电压瞬时值将超过反相输入端的基准电压,比较器翻转,输出正向脉冲,通过后接的三极管放电电路驱动发光二极管闪亮,通知相应电极接触不良。

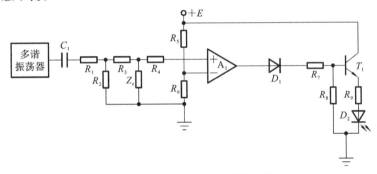

图 4-36　头皮电极电阻检测电路

4. 标准电压信号发生装置

脑电图机在描记脑电图之前需要进行定标,使各道记录笔的灵敏度相同,这样才能对以后所描记的各个部位脑电图的幅度进行测定和相互比较。每个脑电图机都设置标准电压信号发生装置,与心电图机的 1 mV 定标电压相比,它有多个幅值和多种波形(方波和正弦波)。

标准电压信号发生装置的原理是,由稳定的直流电压经电阻式分压器后,可获得 1 mV、500 μV、200 μV、100 μV、50 μV、20 μV 等各级电压,通过标准电压开关输送到放大器的输入端。

4.3.3.2　放大电路部分

放大电路部分包括前级放大器、增益调节器、时间常数调节器、高频滤波器、后级电压放大器和功率放大器。

脑电波属于低频、小幅值的生物电信号，因而要求脑电图机的放大器应当是具有高输入阻抗、高电压增益、高共模抑制比、低漂移、低噪声的低频放大器。

1. 前级放大器

前级放大器多采用结型场效应晶体管构成的差分式放大器，并采用二三级放大，提高了电路的输入阻抗和共模抑制比。

2. 增益调节器

增益调节器用于调节放大倍数，即用来调节脑电图机灵敏度的装置，它包括三个部分：增益粗调、增益细调和总增益调节。

增益粗调设置在各通道的前级放大器之后，由分压电阻网络及开关组成。通过改变后级放大器输入电压与前级放大器输出电压的比例，实现增益的粗调。

增益细调设置在各通道的后级放大器的负反馈回路中。通过电位器改变后级放大器的电压放大倍数，实现增益的连续调节。

总增益调节设置在后级放大器的输入端，可以同时调整各通道放大器的增益。总增益控制主要在两种情况下使用：整个脑电波波幅过低无法阅读，需要将各增益同时增大；描记当中突然出现异常高波幅波，记录笔偏转受阻，需要将各增益同时衰减。

3. 时间常数调节器

脑电图机的各级放大器之间采用的都是阻容耦合，具有高通滤波特性。脑电图机的时间常数，就是用来反映放大器的过渡特性和低频响应性能的参数。其值越大，表明放大器的上限频率越低，越有利于记录慢波；其值越小，对低频信号衰减作用增强，起到了低频滤波器的作用，有利于记录快波。脑电图机时间常数一般包括 0.1 s、0.3 s、1.0 s 三挡，通常使用 0.3 s。

4. 高频滤波器

时间常数调节器是改变放大器频率响应的低频段特性曲线，关系到低频衰减，属于低频滤波器；而高频滤波器则是改变放大器频率响应的高频段特性曲线，关系到高频衰减。高频滤波器通常分 15 Hz、30 Hz、60 Hz(75 Hz)和"关"四挡，记录脑电时选 60 Hz(75 Hz)，记录心电时选"关"。

5. 后级电压放大器

前级放大电路的输出信号经过时间常数调节器、高频滤波器、增益调节器等调节网络处理后，还需送入后级放大器进一步增幅。前级电压放大器和后级电压放大器合称前级放大电路，它的输出电压幅度应能驱动末级功率放大器输出足够大的功率。

4.3.3.3 记录部分

脑电图机的记录方式与心电图机的记录方式相比,要丰富得多,有记录笔通过记录纸记录、磁带记录、计算机存储记录,还有较复杂的拍摄记录等。较高级的新型脑电图机可同时设有几种记录方式。目前临床应用较多的是计算机存储记录的方式,分析后用激光打印机打印检查报告。

由于导联数较多,而且为了观察脑电场分布的对称情况和瞬时变化,一般要求进行同步记录,因此必须有多通道的放大器和记录器同时工作,常见的一般有 8 导、16 导、32 导等。有的机器还附加一道心电和一道记号导联。

4.3.3.4 电源部分

脑电图机的各部分电路均以稳压电源供电,以减少电网电压波动和温度变化对电子电路工作状态的影响,这是保证整机能够正常工作的基础。脑电图机一般有多组直流稳压电源,供给电路各部分。

4.3.3.5 脑电图机的辅助部分

脑电图机所描绘的都是人体自发的脑神经电活动信号,临床上有时需要用刺激的方法来产生大脑皮层局部区域对外界刺激的反映所引起的诱发电位。根据刺激类型不同,有视觉诱发电位、听觉诱发电位、体感诱发电位,它们分别由光刺激、声刺激、躯体感觉刺激引起。检测人体神经系统各类诱发电位的仪器称为诱发电位仪。目前,大部分脑电图机也都配有光刺激器,可进行简单的视觉诱发电位的检测。

4.4 肌电图机

肌电图(Electromyogram,EMG)是指用肌电仪记录下来的肌肉生物电图形。肌电图可用于判断神经肌肉系统机能及形态变化,并有助于神经肌肉系统研究或提供临床诊断。

4.4.1 肌电图检测的基础知识

4.4.1.1 运动单位概念

肌肉是人体的重要组成部分。肌肉通过神经末梢与运动神经连接在一起,肌肉的收缩是在运动神经支配下进行的。每块肌肉都是由许多肌细胞(又称为肌纤维)组成的,而每个肌细胞都有细胞膜,膜内侧是细胞核,外侧表面有一特殊的球状凹陷部位,称为运动终板。此处与运动神经末梢发生接触,构成的神经肌肉接头,称为突触。

运动单位是表示肌肉功能的最小单位,它由一个运动神经元和由它所支配的肌纤维构成。一个运动单位所包括的肌纤维数目有多少,一般有 10~1000 根。当运动神经兴奋时,便通过神经末梢的突触传递给运动终板的肌膜,使肌细胞内外的离子平衡发生变化,产生终板电位而引起肌肉收缩,于是产生了运动单位的动作电位。

4.4.1.2 肌电位的形成机理

运动神经没有兴奋时,肌肉是处于静息状态的,无电位产生。当运动神经把兴奋传递到运动终板时,这种兴奋的总支便增加肌膜对离子的通透性,膜外的离子先受到激发,迅速转入膜内,膜内离子剧增而引起放电,产生了动作电位。但在膜外离子大量转入膜内的同时,膜内原来的离子也要转到膜外,以便使膜内外离子达到新的平衡,这个过程就形成一个单相的肌电位。一般情况下,过程还要继续下去,膜内外离子的交换还在进行,膜外离子又摄入膜内,膜内的离子又转到膜外,重新回到原来静息时的平衡状态,如此便产生一个双相肌电位。有时这种离子转换过程要反复进行多次,就会形成多相电位。这种过程是在运动终板兴奋时开始的,并在各种物质调节下进行的复杂变化过程。

因此,肌肉的动作电位是在运动神经末梢传递神经冲动到达突触时产生的终板电位,引起肌纤维去极化、电位扩散及一系列的生物物理和化学变化过程。运动单位为肌肉活动的最小单位,肌肉收缩则是众多运动单位共同参加活动的结果。

肌电图是反映肌肉-神经系统的生物电活动的波形图。从肌细胞外用电极导出肌肉运动单位的动作电位,并送入肌电图机加以记录,便可获得肌电图。其振幅为 20~50 μV,频率范围为 20~5000 Hz。临床肌电图检查的三态是指骨骼肌松弛状态、骨骼肌做轻度及用力收缩状态与被动牵张的肌电图。

4.4.1.3 运动单位电位

运动单位动作电位(Motor Unit Action Potential,MUAP),简称运动单位电位(MUP),其特征如下。

1. 波形

分段正常肌肉的动作电位,由离开基线偏转的位相来决定,根据偏转次数的多少,电位分为单相电位、双相电位、三相电位、四相电位或多相电位。一般单相电位、双相电位或三相电位多见,双相电位、三相电位约占 80%;四相电位在 10% 以内;五相电位极少,五相以上电位定为异常或病理电位。

骨骼肌做轻度、中度或最大用力收缩时,参加活动的运动单位增多,可出现多种相位特征的肌电波型,包括单纯相、混合相和干扰相。

图 4-37 所示的为运动单位电位的波形相位图。

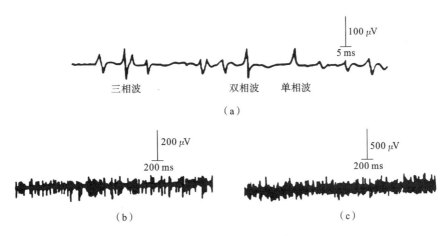

图 4-37　运动单位电位的波形相位图

（a）肌肉轻收缩时的单纯相；（b）肌肉中度收缩时的混合相；（c）肌肉最大收缩时的干扰相

2. 时程

时程（又称为时限）是指运动单位电位从离开基线的偏转起，到返回基线所经历的时间。运动单位电位时程变动范围较大，一般为 3～15 ms。运动单位时限的测量如图 4-38 所示。

3. 电压

正常肌肉运动单位电压是运动肌纤维兴奋时动作电位的综合电位，是正、负波最高幅值的差值，一般为 100～2000 μV，最高电压不超过 5 mV。运动单位电压的测量如图 4-39 所示。

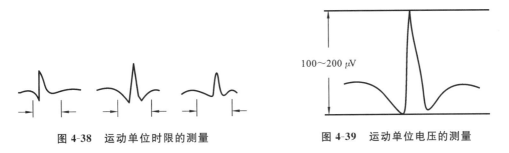

图 4-38　运动单位时限的测量　　　　图 4-39　运动单位电压的测量

支配运动单位的神经比例不同、年龄差异、记录电极的位置变化等因素都会导致运动电位波形、电压及时程差异较大。因此，要确定上述参数的平均值。

4.4.2　诱发肌电图

肌肉的活动受周围神经结支配，因此可以用各种方法刺激周围神经，引起神经兴奋，神经可以把这种兴奋传递给终板，使肌肉收缩。通过产生的动作电位，可以检测神经兴奋性和肌肉的兴奋反应、神经传导的速度和波幅，以评价周围神经的功能。这种检测技术称为诱发肌电图。诱发肌电图对了解周围神经肌肉的机能状态，脊髓、脑干、大脑中枢的机能状态，以及诊断周围神经疾病和中枢疾病等具有重要意义。

诱发肌电图中神经冲动的传导是有方向的，感觉神经将兴奋传向中枢，这种传导为向心传导，而运动神经则将兴奋传向远端肌肉，这种传导为离心传导。

4.4.2.1　运动神经传导速度

1. 运动神经传导速度检查

运动神经传导速度（Motor Nerve Conduction Velocity，MNCV）通常包括运动神经传导速度和感觉神经传导速度的测定。利用一定强度和形态（矩形）的脉冲电刺激神经干，在该神经支配的肌肉上，用同心针电极或皮肤电极记录所诱发的动作电位（M波），然后根据刺激点与记录电极之间的距离、发生肌收缩反应与脉冲刺激后间隔的潜伏时间来推算在该段距离内运动神经传导速度。这是一个比较客观的定量检查神经功能的方法。

2. 运动神经传导速度的测定

某运动神经把在近端受刺激的冲动传向远端，使受控肌肉产生诱发电位所需的时间称为潜伏期，单位为 ms。分别在某一运动神经的两个部分施加刺激，在同一肌肉引出诱发电位，可得两个潜伏期数值，这两个数值之差即为两刺激点之间的神经传导时间 T（单位为 ms）。

图 4-40 所示的为正中神经肘腕节的传导速度测定图，其中 T_1 代表刺激 A 点时的潜伏期，T_2 代表刺激 B 点时的潜伏期，BA 段正中神经的传导时间为 $T_2 - T_1$。测量 A、B 两刺激点之间体表距离 L（单位为 mm），该运动神经传导速度等于两刺激点之间的体表距离除以两刺激点之间的传导时间，即

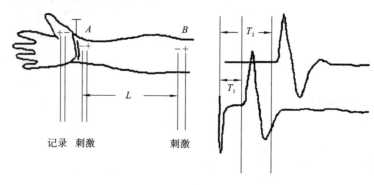

图 4-40　正中神经肘腕节的传导速度测定图

$$MCV = \frac{L}{T_2 - T_1}$$

式中：MCV——传导时间，m/s。

4.4.2.2　感觉神经传导速度

由于周围神经干是混合神经，包括直径不同、传导速度（CV）不同和机能不同（运动、感觉）的纤维，一般测定运动神经 CV 时，又是测定神经干中传导最快的运动纤维的 CV，因此只有当快传导纤维损伤时才有 CV 的改变。如果受损部位局限在远端末梢部，测定 CV 是正常的，因而掩盖病变的存在。临床发现，周围神经病变的早期，患者主诉只有感觉的障碍，而无运动的障碍和肌萎缩，这时测定感觉神经 CV 便具有重要的诊断意义。

测定感觉神经传导速度有两种方法：顺流法和逆流法，或称为正流法和反流法。以正中神经为例说明如下。

1. 顺流法

将指环状电极套在食指上作为刺激电极，并在神经干一点或两点上记录神经的诱发电位。用此法测得的感觉神经的电位比较小，一般不易测得，常需用叠加法才能得到，如图 4-41 所示。

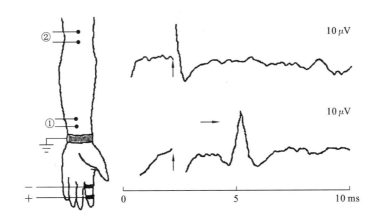

图 4-41　正中神经感觉传导速度顺流法测定图

2. 逆流法

电极安放同顺流法，但以神经干上的两对电极作为刺激电极，而以食指或小指上的环状电极作为记录电极。用此法测得的感觉神经的电位较高，一般容易得到。

在测定感觉神经传导速度时，由于记录的神经活动电位比肌肉活动电位小得多，从一次检测得到的结果中获得测定比较困难，一般采用多次检测结果叠加的方法来进行测定。

4.4.2.3　H 反射

电刺激胫后神经引起其支配的腓肠肌、比目鱼肌的诱发电位称为 M 波,它是直接刺激运动神经纤维的反应。经过一定的潜伏期会出现第二个诱发电位,是刺激感觉神经冲动进入脊髓后产生的反射性肌肉收缩,该反射称为 H 反射。M 波之后的 H 波为检查脊髓前角细胞兴奋的重要指标,如图 4-42 所示。

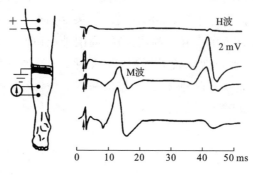

图 4-42　H 反射测定示意图

H 波是一个低阈值反射,即当用弱电流刺激胫后神经时,首先出现 H 波,而无 M 波,随着刺激的逐渐增强,H 波振幅逐渐增大;当其达一定水平,再增加刺激强度时,H 波便逐渐减小,而 M 波则逐渐增大;当其达到最强刺激时,M 波振幅为最大,而 H 波消失。

4.4.2.4　F 反射

F 波是一种多突触脊髓反射,其刺激方式和波形如图 4-43 所示。用弱电流刺激四肢周围神经干(常在肘部或腕部用脉冲电刺激尺神经、正中神经)时,其支配肌诱发动作电位 M 波后,经 20～30 ms 的潜伏期,又可出现第二个较 M 波小的诱发电位,该电位称为 F 波。切断脊髓后根仍有 F 波,所以 F 反射是由电刺激运动神经纤维产生的逆行冲动到达脊髓所引起的一种反射。与 H 反射相比,F 反射无感觉成分,并被认为表示逆向刺激运动纤维导致前角细胞除极化。F 波提供了一种测量近端神经传导的可能,可预测神经根或近端神经病变(与 H 反射类似),这在研究多发神经病变时非常有用。

4.4.2.5　重复电刺激

当有神经肌肉疾病时,用不同频率的电脉冲重复刺激周围神经并记录肌肉的动作电位,是最常用的方法。重复电刺激健康人的周围神经干时,随刺激频率的不同肌电反应有一定的规律性。低频刺激,诱发肌动作电位的振幅不衰减。用每秒 20 次以下的频率刺激神经干,短时间不发生疲劳现象。而重症肌无力患者,用每秒 10 次以下的频率连续刺激神经干,则诱发肌肉的动作电位衰减。图 4-44 所示的为正常大鱼际肌重复电刺激波形图。

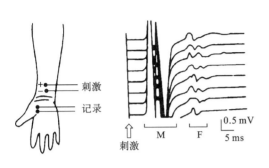

图 4-43　腕部刺激正中神经诱发的 F 波

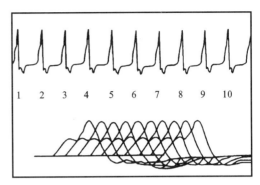

图 4-44　重复电刺激波形图

习　题　4

4-1　试证明标准导联和加压导联之间存在下述关系:

$$V_{\text{II}} - \frac{1}{2}V_{\text{I}} = \text{aVF}$$

4-2　试讨论选择威尔逊中心端电阻时应考虑的因素,说明电阻选得太大或太小的优缺点。

4-3　试设计一个在每次记录开始时自动校准心电图机的装置,定标信号用 1 mV 的标准脉冲。

4-4　试设计一个心电图机用的电极脱落检测电路,并说明其原理。

4-5　试设计一个右腿驱动电路,并标出所有电阻的数值。对于流经身体的 50 Hz、1 μA 的电流,要求共模电压必须减小到 2 mV,当放大器在 +12 V 饱和时,电路流过的电流不应大于 5 μA。

4-6　试设计一个心电图机导联选择电路,要求采用多路电子开关集成电路(如 4052 芯片)。

4-7　心电图机前级放大器在设计上有什么要求?

4-8　试设计一个心电图机走纸电机调速和稳速电路,要求采用锁相环技术。

4-9　脑电图有什么基本特征? 分别以什么方式表示?

4-10　脑电图机的放大电路与心电图机有何不同? 说明造成此差异的原因。

4-11　何谓特异性诱发电位? 临床上常用的诱发电位有哪几种?

4-12　设计一个脑电图机用的电极电阻检测电路,与心电图机中的电极脱电路相比有何异同? 为什么?

4-13 图 4-45 所示的为某同学所设计的心电放大器前级电路,是否合理? 你怎样修改此设计?

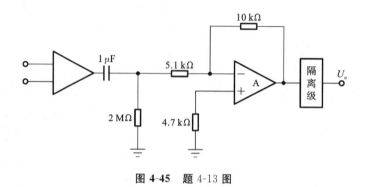

图 4-45 题 4-13 图

4-14 简述模拟式心电图机和数字式心电图机的主要区别。

4-15 文献调研和讨论:诱发电位提取的最新技术及实现。

4-16 文献调研与综述:心电检测技术与心电图机的发展历程。

第 5 章

血压和心音检测

血压是反映血流动力学状态的最主要指标之一。本章介绍了临床血压参数及意义；血压直接测量法；血压间接测量法，包括科氏音法、超声法、测振法；血压连续无创测量的；心音及心音图。

5.1　临床血压参数及意义

了解各个心腔和周围血管系统中的血压值，有助于医务人员确定心血管系统功能的完整性。测量血压的技术有直接的（侵入性）和间接的（非侵入性）两种。

心脏作为循环系统中的一个四腔泵，包括两个平行的泵系统——右侧心脏和左侧心脏。这两个泵及相关的瓣膜将肺循环和体循环分开。每个泵均有一个充盈腔——心房，这有助于充盈心室，提高泵血能力。人体循环系统模式图如图 5-1 所示。

左心室通过主动脉瓣向主动脉射血，随后血液通过动脉和小动脉的分支网络到达毛细血管。血流阻力由小动脉调节，而小动脉受局部神经和内分泌的控制。在毛细血管水平上，营养物质发生交换。然后，血液通过静脉系统返回到右侧心脏。右心房是右心室的充盈腔。血液充盈右心房，流经三尖瓣进入右心室，通过肺动脉瓣被泵入肺动脉。然后，流经肺动脉、肺小动脉、毛细血管和肺静脉到达左心房。在肺毛细血管中，氧气从肺泡扩散到血液，二氧化碳从血液扩散到肺泡。左心房是左心室的充盈腔。来自左心房的血流，通过二尖瓣进入左心室。当左心室响应心肌的电刺激而收缩时，血液通过主动脉瓣被泵入主动脉。

左、右两侧心脏所产生的压力波形和幅度有所不同。心脏收缩是由心肌受到电刺激所致的。电脉冲是由位于右心房窦房结中的特殊细胞产生的，这种电脉冲会迅速遍及两

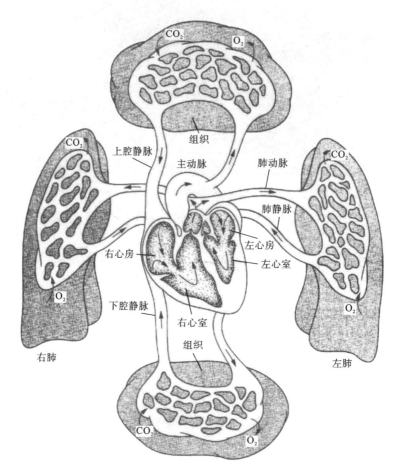

图 5-1　人体循环系统模式图

个心房。在心房和心室的交界处,电脉冲在房室结中经过短暂的延迟后,通过一个特殊的传导系统、希氏束、肯氏系统,在两个心室内部迅速传导,然后遍及两个心室内部。这种脉冲导致两个心室发生机械性收缩。心室肌的机械性收缩产生心室压力,迫使血液通过肺动脉瓣和主动脉瓣进入肺循环和体循环。

心血管系统血压分布图如图 5-2 所示。

5.1.1　常见的血压参数

血管内血液在血管壁单位面积上垂直作用的力称为血压。血压信号是随心动周期变化的动态时间函数。血液循环系统中各部位测量到的血压值是不同的,临床通常测量的有动脉血压和心脏各腔室的压强。心脏各处收缩压和舒张压及平均血压的常规范围如图 5-3 所示,动脉血压波形如图 5-4 所示。

心血管系统的压力测量,是人类生理压力测量中最重要的部分,其中动脉血压尤为重要。

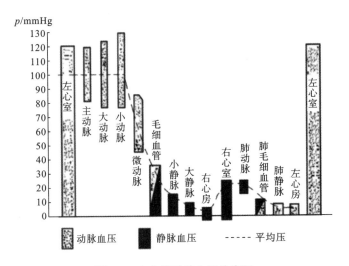

图 5-2　心血管系统血压分布图

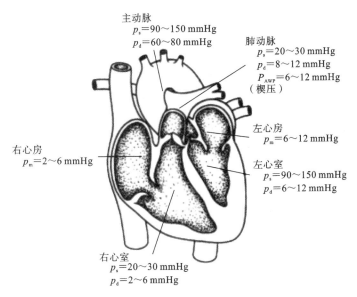

图 5-3　在心脏各处收缩压和舒张压及平均压的常规范围

5.1.1.1　收缩压和舒张压

心脏收缩时,动脉血压所达到的最高数值称为收缩压(Systolic Pressure,SP),它把血液推进主动脉,并维持全身循环。在心室收缩间期,心脏主动脉瓣开放,此时的动脉血压通常反映的是心室的机械运动;心脏扩张末期动脉血压所达到的最低数值称为舒张压(Diastolic Pressure,DP),它使血液能回流到右心房。而在心室舒张间期,心脏主动脉瓣关闭,此时动脉血压反映的则是从主动脉向外周血管系统的流动能力。收缩压和舒张压

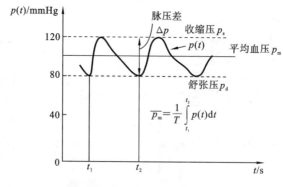

图 5-4　动脉血压波形

的差称为脉压差,它表示血压脉动量,这在一定程度上反映了心脏的收缩能力,是反映动脉系统特性的重要指标。

5.1.1.2　平均血压

平均血压(Mean Pressure,MP)是在整个心动周期动脉血压的平均值,即

$$p_m = p_d + \frac{p_s - p_d}{3} \qquad (5\text{-}1)$$

MP 通常用于评价整个心血管系统的状况。例如,整个心血管系统的阻力(SVR)便可用平均血压(MP)、中心静脉血压(CVP)和心排血量(CO)求得,即

$$SVR = \left(p_m - \frac{CVP}{CO} \right) \times 80 \qquad (5\text{-}2)$$

5.1.1.3　左心室血压

左心室血压(Left Ventricle Pressure)反映左心室的泵作用,心室压力曲线的上升沿斜率(dp/dt)反映了心室收缩初期的力度,作为心血管系统的重要功能指征,在舒张期,左心室血压一般低于 1 kPa(1 kPa≈7.5 mmHg)。舒张期末端压则代表了在射血开始前对心室的灌注压强。

5.1.1.4　右心室血压和肺动脉血压

右心室血压(Right Ventricle Pressure)和肺动脉血压(Pulmonary Artery Pressure)由右心室收缩引起,在正常血液循环中,这两种血压低于系统动脉血压。因为肺动脉循环阻力一般只有系统循环阻力的 1/4,因此,当患者出现严重的肺部疾病(如肺动脉狭窄、室间隔病变等)时,会出现肺动脉高压。

5.1.1.5　中心静脉血压

中心静脉血压(Central Venous Pressure,CVP)一般是指右心房、上腔静脉或锁骨

下静脉血液所给出的压强。静脉血压正常范围：右心房 $0\sim490$ Pa；上腔静脉或锁骨下静脉 $588\sim1176$ Pa。但比本身值更为重要的是其压强的趋向性。它提供有关循环血容量、脉管情况及右心房泵功能的信息。中心静脉血压的测量点靠近右心房，是静脉管的弹力与胸膜压力的总和。在胸膜腔内的绝对压力值低于 1 kPa（10 cmH$_2$O），胸膜压在正常情况下几乎与大气压相等。中心静脉血压是反映静脉系统血液容量（简称血容量）和静脉弹力的指数。当总的血容量与静脉弹性不变时，静脉血压随心脏功能的改变而改变。当心脏功能退化时，中心静脉血压升高，因此它是监视人体心脏衰竭的重要指标。

工程上相对于真空（零大气压）来测量压力，所测得的压力称为绝对压力。如果相对于大气压进行测量，所测得的压力则称为标准压力。标准压力彼此可以进行比较，两标准压力差称为压差，或称为相对压力。人体血液循环系统中是相对于大气压进行测量的，所以是标准压力。但在呼吸系统中，有时用标准压力，而在有些场合则采用相对压力来表示。

5.1.2 血压测量的参考点

人体除了器官和组织产生生理压力之外，还有因重力和大气压力产生的非生理压力。在有些测量中要求将生理压力与非生理压力分开。

大气压在人体中的分布是均匀的，当测量人体相对压力时，大气压变化不会影响测量结果。但是，当测量绝对压力时，大气压的变化就必须考虑了，即在测量过程中应随时标测当时的大气压。

重力效应较为复杂，如果忽略阻力和动力等因素引起的血压下降，则血液两点之间的压差等于重力位势之差，如图 5-5 所示，ρ 为两点间血液的密度，h 为两点的高度差，g 为重力加速度。显然每点所受的压力会因体位的变化而变化。

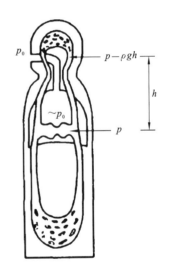

图 5-5　血液循环系统中不同体位的重力效应对压力测量的影响

在心血管系统血压分布中，右心房血压最稳定，几乎不受人体姿态变化的影响，这一重要特征，对于使人体在运动中保持循环系统的稳定起了很重要的作用。

当对右心房血压进行测量时，体位引起的血压变化很小，故临床大多在上臂进行血压检查是很恰当的，因为它几乎与右心房在同一水平线上。而在别的高度上测量血压时，应根据高度差进行校正。这样，右心房可作为血压测量的参考点，如图 5-6 所示。该参考点大致位于胸纵轴的中央处，具体位于胸腔左右第四肋之间的空间、中央肋软骨节前，离后背约 10 cm 处。此外，也可通过超声心动图精确确定从前胸壁到左心房之间的中间位置，这一结果提供了一个精确的参考点。

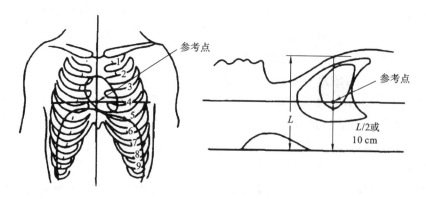

图 5-6　人体血压测量的参考点

5.2　血压直接测量法

5.2.1　血管外传感器测量血压

传感器置于体外的有创血压测量如图 5-7 所示,是一种用血管外传感器测量血液压力的测量方案。导管先连接到一个三通阀,然后再连接到传感器,导管中充满了生理盐水-肝素(抗凝药)混合液,且每隔几分钟必须外加压力,用该溶液作为冲洗液以防止导管端头(接触血液处)产生血凝。图 5-7 中的三通阀用于传感器调零与采样时选择。由于生理盐水均可导电,因此对传感器电隔离等性能均有严格要求。图 5-8 所示的为体外压力

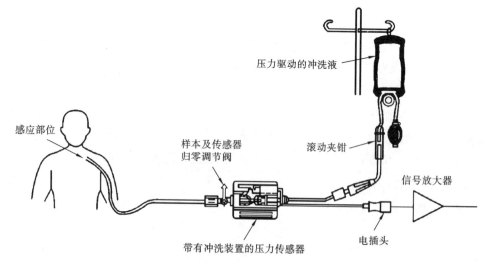

图 5-7　传感器置于体外的有创血压测量

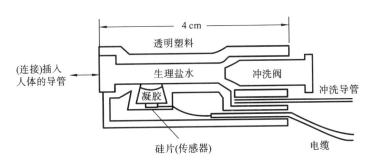

图 5-8　体外压力传感器的内部结构图

传感器的内部结构图,它采用了一种无毒透明塑料作为外壳,这样,一旦溶液中有气泡出现均可被观察到,生理盐水从静脉注射袋的一个透明管和传感器到达人体的测量部位。冲洗阀用于将血液从导管端部冲掉以防止导管端部产生血凝。有一个杆可以打开和关闭冲洗阀。硅片上有 4 个硅压敏电阻膜片组成的惠斯通电桥,用以测量溶液压力。根据安全隔离的要求,硅片不直接与盐溶液接触,而是通过生物相容性好的弹性硅胶与溶液接触。这样既可以避免患者因传感器而发生电击,同时也可以避免硅片因除颤时人体流过的电流而造成的破坏。医务人员可以通过外科手术暴露动脉或静脉,也可以经皮插入一种特殊的针或者线导引技术来插入导管。

5.2.2　血管内传感器测量血压

置于体内用于直接测量血压的传感器,通常有导管顶端压力传感器、光纤式压力传感器等。导管顶端压力传感器在压力源和传感元件之间不需要通过导管内液体的连接,因此测量压力时可以得到更高的频响和消除时延的影响。

导管顶端压力传感器可以使用各种应变片。这些应变片一般固定在柔性的膜上并安装在导管的顶端,而且大多按惠斯通电桥方式连接以解决温漂造成的影响。此外,还应满足电隔离、防脆裂的要求,以及能承受高压、高温条件下的消毒处理等。这种导管顶端压力传感器的缺点是比其他类型传感器贵,同时用过几次后容易破碎,从而造成每次使用成本的增加。

血管内传感器也可以选用光纤式压力传感器。图 5-9(a)所示的为一种光纤微尖端传感器,光纤束的一支连接到一个发光二极管(LED)光源,另一支连接到光电探测器。压力传感器顶端有一个薄金属膜固定在混合排放的光纤束的公共端。利用光纤束导入光线,射在导管端部的金属薄膜上。体内压力作用在金属膜上,压力改变时,膜发生形变,从而造成反射角的变化,将反射光(其光通量随反射角的改变而改变)由光纤束引出,透射到光敏器件上,可转换为相应的电信号,如图 5-9(a)所示。在小压力下,经精确设计,能使反射光强正比于膜片两边的压力差,如图 5-9(b)所示。

除了在血管内测量外,这类传感器还可插入心腔测量,如心内压测量。由于与人体是非电接触,因此光纤方式十分安全。

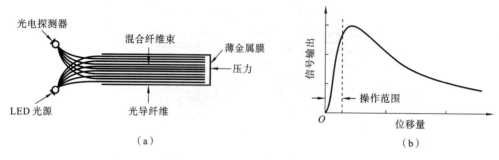

图 5-9 光纤微尖端传感器及其特性曲线

(a) 直接用于血管内测量的光纤微尖端传感器；(b) 光纤微尖端传感器特性曲线

5.2.3 血压测量误差

直接测压的目的是高精度测定人体各部位的血压波和血压值（SP、DP 和 MP），因此必须设法分析血压测量误差的来源，并采取相应的措施以尽量排除或减少各类血压测量误差。临床实践证明，采用心导管测量血管及心腔各部位血压时，血压测量误差的主要来源包括以下几种。

5.2.3.1 测压导管选择不当

直接测量血压的系统中，通过适当的近似，可以将导管-传感器系统建模为一个二阶集总参数系统模型。测压导管的长度、管径、导管壁的顺应性对二阶系统的动态性能有重要影响。

测压导管的管径应与测压部位的尺寸相匹配，导管过粗，不但导管难以插入所需的部位，而且可能引起血管的痉挛。管径和长度选择不当，致使自然频率 f_n 偏低、阻尼系数过高或过低，造成检测的血压波形失真，测压读数不准。在欠阻尼的情况下，压力波形的高频成分幅度被放大了；相反，在过阻尼情况下，高频成分被衰减了。当用一个欠阻尼系统测量通过狭窄心脏瓣膜的压力状况时，会造成对血压梯度的过分估计，这样可能会引起严重的后果。

图 5-10 所示的为血压波形畸变图。图 5-10(a) 所示的为用一个带宽从直流到 100 Hz 高品质传感器记录血压的实际波形。实际峰值压力近似 130 mmHg（17.3 kPa）（见图 5-10(a)）。在欠阻尼情况下峰值压力大约是 165 mmHg（22 kPa）（见图 5-10(b)），如果这个峰值压力被用于评估大动脉狭窄的严重程度，将会造成严重的临床误诊，最小压力也会引起误诊，因为最小压力达到 −15 mmHg（−2 kPa），但实际的压力值是 5 mmHg（0.7 kPa），同时在欠阻尼情况下血压波形还会有近 30 ms 的时延。过阻尼情况（见图 5-10(c)）有将近 150 ms 的时延，幅度衰减到 120 mmHg（16 kPa），而实际血压约为 130 mmHg（17.3 kPa），这种情况是因为在导管顶端有大的气泡或者血栓。

连接导管腔与血压传感器的管道，若采用可塑性较强的一般输液管，其管腔可能因

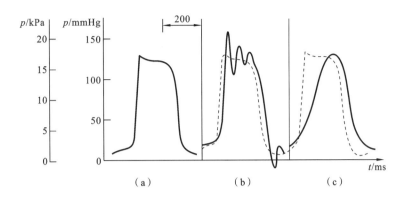

图 5-10　血压波形畸变图

（a）不失真；（b）欠阻尼；（c）过阻尼

血压的高低而舒张和收缩,也可能因外部物品挤压管道或管道扭动、弯曲或管外的振动而导致测压误差,即产生所谓的导管鞭形畸变(Catheter Whip Distortion),如图 5-11 所示。当心室导管出现在高脉动血流区域时,导管弯曲或被加速血流鞭打时就会发生导管鞭形畸变。这种畸变通过使用硬质导管或小心将导管安置在低流速区域就可以减到最小。

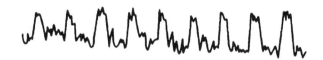

图 5-11　因采用可塑性较强的输液管导管导致的鞭形失真压力波形

5.2.3.2　导管端口方向的影响

导管送至心脏部分的血管中或心腔内时,其测压端口方向不同,也会导致测压误差。测压端口与血液流动的方向可能存在相同、相背、垂直或倾斜等不同情况,由于存在血液流动的"动压"值问题,将会导致不同的测量结果,如图 5-12 所示,v 为血流速度。

根据伯努利定理(Bernoulli Theorem),对大血管中血流动力学分析,单位容积流体的总能量 E 的计算公式为

$$E = p + \rho g h + \frac{1}{2}\rho v^2 \tag{5-3}$$

式中：v ——流速；

　　　p ——静压力；

　　　ρ ——密度；

　　　g ——重力加速度；

　　　h ——高度。

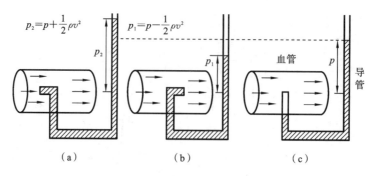

图 5-12 "动压"造成不同测压结果

(a) 测压端口与血流方向相同；(b) 测压端口与血流方向相反；(c) 测压端口与血流方向垂直

式(5-3)对理想流体(不可压缩,黏度为0)是成立的。式(5-3)第一项为静压力(要测的血压),第二项为重力势能,第三项为动能。若高度 h 不变,则动能的改变是引起压力改变的原因。若 $h=0$,则不考虑势能影响,动能的改变与导管开口处的线速度相关。

在图 5-12(a)中,测压管口正对血流方向,所测压力为 $p_2 = p + \rho v^2/2$,即实测值高于理论值。在图 5-12(b)中,测压管口与血流方向相背,测压管中的压力为 $p_1 = p - \rho v^2/2$,即实测值低于理论值。在图 5-12(c)中,测压管口与血流方向垂直,此时测压管中的压力为实测值与理论值相等。

5.2.4 静脉血压测量系统

静脉血压测量对帮助医务人员确定毛细血管血压和右心功能是很重要的。小静脉血压低于毛细血管血压。胸腔内静脉血压决定了右心室的舒张充盈压。中心静脉血压可在中心静脉或右心房测量。随着患者的呼吸运动,中心静脉血压在大气压附近上下波动,而胸腔外静脉血压比大气压高 $2\sim5$ cmH$_2$O($0.2\sim0.5$ kPa)。静脉血压以右心房血压为基准水平。

中心静脉血压是心肌功能的一个重要指标。在心力衰竭、休克、低血容量或高血容量状态,或者循环衰竭的情况下,通常需要监测外科或内科患者的中心静脉血压,以评估相应的治疗效果。它也是确定患者输液量的一个指标。

静脉血压测量的常用方法是,用一根大孔径针,经皮实施静脉穿刺,将导管穿过针孔插入静脉,并将其推进到目标位置,测量稳态或平均静脉血压,然后撤掉针。一根塑料管借助于三通阀与导管相连,必要时,临床医生可以输入药物或液体。通过连在静脉导管上的一个高灵敏度压力传感器,可以连续动态测量静脉血压。该传感器的动态范围比动脉测量所必需的动态范围要低一些。

当患者改变体位时,会出现需保持基线稳定的问题。当导管错位,或者导管被血块堵塞,或者导管头端碰到静脉壁时,均可引起测量误差。只有当血压随着呼吸明显波动时,才是可接受的静脉血压。正常中心静脉血压范围较宽,为 $0\sim12$ cmH$_2$O($0\sim1.2$

kPa),平均血压为 5 cmH$_2$O (0.5 kPa)。

食管测压术采用了类似的低压导管系统。液压毛细管输液系统以 0.6 mL/min 的速率注入液体,防止食管导管孔被密封。

5.3　血压间接测量法

血压直接测量法可提供血压波形的连续读数和记录,同时具有较高的精度,但是测量工作非常麻烦。一百多年来,人们都致力发展无创伤血压间接测量法。血压间接测量法简单易行,使用方便;其缺点是精度较差,只限于对动脉血压的测量,一般只能测量收缩压、舒张压两个数据而不能连续记录血压波形,对低血压的患者,如危重患者、休克患者的血压很难检测。因此,人们一直在不断努力寻求新的血压测量方法,最终目标是有一种高精度、能连续测量和自动化的血压测量方法。

血压间接测量的方法很多,其中最主要的一种方法是利用袖带充气加压阻断动脉后,再缓慢放气,在袖带下或动脉的远端检出脉搏的变化或血流的变化作为收缩压和舒张压的判据,也可把袖带压波动的形式作为判断依据。

5.3.1　科氏音法

1905 年,俄国人科罗特科夫(Korotkoff)创立了科罗特科夫音血压测量法(简称科氏音法),又称为听诊法(Auscultatory Method)。该方法认为动脉或完全受压的动脉并不产生任何声响,只有当动脉不完全受阻时才出现声音,因此可用声音的变化来确定人体的血压。

科氏音法原理图如图 5-13 所示。它由血压计袖带和听诊器组成,袖带内部由无弹性纤维覆盖的橡皮囊构成。把它绕在上臂的臂动脉或腿部的大腿动脉上一周,袖带与压力计及充气球相连。工作过程是通过充气球先给袖带充气,当袖带压超过动脉收缩压时,动脉管封闭,血流不通。然后打开针形阀使袖带压以 2～3 mmHg/s 的速度缓慢放气,当收缩压高于袖带压时,部分动脉被打开,血液喷射形成涡流或湍流,它使血管振动并传到体表的声音即为科氏音。科氏音的变化分为五个相,它由

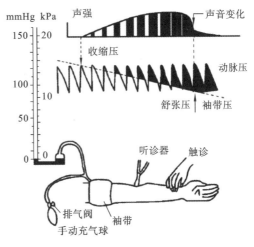

图 5-13　科氏音法原理图

放在袖带下、动脉上的听诊器听到，最初听到的"砰"音（称为科氏音Ⅰ相），代表收缩压；接着科氏音声音增高（Ⅱ相），达到最大声强（Ⅲ相），由于湍流在低沉的杂音后可出现"砰"声（Ⅳ相），随后声音变得轻柔无力，最后声音完全消失（Ⅴ相）。无声时的压力，即提示为舒张压。袖带必须能对整个宽度产生平稳的压力，即在袖带充气时必须不膨胀或产生位移，以免产生误差读数。由于多种原因，这种方法测量精度较低。

5.3.2　超声法

超声法的原理是利用超声波对血流和血管壁运动的多普勒效应来检测收缩压和舒张压。图 5-14 所示的为血压的超声测量法原理图。在袖带下安放一个超声传感器。8 MHz 的振荡源加到发送晶片上，产生 8 MHz 的超声波；当超声波遇到运动着的血管壁时，其回波发生频移，回波由接收晶片接收后，经放大和鉴频电路检波得到正比于频偏（频率偏移的简称）的信号。它与血管壁运动速度和血流速度成比例，频偏为 40～500 Hz。此值再由音频放大器放大，最后得到一个音频输出。

当一个静止的声源发出的声波被一个运动的物体反射时，反射声波的频率为

$$f_D = f_T + \frac{2v}{c} f_T \tag{5-4}$$

式中：f_T——发射声源的频率；

$\quad v$——运动物体与声源相向运动时的速度；

$\quad c$——声波在介质中的传播速度；

$\quad f_D$——反射声波的频率。

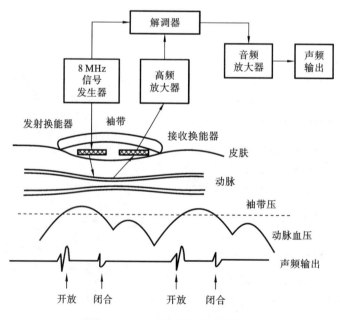

图 5-14　血压的超声测量法原理图

这种由运动物体反射的声波频率偏离声源频率的现象称为多普勒效应,频率的偏移量称为多普勒频移(简称频移),即

$$\Delta f_{d} = f_{D} - f_{T} = \frac{2v}{c} f_{T} \tag{5-5}$$

频移 Δf_{d} 与运动物体相对声源的运动速度成正比。

当袖带压力增加到超过舒张压而低于收缩压时,动脉内的血压在高于或低于袖带压力间摆动。在血管被阻断期间,血管壁静止不动,所以无频移产生。这时 $f_{D} = f_{T}$,$\Delta f_{d} = 0$,故无音频输出。在刚好低于或高于袖带压的时刻,由于血流及管壁运动速度快,所以产生较强的频移信号,因而能检出音频输出。因此,随着每次心搏血管呈现开放和闭合状态,借助于超声系统就能把这种开放和闭合状态检测出来。

在一个心动周期内,随着袖带压力的增大,血管的开放和闭合的时间间隔随之减小,直到开放和闭合两点重合,该点即为收缩压。相反,当袖带压力减小时,开放和闭合之间的时间间隔增大,直到脉搏的闭合信号与下一次脉搏的开放信号相重合,这一点可确定为舒张压。此时血管在整个心动周期中都是开放的。超声测量法的优点是它的适用范围比较广,缺点是被测对象身体的活动可以引起传感器和血管之间超声波途径的变化。

5.3.3　测振法

测振法是通过建立收缩压、舒张压、平均血压与袖带动脉血压波的关系来测量血压的方法。

5.3.3.1　测振法原理

测振法血压测量原理图如图 5-15 所示。设 p_{a} 为动脉血压,p_{c} 为袖带动脉血压,当袖带内静压力大于收缩压时,动脉关闭,袖带内因近端脉搏的冲击而出现小幅度的振荡波;当静压力不大于收缩压时,波幅开始增大;当静压力等于平均动脉血压时,动脉管壁处于去负荷状态,波幅达到最大。当静压力小于平均动脉血压时,波幅逐渐减小,在静压力小于舒张压以后,动脉管壁在舒张期已充分扩张,动脉管壁刚性增加,波幅又维持较小幅度。

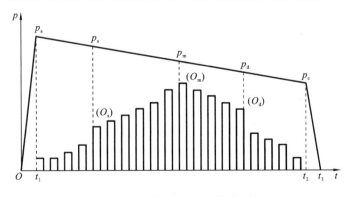

图 5-15　测振法血压测量原理图

在图 5-15 中,一开始气泵快速对袖带充气,一般充气压(p_b)高于收缩压(p_s)30 mm-Hg 后开始缓慢放气,脉搏波从无到有,其包络形成钟形变化,当检测不到脉搏波时袖带快速放气。在系统设计中针对不同的个体,关键是有效地控制[t_1,t_2]段袖带的放气或充气速度。放气过程中实际连续记录的脉搏波的脉动成分呈现抛物线包络,如图 5-16 所示,在点 1 处检测到收缩压,此处对应的振荡波幅度有一个跃变,振荡波幅度增加到最大值对应点 2 的血压为平均血压。

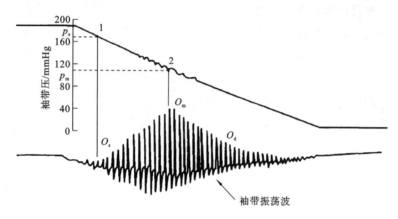

图 5-16　示波法原理图

基于测振法的血压测量系统结构框图如图 5-17 所示,主要包括四部分,即气动控制部分(袖带充气泵、放气阀和排空阀)、压力传感器、放大滤波电路(分离出压力信号和脉搏波信号)、多路模/数转换电路、单片微处理器(完成控制及血压的判别算法)。

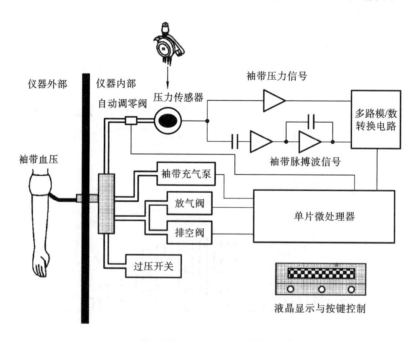

图 5-17　基于测振法的血压测量系统结构框图

5.3.3.2 测振法血压判定方法

测振法的关键在于找到放气过程中连续记录的脉动的包络及与动脉血压的关系,即从脉搏波构成的钟形包络中识别特征点以获取血压,目前主要采用以下两种方法。

1. 固定比率计算法

测振法在放气过程中连续记录脉动包络的最大幅度与动脉平均血压有相关性,即袖带内振动信号幅度达到最大值时对应的袖带压为平均血压,该准则目前已基本得到公认。固定比率的计算步骤(见图 5-18)是:首先,寻找脉搏波钟形包络的顶点 O_m,其对应的袖带压 p_m,即为平均血压;其次,在包络线上升沿存在一点 O_s 和下降沿存在一点 O_d,分别对应收缩压 p_s 和舒张压 p_d,O_s 和 O_d 的大小可根据如下经验公式求得,即

$$\frac{O_s}{O_m} = 0.75 \tag{5-6}$$

$$\frac{O_d}{O_m} = 0.80 \tag{5-7}$$

临床实际测量中,上述经验公式中的取值变化范围较大,式(5-6)为 0.3~0.75,式(5-7)为 0.45~0.9,具体取值由大量临床样本统计得到。目前设计中大多采用该方法,但由于公式中的固定比率是统计量,个体差异造成的误差是显著的。

2. 突变点准则

根据脉搏波包络中点 O_s、O_d 的变化陡度较大而 O_m 变化最小的特点,对脉搏波包络进行微分,从而分别得到对应的收缩压(p_s)、舒张压(p_d)和平均血压(p_m)。图 5-18 所示的为脉搏波包络的微分图谱及对应收缩压、舒张压、平均血压的特点。其中对应于舒张压的脉搏波包络的微分为正,对应于收缩压的脉搏波包络的微分为负,而对应于平均血压的脉搏波包络的微分为零。由于背景噪声和个体差异,给特征点的确定带来困难。

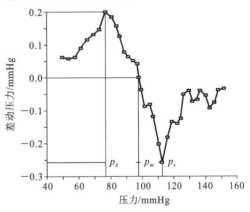

图 5-18　脉搏波包络的微分图谱及对应收缩压、舒张压、平均血压的特点

5.4　血压连续无创测量

前面所述的血压无创测量(NIBP)技术实际上是定时测量,在两次 NIBP 定时测量之

间的时间段上发生的血压突然变化就会被遗漏,直到下一次 NIBP 定时测量。如果在两次 NIBP 定时测量之间,患者的血压发生了突然变化,血压的连续测量就能够检测到这个变化,并且启动 NIBP 来确认血压的变化。血压连续测量可以在 NIBP 监护中获得更有价值的应用。把血压的连续测量技术和 NIBP 定时测量结合起来,可以提供更加可靠的血压监护。

血压连续无创测量,是在每个心动周期内完成血压的测量,故又称为逐拍无创血压测量。还有许多方法一直在探索中,尚待临床认可。

5.4.1.1 张力测量法

张力测量法的基本原理是,当具有内压的血管被外部物体部分压扁时,血管壁环向应力被移除,使内部压力和外部压力相等。

基于张力测量法的血压测量仪的理想化模型如图 5-19 所示,当一个具有内在压力的动脉管被外在物体施力 F 时,部分压扁其动脉管壁使其周边应力 T 发生变化,方向是与外力 F 正交的方向,该方向的力相互抵消。当外力达到某一定值时,内压力等于外力 F,这样通过测量外力 F(已知作用面积 A)便可得到动脉血压。张力测量法通常选择底部贴近坚硬的骨组织的浅表动脉进行测量。常用的被测动脉有桡动脉、颈动脉和股动脉。使用张力测量法精确测量血压必须解决好两个关键技术:一是压力传感器必须足够小,且能精确定位在被测动脉被压扁部位的正上方;二是在压力传感器上提供一个大小合适且持续可调的下压力,为被部分压扁的被测动脉提供相对足够大的压扁管壁面积。压力太大会将血管彻底压闭,压力太小又不能保证足够大的压扁管壁面积以消除管壁张力的影响。

基于张力测量法的血压测量仪的原理图如图 5-20 所示。基于张力测量法的血压测量仪由气压盒、手动充气橡皮球、压力传感器、液晶显示器等组成。张力传感面置于手腕桡动脉上,压力传感器是一个在硅基片上蚀刻的传感器阵列(约 $10~\mu\mathrm{m}$ 厚的膜),共计 30个压敏电阻单元,每个压敏电阻直径小于被测动脉的直径,频响大于 50 Hz,迟滞小于 1.0%。压力盒中的气压通过压力传感器膜使血管压扁,动脉血压由处在血管中心位置的传感器单元测得。使用这种方法,一般来说每次测量时无须再定标。所存在的问题是,在

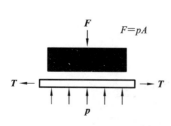

图 5-19　基于张力测量法的血压
测量仪的理想化模型

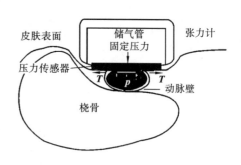

图 5-20　基于张力测量法的血压
测量仪的原理图

长期测量中,手腕运动等原因会使测量精度受影响。

基于张力测量法的压力测量技术除了应用于血压测量系统外,还在人体其他压力测量中得到了应用。例如,基于张力测量法的眼内压力测量已获得成功,并已形成了多种系列的临床应用产品。

5.4.1.2　容积钳制法

动脉容积钳制法的设计原理图如图 5-21 所示,当施加于血管壁的压力在某一时刻等于血管内的压力时,血管壁的直径不随血压的波动而变化,而处于恒定容积的状态。在这种恒定状态下,相应的外加压力就等于血管内压力,可以实现血压无创测量。

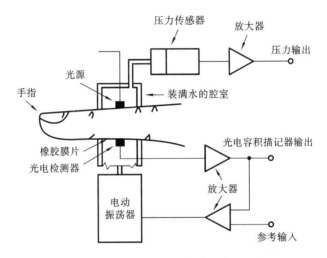

图 5-21　动脉容积钳制法的设计原理图

实现过程需要有一个随动压力跟踪系统,根据血压波动,时刻调节外加压力使血管壁处于恒定容积状态。检测外加压力信号,就可以得到动态的血压数据。该原理中的关键技术是确定随动系统的参考值,即在何种情况下血管壁都处于恒定容积的状态,使血管壁的透壁压为零。恒定容积法的测量部位在手指端。血管容积的测定是通过光电描记法来实现的,LED 作为发光源,光电检测器检测光线通过组织后透光率的变化发现血管容积的变化。该方法的优点在于可以提供逐拍的血压连续测量。在连续跟踪血压动态变化能力上,该方法是一个有效的血压连续无创测量方法。

具体测量方法是,在指端戴上一个可充气或充液的指套,调节指套的压力值,使血管容积保持恒定,即获得最大脉搏波,此时动脉处于卸载(Unloading)状态。脉搏波的变化由红外光检测,并反馈至气压或液压系统,通过电动振荡器不断对指套压力进行调整,这样指套压力始终等于动脉血压。该压力值由压力传感器测得。

5.4.1.3　脉搏传递时间测量法

脉搏传递时间(Pulse Transmit Time,PTT)是指动脉脉搏从心脏收缩开始(ECG 检出 QRS 波)传到某一分支动脉之间的时间差。脉搏传递时间测量法基于流体力学中管网内压力的传递速度与各点压力之间存在某种函数关系的原理,将收缩压与脉搏传递时间建立一组相关公式,据此测算出收缩压,并进一步估算出平均血压和舒张压。脉搏波速度(Pulse Wave Velocity, PWV)通常由 PTT 计算得到。在动脉的开始端(锁骨下动脉)和结束端(股动脉)检测脉搏,可以计算出两个信号之间的时间差,已知主动脉的长度(用胸骨上切迹和腹股沟之间的距离估计),即可计算出主动脉 PWV。一般来说,血压升高,脉搏沿动脉的传播速度增加。检测到相关的脉搏波波形后,再用参考方法校正,即可得到绝对、连续的血压测量值。

利用脉搏传递时间测量法来检测人体血管血流动力学参数是最理想的检测手段。实验结果表明,PWV 可以可靠地跟随血压变化,但不能给出血压的绝对值。对脉搏波的测量可以通过将压力检测探头置于动脉脉动最明显处,下压血管于骨骼上直至动脉表面被压平,探头所记的压力就是真实的动脉内压力。

5.5　心音及心音图

人体器官按一定的规律运动时,产生的振动可能会发出声音信息。这些声音信息往往携带了相关器官的许多生理和病理特征,因而检测生理声音信息具有重要意义。

心脏听诊可为临床医生提供有关心脏功能完整性的有价值信息。临床医生比较心音与心动周期中机械和电活动之间的时序关系后,会获得更多的信息。

5.5.1　心音的机制和起源

当心脏跳动时,由于心肌收缩、瓣膜关闭和血液冲击的振动而产生的声音就是心音,而由心脏和邻近大血管内血液湍流和涡流所引起的振动音称为心杂音。心音与血压、心电波形之间有着密切的相关性。图 5-22 所示的为 4 种心音与心动周期中机械和电活动的相互关系。

第一,心音与心室收缩期间血液运动相关。随着心室的收缩,血液转向心房,推动房室瓣关闭,并产生相应的血液振动。第一心音还源于降主动脉根部和左心室之间的血液振动,以及主动脉瓣和肺动脉瓣处血液湍流引起的振动。第一心音分裂是三尖瓣和二尖瓣的关闭时间不同步所致。

第二,心音是在主动脉和肺动脉内,随着半月瓣的关闭,血流减速和反向流动而产生的低频振动。第二心音与心电图的 T 波结束同时发生。

第三,心音是由于从心房向心室快速充盈期突然终止,以及心室壁放松产生的相关振动。这种低振幅、低频率的振动,仅在儿童及某些成年人中可听到。

第四,心音是心房肌收缩而推动血流进入心室时产生的振动,也称为心房音。第四

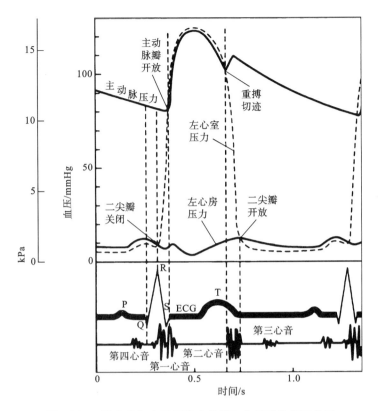

图 5-22　4 种心音与心动周期中机械和电活动的相互关系

心音一般听不到,但借助心音图可以记录到。

　　大部分杂音源于急速运动血流中的湍流。收缩早期,杂音在儿童中很常见,几乎所有成年人运动以后也常可听到。异常杂音可能是主动脉瓣、肺动脉瓣和二尖瓣狭窄或关闭不全(漏血)所致。测量时,注意它们在心动周期中出现的时间和部位,即可检测到。

5.5.2　心音的测量方法及仪器

　　心音的测量可分为心内心音测量和心外心音测量两种。心内心音测量是将微型心音传感器安装在心导管端部插入心脏或某些大血管内检测的心音。心外心音测量是在胸壁外表面测得的。

5.5.2.1　听诊技术

　　心音从心脏和大血管经过身体组织传到体表。由于传播路径的声学特性,声波被衰减而不是被反射。在最易压缩的组织中,如肺部和脂肪层,这种波状运动衰减最大。

　　对于各种心音,有几处最佳听录部位。在这些部位上,由于声音是通过固体组织传播的,且穿过充气肺部的厚度最小,所以心音强度最大。胸部有 4 个基本位置,源自 4 个瓣膜的心音强度最大,如图 5-23 所示。

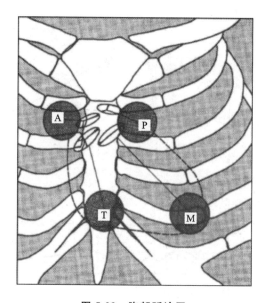

图 5-23　胸部听诊区

A—主动脉瓣区；P—肺动脉瓣区；T—三尖瓣区；M—二尖瓣区

心音和心杂音的振幅都非常小,频率为 0.1～2000 Hz,这可能导致出现两个问题:在声谱的低频段(低于 20 Hz),心音振幅在人的听觉阈值以下;在高频段,通常可完全听得到,因为人耳对这个区域最为敏感。然而,要想获得心音图,必须精心选择具有高频响应特性的记录设备。也就是说,用光束式、喷墨式或者数字阵列式记录器是足够的,而用标准笔式纸带记录器就不适宜。

因为心音和心杂音的振幅很低,所以必须将患者附近的外部噪声最小化。对于非卧床患者,标准方法是在专门设计的隔音室里记录心音图。患者活动引起的伪迹表现为基线漂移。

5.5.2.2　听诊器

听诊器是一种用来将心音从胸壁传递到人耳的医学仪器。由于使用者的听觉辨别能力和训练程度不同,常导致对声音的解释不同。此外,听诊器使用技术可以极大地影响感知的声音。

机械式听诊器放大声音是源于驻波现象,这种现象发生在声波的 1/4 波长上。图5-24所示的为听诊器的典型频率响应曲线,其表明,机械式听诊器具有不平坦的频率响应,并伴有许多共振峰。

电子听诊器有多种类型。这些装置具有可选择的频率响应特性,如"理想"的平坦响应、可

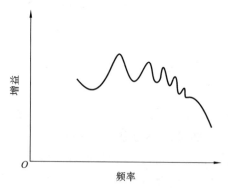

图 5-24　听诊器的典型频率响应曲线

选择带通、典型的机械式听诊器响应。电子听诊器其他重要的性能包括轻便性、便利性及与机械式听诊器的相似性。

5.5.2.3　心音图

心音图(Phonocardiogram, PCG)用于记录心音和心杂音。它不仅消除了人们对心音或心杂音的主观理解,而且还可以将心音和心杂音分别与心动周期中的机械和电活动做对比,使评估心音和心杂音成为可能。在患者的临床评估中,许多其他与心脏相关的变量可以和心音图同时记录。这些变量包括心电图、颈动脉脉搏、静脉脉搏和心尖搏动图。利用频率响应为 0.1～100 Hz 的低频微音器,可间接记录颈动脉脉搏、颈静脉脉搏和心尖搏动图。心脏病专家根据波形变化和一些时间参数来评估心音图记录的结果。

习　题　5

5-1　简述血压直接测量的基本原理,并说明血压直接测量法中传感器置于体内和体外两种情况下各自的优缺点。

5-2　分析血压直接测量法中测量误差的主要来源及消除方法。

5-3　建立导管-传感器系统的二阶近似模型,并定量分析导管的物理参数对系统性能的影响。

5-4　画出带微处理器的自动化的无创血压间接测量系统的原理结构框图。

5-5　在血压直接测量中,导管送至心脏部分的血管中或心腔内时,其测压端口方向不同,"动压"会导致测压误差。试分析测压端口与血流方向相对、相同、垂直三种情况下,"动压"对测压误差的影响。

5-6　简述使用超声法进行血压无创测量的基本原理。

5-7　简述使用测振法进行血压无创测量的基本原理。

5-8　设计一个便携式血压间接测量系统,每 5 min 自动测量一次,可动态测量 24 h。画出系统的框图,包括电源、传感器、存储等部分,以及写出相应算法,并描述系统的操作方法。

5-9　文献调研和讨论:无创血压测量的最新技术及实现。

第 6 章

病房监护系统

本章主要介绍监护仪、中央监护系统、动态监护等的原理、组成、基本功能和性能，以及新技术应用、发展趋势，无创血氧饱和度检测，医学信号检测中的可穿戴设备简介等。

6.1 监 护 仪

监护仪是放置在床旁，直接通过传感器及连接电缆实现对被测对象的生命信息进行实时监测的医疗设备，并具备报警、数据存储等功能，根据其功能、性能和预期应用等，可分成多参数监护仪、单参数监护仪和中央监护系统等，同时又根据具体的应用科室再细分成手术室、重症监护室、急诊室及门诊等专用监护仪。

6.1.1 概述

监护仪的基本原理是，利用与人体接触的传感器与信号传导通路，将监测到的人体生命特征信号传送到模拟电路进行处理，再经过模/数转换后送入计算机，借助于软件及相关的算法获得人体生命体征的参数、相关指标及波形等，实现对人体生命体征信息的实时监护，包含特征识别、参数计算、自动诊断、数据显示、存储、回顾分析、传输、记录及报警等功能。

6.1.1.1 基本组成

监护仪的基本组成包括四个基本功能组件，即生命体征测量组件，主机及系统，生命体征测量组件与主机的连接接口，传感器、连接电缆与生命体征测量组件的接口。

1. 生命体征测量组件

生命体征测量组件主要包含针对心电、呼吸、体温、血压、脉搏氧饱和度、呼吸末二氧化碳等人体生命体征测量的各种测量组件,其中传感器、连接电缆、模拟电路和数字电路是信号获取的关键部分,模块软件及相关的算法是信号的获取及特征识别的核心,实现对信号的实时监测、特征识别及参数计算等。

2. 主机及系统

主机及系统主要包含主控板、显示模块、键盘、记录仪及运行软件、其他外部扩展设备等。其中,主控板在运行软件的控制下完成信号的获取、显示、存储、分析与处理、报警、记录、外部传输等,甚至进行外部远端数据的访问及显示等,构成对监测对象的信号及特征实时显示与高级处理。多参数监护仪的原理结构框图如图 6-1 所示。

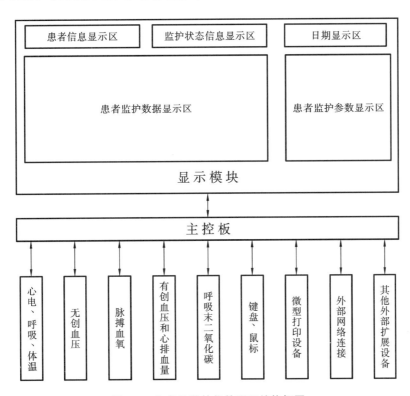

图 6-1　多参数监护仪的原理结构框图

3. 生命体征测量组件与主机的连接接口

生命体征测量组件与主机的连接接口是监护仪的关键接口,实现生命体征测量部件信息到主机的通道,有可靠性、实时性和自动识别等多方面的要求。生命体征测量部件有多个,生命体征测量部件与主机有双向通信的要求,因此需要对每个生命体征测量模块设置特征识别,便于主机进行针对性的操作。

4. 传感器、连接电缆与生命体征测量组件的接口

传感器是与被监测人体直接或间接接触的关键器件,并通过连接电缆实现与生命体征测量组件的连接,其中的连接形式分为硬连接和智能连接。

1)硬连接

通过传感器与人体接触与否、接触良好与否、信号质量识别或对传感器与生命体征测量组件连接与否等来识别传感器和连接电缆的状态,并给出相关的警示信息。

2)智能连接

通过埋植在传感器中的数字芯片,对传感器、连接电缆的状态进行识别,并给出警示信息。

6.1.1.2 主要功能

1. 生理参数监测功能

基于临床需求的生理参数监测功能,这是监护仪的基础和主要功能。

2. 生理信号波形与数据显示功能

对监测到的生理参数信息进行显示,包含波形、计算参数值、测量时间,以及可能的计算方法设置等,是需要实时完成的。

3. 生理信号及特征的短趋势显示功能

对于监测到的生理参数的计算值的当前值以及过去的数小时值,以一个趋势表的形式显示在屏幕上,实现与同步监测的趋势回顾,可以设置成 1 h、2 h 或 4 h 的时间段,实现短趋势的实时显示与观察。

4. 信息输入功能

对于被测对象的信息进行输入(包含姓名、年龄、性别、住院科室、住院号及患者状态等),同时还可以针对当前被测对象的监测状态(如发生的各类事件等)进行相关信息的录入。

5. 生理信息的趋势分析功能

对于存储的计算参数值进行回顾性的趋势分析,并具备长时间、短时间的编辑功能,对计算参数值的时间间隔进行调整,便于精细或粗略地观察监测参数的趋势信息。

6. 生理信号报警功能

可以多种方式实现设置生理报警阈值,包含集中设置、单独设置等。

生理报警模式又分为常规报警模式和智能报警模式两种模式。常规报警模式是当测量参数值超出设定的报警阈值时即刻发出报警;智能报警模式是当测量参数值超出设定的报警阈值时不是即刻发出报警,而是通过一个判别准则之后再发出或抑制报警。

7. 系统监控及技术故障报警功能

整机的状态监测(包含生理参数测量模块、主机、外部设备等相关模块),确保系统在正常状态下运行,以获得正确的监测数据和输出正确的报警信息。通过对构成整机系统的参数板、主控板、电源板等部件的当前工作状态进行监测,并根据所设置的阈值判别是否正常,最后给出异常的报警。

8. 波形与数据存储功能

可以对监护参数的波形和计算数据进行动态的实时存储,可以实现 24 h、48 h、72 h 甚至更长时间的连续存储。

9. 波形与数据打印功能

可以根据配置的微型打印机或网络、USB 连接的共用打印机,对选定的监护参数的波形和计算数据进行打印。

10. 波形与数据传输功能

可以通过有线网络、无线网络以及专用协议或通用协议将监测的所有信息上传到中央监护系统或其他应用系统。

11. 中央监护系统的控制功能

通过有线网络、无线网络与中央监护系统组成联网的监护系统,中央监护系统可以控制远端的床旁监护仪的设置,如对信号的通道、滤波、增益和报警等进行设置。

12. 信息处理及特殊计算功能

通过已经监测到的信息,或通过网络传输的信息,或通过键盘输入其他数据等,借助于特定的计算方法来实现血流动力学计算、肺功能计算、肾功能计算等特殊的计算功能,方便医务人员在实际应用中获得更有价值的二次计算参数,有利于进一步的诊断和治疗。

6.1.2　呼吸功能检测模块

常规的呼吸监护采用阻抗法原理。人体呼吸运动时,胸壁肌肉交变张弛,胸廓交替变形,肌体组织的电阻抗也随之交替变化,变化量为 $0.2 \sim 3$ Ω,称为呼吸阻抗(肺阻抗)。呼吸阻抗与肺容量存在一定的关系,肺阻抗随肺容量的增大而增大。阻抗式呼吸测量仪是根据肺阻抗的变化而设计的。监护测量中,呼吸阻抗电极与心电电极合用,即用心电电极同时检测心电信号和呼吸阻抗。电极安放方法与前面所述的"心电监护"相同。利用 L 和 R(或 L 和 RF)两个电极,将电极之间的阻抗作为待测阻抗 Z_x 接在惠斯通电桥的一个桥臂上,如图 6-2(a)所示。电桥的供电电源采用 $10 \sim 100$ kHz 的高频电源,这种电源的频率不会引起心脏的刺激作用。典型的呼吸波形如图 6-2(b)所示,频率为 $0.02 \sim 2.5$ Hz,阻抗检测范围为 $0.2 \sim 3$ Ω。

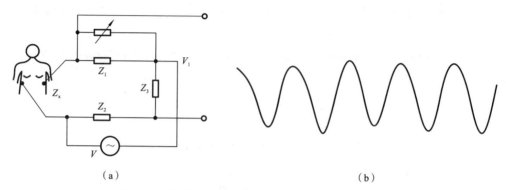

（a）   （b）

图 6-2 阻抗式呼吸测量仪的电路原理图及呼吸波形图

（a）电路原理图；（b）呼吸波形

6.1.2.1 检测电路

呼吸检测电路一般包含高频载波信号发生电路、加载与耦合电路、高频放大电路、解调与低频滤波电路、低频放大电路、数字化及控制电路等。一种呼吸功能检测电路如图 6-3 所示。

1. 高频载波信号发生电路

由单片机的 I/O 端口输出一个 $40 \sim 66$ kHz 的方波信号,占空比为 50%,在这段频率信号下的人体具有近似电阻特性,并通过 A_5 及外围的电阻、电容构成的高通滤波器,以及 A_1 及外围的电阻、电容构成的低通滤波器产生一个没有谐波分量的高频载波信号(近似正弦波)。为确保安全,载波信号的幅度不宜过大,不超过 6 V,则流过人体的检测电流不会超过 0.4 mA。

2. 加载与耦合电路

通过变压器(T_1)、电容等耦合形式实现与人体胸部的耦合,将高频载波信号加载到人体胸部的 Ⅱ 导联电极上(RA-LA),同时也将受人体因呼吸所引起的胸部起伏而调制的高频载波信号回传到相应的检测通道中(T_1、R_3、R_4、R_5、R_6),并进行高频信号放大,增益由 A_2、A_3 及外围电路构成,总增益约为 6。

3. 解调与低频滤波电路

利用二极管检波或同步解调方式实现对载有呼吸信号高频载波信号的解调(图 6-3

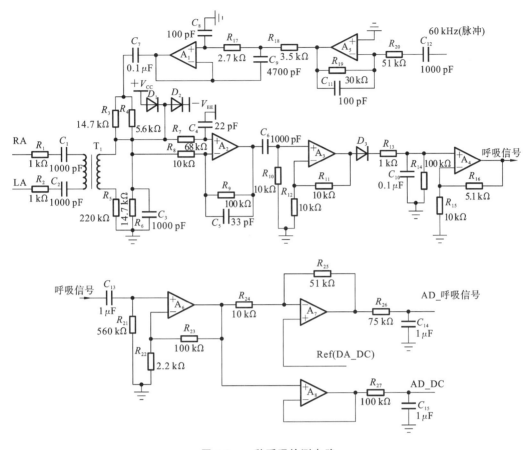

图 6-3 一种呼吸检测电路

中使用了检波和低通滤波完成了解调),以获得低频呼吸信号,由 A_4、D_3 等器件构成,增益约为 1.5,由此可知仍需后续的低频放大电路。

4. 低频放大电路

解调后的低频呼吸信号中包含较大的直流分量,通过一个频率为 0.3 Hz 的一阶高通滤波输入到后续的低频放大电路(由 C_{13}、R_{21}、R_{22}、R_{23}、A_6 等构成,是一个同相比例放大器,其增益约为 50)中,再由 R_{24}、R_{25}、A_7 和 R_{26}、C_{14} 等分别构成反相比例放大器和低通滤波器,输出最后呼吸波形,其中增益约为 5,因此低频放大电路总增益为 250,以确保针对呼吸波形检测的灵敏度。

5. 数字化及控制电路

通过 A/D 转换器获得数字化的呼吸信号(AD_呼吸信号)和直流信号(AD_DC),由 A_8、R_{27}、C_{15} 构成的直流电压获取电路用于直流偏置的反馈,并通过算法获得可能的信号幅度特征及反馈机制来调控直流偏置等,且通过 D/A 转换器输出 Ref(DA_DC),以获得最佳的呼吸波形。

6.1.2.2 呼吸波特征检测

检测过程中要对高限幅度阈值进行刷新。若当前值超过设定的高限幅度阈值,则用当前值取代原高限幅度阈值。若连续 5 个值都是增加的,则判别为上升沿,并进行局部极值的搜索,找到极值点 R_{max},所对应的时间为 T_{max}。

类似地,检测过程中也要对低限幅度阈值刷新。若当前值超过设定的低限幅度阈值,则用当前值取代原低限幅度阈值。若连续 5 个值都是减少的,则判别为下降沿,并进行局部极值的搜索,找到极值点 R_{min},所对应的时间为 T_{min}。

取相邻的各极值点之间的时间差,即

$$T_{max} = T_{max(n+1)} - T_{max(n)}$$
$$T_{min} = T_{min(n+1)} - T_{min(n)}$$

则

$$RR_i = \frac{2}{T_{max} + T_{min}} \times 60 \tag{6-1}$$

式中:RR_i——根据单个呼吸周期计算的呼吸率,单位为 b/m。

特征参数呼吸率 RR 的计算式为

$$RR = \frac{\sum\limits_{i=1}^{N} RR_i}{N} \tag{6-2}$$

式中:RR——N 个呼吸率的平均值,单位为 b/m;

N——参与的呼吸次数,通常是取 4、6、8 或 12 等不同的值,依赖于灵敏度。

6.1.3 体温检测模块

常规的体温(TEMP)监护采用热敏电阻传感器,可以实现连续的温度值显示趋势,温度的范围为 0~50 ℃。

6.1.3.1 检测电路

一种体温检测电路如图 6-4 所示。

1. 恒流源驱动

产生一个 40 μA 恒流源,并直接加载在外部的热敏电阻探头上,以获得依赖于热敏电阻的电压信号。由运算放大电路 A_1、三极管 T_3、电阻等器件构成一个具备同相输入、电流扩展的恒流源电路,有

$$I_d = \frac{V_{CC} - V_{Ref0}}{R_2}$$

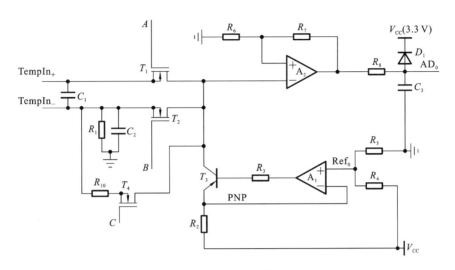

图 6-4　一种体温测量电路

2. 校零

设置一个零参考电阻 R_1，并将该电阻串接在热敏电阻中，通过模拟开关(MOS 管 T_1、T_2、T_4 的控制端 A、B、C，$A=0$，$B=1$，$C=0$)实现零参考电阻 R_1(电阻值一般取几百欧)的信号直接输入，从而获得零参考值 T_{zero}。校零的同时也消除了运放 A_1 可能产生负向电位对测量的影响。

3. 校准

设置一个校准电阻 R_{10}，再串接在输入电路中，并通过模拟开关(MOS 管 T_1、T_2、T_4 的控制端 A、B、C，$A=0$，$B=0$，$C=1$)实现校准参考电阻 R_{10} 的信号直接输入，从而获得校准电阻 R_{10} 所对应的 AD 值(T_{x0})，最终获得校准系数 RT_{coef} 为

$$RT_{coef} = \frac{R_{10}}{T_{x0}} \tag{6-3}$$

4. 温度信号的放大

热敏电阻与零参考电阻组成测量传感电路，通过模拟开关(MOS 管 T_1、T_2、T_4 的控制端 A、B、C，$A=1$，$B=0$，$C=0$)实现温度的信号输入($TempIn_+$、$TempIn_-$)，其中电容 C_1 与外部热敏电阻构成低通滤波器。电路增益由运算放大电路 A_2，以及电阻 R_6、R_7 决定。为了获得稳定的温度测量信号，电路增益取决于热敏电阻及其测量范围。温度信号由 AD_0 端口采集到的实际测量值 T_{x1}。因此，有

$$T_{out} = T_{x1} - T_{zero} \tag{6-4}$$

式中：T_{zero}——切换至校零时所采集到的放大电路输出值；

T_{x1}——当前采集到的实际测量值；

T_{out}——校零后的当前实际测量的输出值。

5. 传感器脱落识别

当温度传感器脱落时,相当于输入的电阻值是无穷大的,并由恒流源在输入端产生一个接近驱动电源的电压输入,再经同相比例放大,则在输出端产生一个接近电源电压的输出。由于限幅电路 R_8、D_1 和 V_{CC}(3.3 V)的作用,当输出 $V_{AD0} \geqslant 2.6$ V 时,可判断温度传感器脱落,反之可判断温度传感器连接正常。

6.1.3.2 数据处理

1. 热敏电阻值的计算

将 AD 值换算成电阻值,有

$$R_x = RT_{coef} \times T_{out} \tag{6-5}$$

用于后续温度-电阻数据表的查询。

2. 目标值的搜索

在 0~50 ℃的测量范围内,分辨率为 0.1 ℃,因此一共有 500 个数据组成 0~50 ℃的温度-电阻数据表,通过二分法,每次查询须进行 9 次比对(因为 $2^9 = 512 > 500$),才可完成目标值的确定,其流程图如图 6-5 所示。

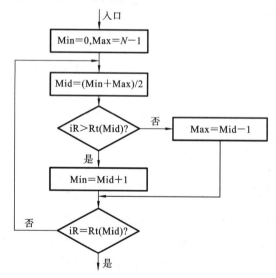

图 6-5 使用二分法查询温度-电阻数据表流程图

3. 温度值的转换

在图 6-5 中,Min、Max、Mid 分别为温度-电阻数据表的下标变量;iR 为当前的测量电阻值;Rt 为温度-电阻数据表中温度值所对应的电阻值。

温度值的转换

$$cT = n \mid Rt(n) \tag{6-6}$$

由 $Rt(n)$ 得到下标 n(见图 6-5 中的 Mid 值),根据 n 查表即获得 $Rt(n)$ 所对应温度值 cT,也即实现了电阻到对应温度的转换。

6.1.4　有创血压检测模块

常规的有创血压(Invasive Blood Pressure,IBP)监护是采用直接的压力测量原理。传感器采用了一次性或半可重复性的医用传感器,其灵敏度为 5 μV/mmHg/V,并借助于一个延长电缆线以实现与电路板的连接,其中波峰处的为收缩压,波谷处的为舒张压,相邻波峰(波谷)间的时间差为周期。血压范围为 −30～350 mmHg,频率为 0～22 Hz。另外,有创血压检测模块还可以用于检测静脉血压。

6.1.4.1　检测电路

有创血压检测电路如图 6-6 所示。

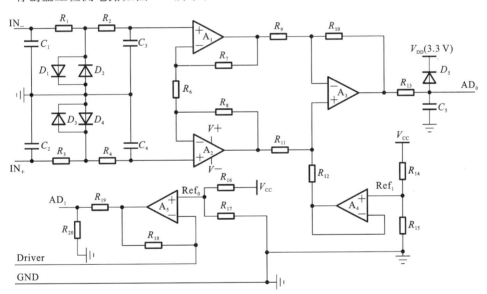

图 6-6　有创血压检测电路

1. 恒流源或恒压源驱动

由于压力传感器是一个压敏电阻电桥的电路,需要一个合适的恒流源来确保传感器的灵敏度,同时也等效于一个电阻,范围为 300～4000 Ω,因此,由一个运算放大电路 A_5、参考电压 Ref_0、传感器(Driver-GND)及电阻 R_{18} 等构成恒压源驱动电路。R_{18} 的取值范围为 240～300 Ω,确保 $\left(1 + \dfrac{R_{18}}{R_d}\right) \times Ref_0$ 不超过电源电压,有

$$I_d = \frac{V_{Ref0}}{R_d}$$

2. 传感器脱落识别

AD_1 采样值是作为传感器是否连接上的状态判别依据：当 $R_{19} = R_{20}$，且 AD_1 采样值不大于 $(1 + R_{18}/R_d) \times V_{Ref0}/2$ 时，判断传感器脱落；当 AD_1 采样值大于 $(1 + R_{18}/R_d) \times V_{Ref0}/2$ 时，判断传感器连接。由于传感器输入阻抗范围为 $300 \sim 4000\ \Omega$，这个阈值就取最大 $R_d\ (= (1 + R_{18}/4000) \times V_{Ref0}/2)$，以适用于所有的传感器应用。

3. 压力传感器信号的直流放大

通常采用一个三运放电路 A_1、A_2、A_3 构成仪表用放大电路，实现对压力信号的放大，增益设置为 60 倍，由 R_6、R_7 和 R_8 确定 $(1 + 2R_7/R_6$，其中 $R_7 = R_8)$，为了保证输出足够的零点压力偏移和输入 AD 端电压范围，在运放 A_4 的同相端输入一个 V_{Ref1} 的参考电压，对 A/D 转换的参考是 V_{Ref}，则

$$V_{Ref1} = \frac{V_{Ref}}{2}$$

同时在放大信号输送到模/数转换器之前，经过一阶 RC 低通滤波器，频率设置为 40 Hz。

6.1.4.2 数据处理

1. 特征波形检测

（1）当前压力脉搏波的差分值超过设定的正阈值，获取窗口；
（2）搜索局部极大值；
（3）对当前搏动的收缩期波形进行识别；
（4）对当前缓冲区的数据进行局部极小值的搜索；
（5）对当前搏动的舒张期波形进行识别；
（6）对正阈值进行刷新。

2. 收缩压计算

$$\text{SysPress} = \frac{\sum_{i=1}^{N} \text{SysPress}_i}{N} \tag{6-7}$$

式中：SysPress_i——第 i 个脉搏波的波峰处的压力值。

3. 舒张压计算

$$\text{DiaPress} = \frac{\sum_{i=1}^{N} \text{DiaPress}_i}{N} \tag{6-8}$$

式中：DiaPress_i——第 i 个脉搏波的波谷处的压力值。

4. 平均血压计算

$$MeanPress = \frac{\sum_{i=1}^{N} MeanPress_i}{N} \qquad (6\text{-}9)$$

式中：$MeanPress_i$——第 i 个脉搏波的积分均值，即

$$MeanPress_t = \frac{\sum_{t=0}^{T-1} Press_t}{T}$$

式中：$Press_t$——一个周期内脉搏波的第 t 个压力值；

　　　T——心动周期。

5. 脉率计算

$$PR = \frac{\sum_{i=1}^{N} PR_i}{N} \qquad (6\text{-}10)$$

式中：N——依赖于对测量响应时间的需要，可以是 4、8 或 16；

　　　PR——脉率，单位为次/min。

6. 静脉血压计算

$$VenousPress = \frac{\sum_{i=0}^{N} Press_i}{N} \qquad (6\text{-}11)$$

式中：N——依赖于静脉血压测量对响应时间的需要；

　　　$VenousPress$——静脉血压，单位为 cmH_2O 或 mmHg。

7. 软件滤波

在上述的硬件滤波中只保留一个 40 Hz 的滤波器。在应用中有创血压信号可以有多个滤波器，如 2 Hz、8 Hz、12.5 Hz、22 Hz 等，以确保各种预期应用。这些滤波是利用软件实现的。

8. 测量压力标明设置

有创血压计算原则上是分成脉动血压计算和平均血压计算，除上述介绍的基本血压外，还有主动脉血压、肺动脉血压、颅内血压、左房血压、右房血压、脐动脉血压、脐静脉血压、通用压测量等。

6.1.5　脉搏氧饱和度

脉搏氧饱和度（SpO_2）的监护是采用光谱吸收的间接测量原理，依赖于放置在人体

末梢(如手指、耳垂等部位)的红光光源、红外光源与接收传感器,利用人体末梢血液脉动对上述光源的不同吸收率而计算出的比值 r,并一一对应于不同的氧饱和度来实现测量。

$$r = \frac{\mathrm{Ir}_{AC}/\mathrm{Ir}_{DC}}{\mathrm{Red}_{AC}/\mathrm{Red}_{DC}} \tag{6-12}$$

式中:Ir——红外光信号;

      Red——红光信号;

      AC——脉动分量;

      DC——直流分量。

所获得脉搏波波形如图 6-7 所示,其中相邻波峰间的时间差即为周期。

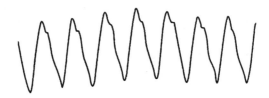

图 6-7 脉搏波波形

6.1.5.1 检测电路

硬件电路完成针对红光光源、红外光源的恒流源驱动,光电流信号的检测与放大及数字化等。因为光谱信号是脉动信号与直流信号的叠加,又因为一个模拟信号处理电路实现两路光源的检测,因此在现实中采用光调制的方式完成两路光信号的处理。调制频率是根据最大检测信号频率来确定的,一般取 100 Hz。其中传感器部分是外置的,并借助于一个延长电缆线实现与电路板的连接。

光电流放大及脉搏波放大电路如图 6-8 所示。

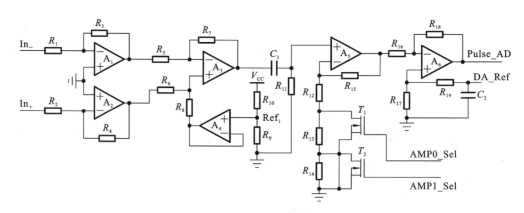

图 6-8 光电流放大及脉搏波放大电路

恒流源驱动电路如图 6-9 所示。

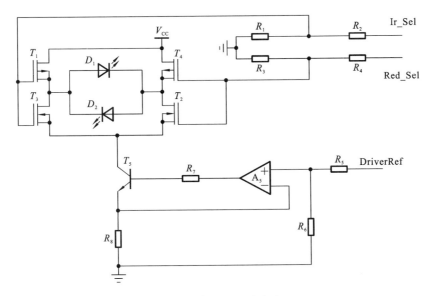

图 6-9　恒流源驱动电路

1. 传感器

脉搏氧测量传感器经过多年的发展,已由通用型单个红光管、红外光管及配对光电探测器演变成专用的红光集成对管、红外集成对管和配套的光电探测器。红光光源的中心波长是 660 nm,红外光源的中心波长是 940 nm,发光光源的中心波长误差将影响测量的准确性,要求限制在 ±5 nm 以内。

2. 脉冲式的恒流源驱动电路

发光管是电流驱动的器件,需要合适的恒流源来驱动以确保发光管的稳定性,并能根据透射光信号的强度进行调整。恒流源驱动电路由运算放大电路 A_3、三极管 T_5 及其负载 R_8 构成。DriverRef 是来自 DAC 的直流输出,并经两个电阻分压得到的反馈驱动电压。

3. 脉冲式发光管驱动桥路

由于多数脉搏氧测量的光源是采用红光集成对管、红外集成对管,这时对这个对管的驱动就需要采用由四个 MOS 管构造的桥路来实现,其中 T_1、T_2 构成一路,T_3、T_4 构成另一路,并通过来自微处理器端口的 Ir_Sel 和 Red_Sel 的高低电平交替来实现红光集成对管、红外集成对管的交替发光。

4. 光电流转换及信号放大

通常采用一个三运放电路 A_1、A_2、A_3 构成具有反相比例放大输入的仪表电路结构,实现对光电流信号的放大,增益设置为 200 倍左右,以确保第一级的电流转换到电压的信号幅度,其值由 R_1、R_2、R_3 和 R_4 确定,并等于 $-R_3/R_1$(其中,$R_1 = R_2$,$R_3 = R_4$,$R_5 = R_6 = R_7 = R_8$)。为了克服输出零电压偏移而影响到 ADC 电压范围,在运放 A_4(见图 6-8)的同相端输入一个 Ref_1 的参考电压。再通过一个 RC 高通滤波器,输入一个同相比例放大电路 A_5,设置为 2、4、8 可调整增益,由 R_{12}、R_{13}、R_{14}、R_{15} 及 T_1、T_2 实现调整。最后再输入到一个反相比例放大器 A_6,其中同相端输入一个来自 DAC 的采样信号,并经两个电阻串联分压的反馈,用于抵消反相端的直流电位,此级电路增益为 10,由 $-R_{18}/R_{16}$ 确定,最终实现脉搏波信号的不失真放大。

6.1.5.2 数据处理

1. 脉搏波峰值特征检测

当前脉搏波的差分值超过设定的正阈值和负阈值时,可以识别脉搏波的上升沿和下降沿。

搜索局部极值的方法是对正阈值、负阈值进行刷新。对当前缓冲区的数据进行局部极大值搜索以完成脉搏波的波峰识别,再对当前缓冲区的数据进行局部极小值搜索以完成脉搏波的波谷识别。计算相邻波峰-波峰、波谷-波谷间期。该搜寻过程可重复进行。

2. 基本参数计算

$$I_{xAC} = \frac{\sum_{i=1}^{N} I_{xAC}(i)}{N} \tag{6-13}$$

式中:x——可以取 Red 和 Ir,分别对应于红光和红外光的参数;

$\quad$ $I_{xAC}(i)$——第 i 个脉搏波波峰值与波谷值之差,$I_{xAC}(i) = I_{peak}(i) - I_{valley}(i)$;

$\quad$ N——依赖于对测量响应时间的需要,可以取值 2、4、8 或 16,这里可以按秒或脉搏
$\qquad$ 个数进行算术、加权或智能加权的平均计算方法。

$$I_{xDC} = \frac{\sum_{i=1}^{N} I_{xDC}(i)}{N} \tag{6-14}$$

式中:x——可以取 Red 和 Ir,分别对应于红光和红外光的参数;

$\quad$ $I_{xDC}(i)$——第 i 个脉搏波的周期平均值,$I_{xDC}(i) = \dfrac{\sum_{t=0}^{T-1} I_{xt}}{T}$;

$\quad$ N——依赖于对测量响应时间的需要,可以取值 2、4、8 或 16,这里可以按秒或脉搏
$\qquad$ 个数进行算术、加权或智能加权的平均计算方法。

3. r 值的计算

$$r = \frac{I_{IrAC}/I_{IrDC}}{I_{RedAC}/I_{RedDC}} \tag{6-15}$$

根据式(6-15)所计算的 r 值,在 $r\text{-}SpO_2$ 表中查询。查询获得的相应值即为设备显示的 SpO_2 值。

4. 脉率计算

$$PR = \frac{\sum_{i=1}^{N} PR_i}{N} \tag{6-16}$$

式中:N——依赖于对测量响应时间的需要,可以取值 2、4、8 或 16;

PR——脉率,单位为次/min。

5. 软件滤波

由于采用调制来获取脉搏信号,因此需要再使用滤波来恢复脉搏波,同时也需要滤波来消除外部的噪声。这里使用了以 Butterworth 滤波器设计的常用二阶低通滤波器,也可以采用其他的滤波器。

6.1.6　心电监测

监护仪中的心电监测电路与心电图机相似,但心电电极与心电图机的电极安放位置不同。监护电极一般安放在胸部,有三电极体系和五电极体系两种形式。监护仪中的心电电极的定义与心电图机相同,检测的波形相近。

6.1.6.1　心率计算

心率(Heart Rate,HR)计算是通过检测和准确定位 QRS 波来实现的,包括剔除心电波形的干扰,定位 QRS 波,计算 RR 间和心率。

剔除心电波干扰信号的方法有两种:一是通过低通滤波器抑制高频干扰信号,二是通过高通滤波器消除基线漂移。QRS 波的识别和定位通常是采用阈值方法获取的,先搜索局部最大值后取得初始阈值,再根据初始阈值获得 QRS 波并重新刷新阈值,进行下一个 QRS 波的识别。心率计算采用先进先出的堆栈方式,采用累计与常规统计方法进行计算。实时心率计算的基本流程如图 6-10 所示。

6.1.6.2　心律失常分析

心律失常(Arrhythmia)是心脏自律性异常或传导障碍引起的心脏搏动的频率或节律异常,如窦房结激动异常或激动产生于窦房结以外,激动的传导缓慢、阻滞或经异常通道传导等。心律失常可单独发病,也可与其他心血管疾病伴发。

心律失常的确诊大多要依赖心电图,通常采用模板匹配的方法进行心律失常分析,心律失常分析流程如图 6-11 所示。首先进行房颤分析,确定是否有房颤发生。如果没有房颤发生,则通过 R 波检测,逐心拍测量 P 波、QRS 波、T 波参数,以及 RR 间期、QRS 波面积等参数;对测量的参数进行模板匹配,并进行心拍分类;按照明尼苏达码的分类原则对心电图进行明尼苏达码编码;根据心拍分类结果和心电明尼苏达码编码结果进行心律失常分类。

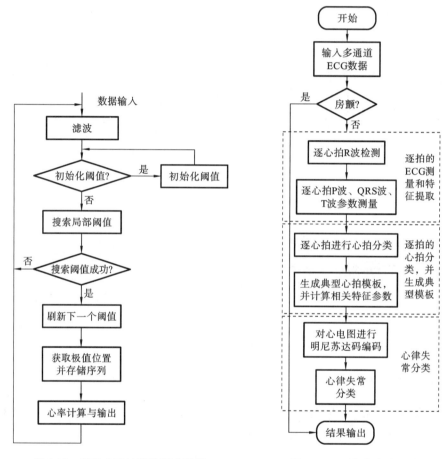

图 6-10　实时心率计算的基本流程　　　　图 6-11　心律失常分析流程

6.1.7　主控系统

主控系统实现临床信息的监测、获取,数据转换、传输、显示、存储,异常信息报警,人机交互等。主控系统通常包括中央处理单元、显示处理单元、通用接口单元、程序存储单元、数据存储单元、模/数转换单元、数/模转换单元、网络接口单元、PWM 接口单元、SPI接口单元、USB 接口单元、RS232 接口单元、JTAG 接口单元、供电单元等,如图 6-12 所示。主控板系统的功能连接框图如图 6-13 所示。

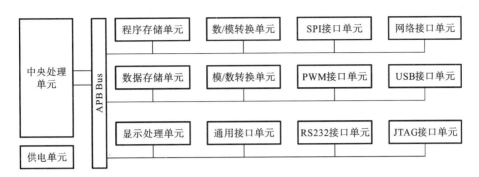

图 6-12　主控系统的功能结构框图

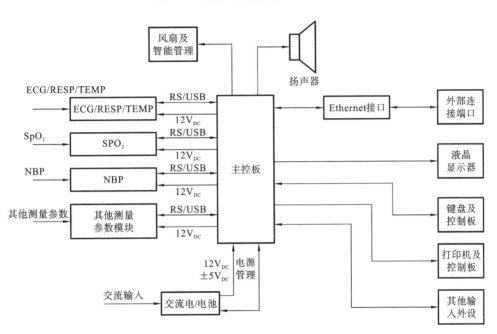

图 6-13　主控系统的功能连接框图

6.1.8　新技术发展及应用

6.1.8.1　麻醉气体监测技术

气体监测技术利用不同的检测方法监测患者呼出的气体,以评估患者的呼吸功能、循环功能和代谢功能。麻醉气体监测技术主要包括红外线吸收法、质谱分析法等。其中,红外线吸收法是最常用的方法。它利用 CO_2 分子对红外线的吸收特性来测定其浓度,在临床麻醉中有广泛应用,如协助诊断严重过敏反应、肺动脉灌注障碍等,并可用于监测术后患者的恢复情况。麻醉气体监测技术为医疗领域提供了一种重要的监测手段,有助于医生更好地了解患者的生理状况,在提升诊断效果方面起到了非常重要的作用。

麻醉气体监测的信息包括呼吸气体浓度实时值(麻醉气体浓度波形值)、吸入和呼出麻醉气体浓度值、吸入和呼出二氧化碳浓度值、吸入和呼出笑气浓度值、吸入和呼出氧气浓度值等。

6.1.8.2　麻醉深度监测技术

麻醉深度监测技术是利用现代信号处理算法对脑电信号进行综合计算,并智能识别临床麻醉深度的技术。利用头皮电极采集脑电活动信息,通过信号处理和智能算法,以某种评价指标的数值形式反映脑电活动的指标,该技术用于临床麻醉深度的监测。脑电双频指数(BIS)是目前使用最为广泛的指标,其数值范围为 0~100。当 BIS 值为 100 时,说明患者处于完全清醒状态;当 BIS 数值为 0 时,说明患者处于完全无脑电活动状态;当 BIS 值为 85~100 时,说明患者处于正常清醒状态;当 BIS 值为 65~85 时,说明患者处于镇静状态;当 BIS 值为 40~65 时,说明患者处于麻醉状态;当 BIS 值为 0~40 时,说明患者处于爆发抑制状态。

临床监测时,对实时采集的脑电信息进行分析,并给出评价指标的数值,辅助医生判断被监测对象的麻醉状态及意识。麻醉深度监测的信息包括双通道或四通道脑电波形、计算的特征参数。除了脑电双频指数,麻醉医生还可以使用听觉诱发电位来监测麻醉深度。

6.1.8.3　肌松监测技术

在临床上,麻醉患者使用肌松药后,对神经肌肉阻滞性质和效能的监测称为肌松效应监测,该监测对保证手术期间充分肌松及预防麻醉后因残余肌松而抑制呼吸均有重要意义。肌松监测技术的基本原理是采用电刺激神经,使其所支配部位的肌肉产生收缩与肌电反应。当对周围运动神经(如桡神经)施加一定强度的电刺激时,肌肉会因收缩而产生相应的肌力。通过在手指上安装加速度传感器,我们可以探测由电刺激引发的手指动态响应变化,进而评估肌肉松弛的程度。这种方法可以用来判断药物麻醉剂的效果。肌松监测技术实现的刺激与测量参数如下。

(1)刺激电流信号。最佳刺激电流,包含刺激电流大小和刺激持续时间。

(2)探测响应幅度。在最佳刺激电流下,探测响应幅度及其参考值。

(3)测量刺激模式。该模式分为连续四次刺激模式、双短强直刺激模式、单次颤搐刺激模式、强直刺激模式等。

6.2　中央监护系统

6.2.1　基本原理

利用装置在床旁的监护仪,由有线网络或无线网络、中央监护仪、中央控制系统及监护应用系统软件构成中央监护系统,用于监测患者的生命体征,包括心电图、呼吸频率、血氧饱和度、血压、体温等指标。可以实时监测患者的生理参数,并提供警报和提醒,帮助医务人员及时诊断和处理患者的病情,提高医疗安全和质量。中央监护系统的使用可以有效提高重症监护患者的生命体征监测和处理的准确性和时效性,避免了传统手动监测的局限性和缺陷。不仅可以提高医疗机构的管理水平,还可以减轻医务人员的工作负担,提高工作效率。此外,最新的中央监护系统还集成了医学数据管理和电子病历系统,提高医疗信息化水平和质量。

中央监护系统在重症监护室、手术室等医疗场所中发挥着非常重要的作用,是现代医疗设备中不可或缺的一部分,其作用主要包括以下几个方面。

(1)实时监测患者的生理参数:中央监护系统可以监测多个生理参数,如心电图、呼吸频率、血氧饱和度、血压、体温等,能够实时显示患者的生理状况,为医务人员提供重要的诊疗参考。

(2)提供警报和提醒:中央监护系统可以设置警报和提醒功能,当患者的生理参数发生异常或超出正常范围时,系统会发出声音或光亮信号,提醒医务人员及时处理。

(3)诊断和处理患者的病情:中央监护系统可以为医务人员提供更准确的诊断和处理信息,帮助他们更快速、更准确地判断患者的病情和给予相应的治疗措施。

(4)减轻医务人员的工作负担:中央监护系统可以对患者进行 24 h 不间断监测,减轻医务人员的工作负担,提高工作效率和工作质量。

(5)提高医疗安全性和质量:中央监护系统可以帮助医务人员及时发现和处理患者的生理异常,避免医疗事故的发生,提高医疗安全性。

6.2.2　基本组成

中央监护系统是一种通过将多个设备连接到一个中央控制台,并使用软件来监视和控制这些设备的系统。一般包含以下几个主要部分:床旁监护仪,有线网络或无线网络,中央监护站及相关软件,其他信息系统,专用记录仪或打印机等外部设备。中央监护系统的组成架构框图如图 6-14 所示。

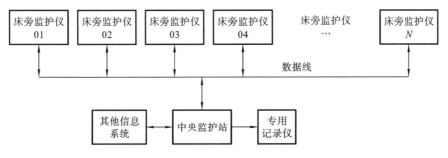

图 6-14　中央监护系统的组成架构框图

中央监护系统软件主要是由图 6-15 所示的功能模块组成的。其中非监护信息显示主要是针对如临床检验(IVD)、X 光、CT、MR 检查图片等信息的调用显示,可以实现多项检查信息的交互,为患者实时监护及状态判别提供更多的参考信息。

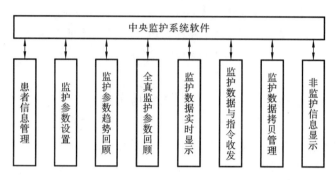

图 6-15　中央监护系统软件的原理结构框图

中央监护系统的连接方式分为有线和无线两种类型。有线中央监护系统通常采用多参数监测仪器,通过导线连接传感器和中央监护仪,可以实时传输患者的生理参数。而无线中央监护系统则采用无线传输技术,监测器和传感器之间无须使用导线连接,因此具有更大的灵活性和便捷性。

6.2.3　中央监护系统的特点及主要性能和参数

6.2.3.1　中央监护系统的特点

(1) 多参数监测:中央监护系统可以同时监测多个生理参数,如心电图参数、呼吸频率、血氧饱和度、血压、体温等,实时反映患者的生理状况。

(2) 实时警报和提醒:中央监护系统可以根据设定的参数范围,实时监测患者的生理变化,并在超出正常范围时自动发出声音或光亮信号,提醒医务人员及时处理。

(3) 可远程监控:中央监护系统具有远程监控功能,医务人员可以通过计算机、手机等终端设备对患者的生理参数进行实时监测和处理,方便医疗工作的管理和协调。

(4) 数据存储和分析:中央监护系统可以将患者的生理参数进行存储和分析,为医务人员提供更多的诊断和治疗参考。

(5) 准确定位和标识:中央监护系统可以通过患者的床头卡或手环等,对患者进行准确定位和标识,避免了患者信息的混淆和错误。

(6) 高可靠性和安全性:中央监护系统采用先进的技术和设备,具有高可靠性和安全性,能够在 24 h 不间断监测中保证数据的准确性和稳定性。

6.2.3.2　中央监护系统的主要性能和参数

(1) 床旁监护仪的全部功能和监护参数。

（2）心电诊断功能。

通过对心电特征识别、参数计算、基于心电分类原则的心律失常分析，以及所建立的诊断准则，对心电进行分析和识别，并给出诊断结果。

（3）其他辅助诊断功能。

其他辅助诊断功能包括心率变异分析、血流动力学计算、肾功能计算、呼吸功能计算、ICU 计算等。

6.2.4　关键组成部件

6.2.4.1　商用服务器或台式主机系统

该系统由装有操作系统的商用服务器或台式主机构成，具有足够大的程序运行空间和数据存储空间、微处理器，并配置适当的液晶显示器、专用微型打印机或一般商用打印机，以及键盘、鼠标等外部输入设备。

6.2.4.2　专用中央监护软件

采用专用中央监护软件在商用服务器或台式主机系统中运行，具备对 8、16、32、64 等数十个床旁监护仪所监测到的患者信息进行集中监护，并具备报警、数据存储、回放、编辑、打印等功能，同时还能对床旁监护仪的相关监护参数进行设置。

6.2.4.3　有线网络或无线网络连接设备

借助于有线网络或无线网络设备，实现床旁监护仪信息与中央监护系统的数据交换。

6.2.4.4　信息交换

1. 专用协议

各监护仪制造厂商都开发相关的中央监护系统，其中监护系统与床旁监护仪之间的联系是依靠专用协议完成的，因为竞争缘故，不同厂家之间没有兼容性。

2. HL7

HL7（Health Level Seven，卫生信息交换标准）组织是一家非营利性质的国际性组织，主要专注于开发和维护医疗卫生保健领域中临床和管理电子数据交换的标准。HL7 组织参考了国际标准化组织（International Standards Organization，ISO），采用开放系统互联（Open System Interconnection，OSI）的通信模式，将 HL7 纳为最高的一层，也就是应用层。

HL7 可以应用于多种操作系统和硬件环境，也可以进行多应用系统间的文件和数据交换。它是医疗领域不同应用系统之间电子数据传输的协议，主要目的是发展各类医疗信息系统(如临床、检验、保险、管理及行政等各项电子资料)间交换的标准,主要应用在医疗保健领域,特别是在住院患者急需的医护设施领域内进行及时的电子数据交换。

HL7 实现的功能主要包含信息交换(Message Interchange)、软件组织(Software Components)、文档与记录架构(Document and Record Architecture)、医学逻辑(Medical Logic)等。

HL7 包含 256 个事件、116 个消息类型、139 个段、55 种数据类型、408 个数据字典,涉及 79 种编码系统。

HL7 可以在不同的系统中进行接口的编址。这些系统可以发送或接收一些信息,包括患者住院/登记、出院或转院(ADT)数据、查询、资源和患者的计划安排表、医嘱、诊断结果、临床观察、账单、主文件的更新信息、医学记录、安排、患者的转诊及患者的护理。

HL7 可以采用点对点方式或 HL7 服务器方式实现。它采用面向对象技术,使用消息驱动,可以避免交叉调用的混乱。

HL7 标准是一种协议标准,用于不同医疗系统之间信息交换,也是目前医疗信息交换过程中使用最普遍的标准。

6.3 动态监护

6.3.1 基本原理

动态心电图监护又称为 Holter。通过让患者佩戴一个心电记录盒,记录该患者在 1 天(24 h)内正常活动状态下的心电,借助计算机的自动分析以及人工的辅助判读对这 24 h 的心电数据进行分析,从而得到被监测患者的心电状态,并做出诊断。同理,将上述的动态心电图监测改成血压监测,则称为动态血压监护。

6.3.1.1 动态心电图监护系统

动态心电图监护系统由 3 导、6 导或 12 导便携式心电记录盒和基于计算机的心电分析系统组成,其中心电记录盒能记录不低于 24 h 的心电数据。

6.3.1.2 动态血压监护系统

动态血压监护系统由便携式无创血压记录盒和基于计算机的血压分析系统组成,其中无创血压记录盒能记录不低于 50 次/24 h 血压测量的数据。

6.3.2 主要参数

6.3.2.1 动态心电

心电记录通道:单导、3 导、12 导心电记录。

记录时间:24 h。

心律失常分析。

ST 段分析:根据 24 h 的动态监护中不同状态下 ST 段的改变进行分析。

6.3.2.2 动态血压

1. 测量参数

测量次数设置:次数分布(白天/夜晚)。

测量间隔时间设置:间隔时间(白天/夜晚)。

2. 参数计算

收缩压、舒张压、平均血压、脉率。

3. 参数趋势分析

血压动态变化趋势图、直方图、饼图、散点图等。

6.4 无创血氧饱和度检测

人体血液中的氧含量是生命体征的重要参数之一,在手术麻醉过程中尤为如此。因此,血氧饱和度(SpO_2)作为常规监测指标之所以重要并被广泛采用,是由于它能连续、无创、实时提供患者体内氧合状况。

人体血液中的氧含量是生命体征的重要参数之一。血液中血氧浓度的最重要指标是血氧饱和度,它表示被氧结合的氧合血红蛋白(Oxygenated Hemoglobin,HbO_2)的容量与全部血红蛋白 Hb(Hb 由 HbO_2 与 HbR 两部分组成)的容量之比,即

$$SpO_2 = \frac{HbO_2}{HbO_2 + HbR} \times 100\%$$

(6-17)

式中:HbR——去氧血红蛋白(Deoxygenated Hemoglobin,HbR)。

血氧饱和度的测量技术分为有创测量和无创测量两种。有创测量是对血液抽样后进行血气分析。无创测量利用分光光度测定原理进行间接测量。无创血氧饱和度测量

技术由于能连续、无创、实时提供患者体内氧合状况,已经作为重要的技术被广泛采用。

6.4.1 无创血氧饱和度的检测原理

朗伯-比尔定律(Lambert-Beer Law),是光吸收程度的基本定律,适用于所有的电磁辐射和所有的吸光物质。根据朗伯-比尔定律,波长为 λ 的单色光在吸收物质中传播距离 d 后,其光强为

$$I(\lambda) = I_0(\lambda)\exp(-\varepsilon C d)$$

或

$$D = \ln\left[\frac{I_0(\lambda)}{I(\lambda)}\right] = \varepsilon C d \tag{6-18}$$

式中:I_0,I——入射光和透射光的强度;

$\quad\quad C$——光通过的物质浓度;

$\quad\quad d$——光通过的路径;

$\quad\quad \varepsilon$——吸收系数,是常数,与吸光物质的种类有关,同时还与入射光的波长 λ 有关;

$\quad\quad D$——吸光度(Absorbance),反映光通过吸收物质时被吸收的程度。

显然只测出入射光强 I_0 和透射光强 I 就能方便地得出物质浓度 C。

若物质中存在两种或两种以上的成分,要确定其成分含量及浓度,就要采用双波长或多波长的朗伯-比尔定律。为简单起见,只考虑两种成分的情况,即将波长的朗伯-比尔定律写为

$$\begin{cases} \ln\left[\dfrac{I_0(\lambda_1)}{I(\lambda_1)}\right] = D_1 = \varepsilon_{11}C_1 d + \varepsilon_{12}C_2 d \\ \ln\left[\dfrac{I_0(\lambda_2)}{I(\lambda_2)}\right] = D_2 = \varepsilon_{21}C_1 d + \varepsilon_{22}C_2 d \end{cases} \tag{6-19}$$

式中:D_1,D_2——波长为 λ_1 和 λ_2 的光通过物质时测得的吸光度;

$\quad\quad C_j$——物质 $j(j=1,2)$ 的浓度;

$\quad\quad \varepsilon_{ij}$——物质 j 对于 λ_i 的吸收系数。

由式(6-18)解出 C_1 和 C_2,这样动脉血液中的血氧饱和度为

$$\mathrm{SpO_2} = \frac{C_1}{C_1 + C_2} = \frac{\varepsilon_{22}D_1/D_2 - \varepsilon_{12}}{(\varepsilon_{22} - \varepsilon_{21})D_1/D_2 + (\varepsilon_{11} - \varepsilon_{12})} \tag{6-20}$$

从式(6-20)可以看出,对 λ_1 和 λ_2 两者的合理选取至关重要,为此首先必须知道所测物质中所含成分的吸光系数随波长的变化。

由于血液中不同成分对同一种光线的吸收率各不相同,通过测量穿过血液中不同光线的衰减程度,可换算出血液中不同成分的含量。这就是无创血氧饱和度的检测原理。

6.4.2 无创血氧饱和度的检测方法

当用光垂直照射透过人体手指末端时,若在另一端用光电管接收(光电管输出的电

流与光强成正比),则发现光的强度明显减弱,血液中氧合血红蛋白(HbO$_2$)与去氧血红蛋白(HbR)对不同特定波长光的吸收率相差很大,如图 6-16 所示。

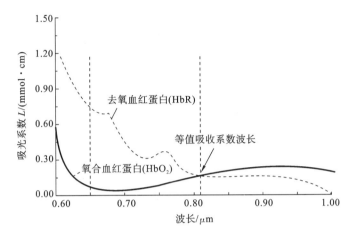

图 6-16　血红蛋白对红光和近红外的吸光系数曲线

　　为提高检测灵敏度,一般应选用吸光系数差异较大的两种波长光。由于在红光区,HbO$_2$ 和 HbR 的光吸收程度差别很大,因而血液的光吸收程度极大地依赖血氧饱和度的大小。而在近红外光区,则其光吸收程度差别较小,因此不同血氧饱和度的血液光吸收程度主要与两种血红蛋白含量的比例有关。从氧合血红蛋白(HbO$_2$)与去氧血红蛋白(HbR)对红光与近红外光的吸光系数曲线(见图 6-17)分析,可选定两类光波长,即红光波长为 $\lambda_1 = 650$ nm 和近红外光波长为 $\lambda_2 = 805$ nm。因此,只要测定两路透射光强以及由于脉搏搏动而引起的透射光强变化量,并根据相关吸光系数,代入式(6-20)就可以计算出动脉血液的血氧饱和度。

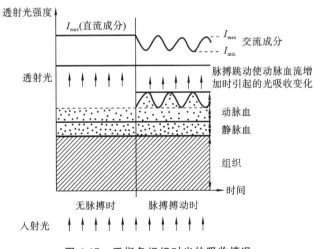

图 6-17　手指各组织对光的吸收情况

脉搏血氧测定法假设组织模型由两部分组成:无血组织(皮肤、骨骼、静脉血、其他组织等)表现为固定的光吸收程度,为图6-17中的直流成分;而动脉血(由氧合血红蛋白和去氧血红蛋白组成的动脉血液)则为脉动变化的光吸收程度,即为图6-17中的交流成分。交流成分的波峰与波谷对应的是心血管系统的收缩与舒张,因此它对应的是动脉血液中脉动的部分。这是一个与时间相关的量,而其余部分与时间无关,即出现光容积脉搏波,如图6-17所示。在图6-17中,假定组织的脉动仅仅是由动脉血液引起的,其结果导致光程的改变,使输出光强信号被调制而改变。

脉搏波传感器接收的信号中包含两种成分,分别以直流成分(DC)和交流成分(AC)的形式存在。可用电路的方法加以区分,以便获得动脉波动的血液信号和参考直流信号。当动脉搏动、血管舒张、动脉血的容积发生变化时,假设导致动脉血的光程 d 增加了 Δd,而舒张期的吸收作为背景吸收保持不变光程 d,这时相应的透射光强由 $I(\lambda)$ 变化到 $I(\lambda)-\Delta I(\lambda)$,则式(6-18)可写为

$$\Delta D = \ln\left[\frac{I(\lambda_1)}{I_0(\lambda)}\right] - \ln\left[\frac{I(\lambda)-\Delta I(\lambda)}{I_0(\lambda)}\right] = \ln\left[\frac{I(\lambda)}{I(\lambda)-\Delta I(\lambda)}\right] = -\ln\left[1-\frac{\Delta I(\lambda)}{I(\lambda)}\right] \quad (6\text{-}21)$$

考虑到透射光中交流成分占直流成分的百分比为远小于1的数值,则

$$\Delta D = -\ln\left[1-\frac{\Delta I(\lambda)}{I(\lambda)}\right] \approx \frac{\Delta I(\lambda)}{I(\lambda)} \approx \frac{\mathrm{AC}(\lambda)}{\mathrm{DC}(\lambda)} \quad (6\text{-}22)$$

参照式(6-19)可知

$$\begin{cases} \Delta D_1 = \ln\left[\dfrac{I(\lambda_1)}{I_0(\lambda_1)}\right] - \ln\left[\dfrac{I(\lambda_1)-\Delta I(\lambda_1)}{I_0(\lambda_1)}\right] = \varepsilon_{11}C_1\Delta d + \varepsilon_{12}C_2\Delta d \\[3mm] \Delta D_2 = \ln\left(\dfrac{I(\lambda_2)}{I_0(\lambda_2)}\right) - \ln\left[\dfrac{I(\lambda_2)-\Delta I(\lambda_2)}{I_0(\lambda_2)}\right] = \varepsilon_{21}C_1\Delta d + \varepsilon_{22}C_2\Delta d \end{cases} \quad (6\text{-}23)$$

由此可以得到动脉血中血氧饱和度的另外一种表达式,即

$$\mathrm{SpO}_2 = \frac{C_1}{C_1+C_2} = \frac{\varepsilon_{22}\Delta D_1/\Delta D_2 - \varepsilon_{12}}{(\varepsilon_{22}-\varepsilon_{21})\Delta D_1/\Delta D_2 + (\varepsilon_{11}-\varepsilon_{12})} \quad (6\text{-}24)$$

当波长 λ_2 选为氧合血红蛋白(HbO_2)和去氧血红蛋白(HbR)吸光系数曲线交点(805 nm)附近时,即 $\varepsilon_{22}=\varepsilon_{21}$,并将其代入式(6-24),可求动脉血液中 HbO_2 浓度和全部 Hb 浓度的比值即 SpO_2,即

$$\mathrm{SpO}_2 = \frac{\varepsilon_{22}\Delta D_1/\Delta D_2 - \varepsilon_{12}}{(\varepsilon_{22}-\varepsilon_{21})\Delta D_1/\Delta D_2 + (\varepsilon_{11}-\varepsilon_{12})} = \frac{\varepsilon_{22}}{\varepsilon_{11}-\varepsilon_{12}} \times \frac{\Delta D_1}{\Delta D_2} - \frac{\varepsilon_{12}}{\varepsilon_{11}-\varepsilon_{12}} = A \times \frac{\Delta D_1}{\Delta D_2} - B$$

$$(6\text{-}25)$$

将式(6-22)代入式(6-25),有

$$\mathrm{SpO}_2 = A \times \frac{\Delta D_1}{\Delta D_2} - B = A \times \frac{\mathrm{AC}(\lambda_1)/\mathrm{DC}(\lambda_1)}{\mathrm{AC}(\lambda_2)/\mathrm{DC}(\lambda_2)} - B = A \times R - B \quad (6\text{-}26)$$

式中:R——$R = [\mathrm{AC}(\lambda_1)/\mathrm{DC}(\lambda_1)]/[\mathrm{AC}(\lambda_2)/\mathrm{DC}(\lambda_2)]$。

A,B——与动脉血液中 HbO_2 和 HbR 光吸收系数有关的常数,原则上可以由计算得到,但考虑到光源发光二极管的个体差别,一般根据实验测量来确定。

为了增大检测灵敏度,要求 B 尽可能小,因此选 $\lambda_1=650$ nm,此时 ε_{11}、ε_{12} 的差值

最大。

6.4.3　无创血氧饱和度检测仪器设计

根据上述理论分析可知,只要能够测定相关参量,就可以计算出动脉血液中的血氧饱和度。设计采用了由双波长发光二极管、光电检测器以及检测电路组成的电路,原理框图如图 6-18 所示。

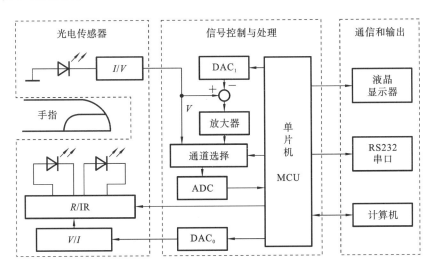

图 6-18　血氧饱和度检测原理框图

由微处理器 CPU 产生对红光(650 nm)和近红外光(805 nm)双波长发光二极管的控制信号,控制信号由 D/A 转换器(DAC)将数字信号转换为模拟信号。模拟信号由运算放大器放大和缓冲输出,依次驱动红光和近红外光双波长发光二极管。

传感器的光电检测器接收到通过手指尖透射的光信号,先转换为模拟量电信号,同时通过环境光检测电路自动去除环境光引起的噪声。再经二级自动增益放大电路将其脉搏波信号加到模拟开关的输入端,模拟开关根据时序电路分离检测信号中的红光和近红外光,将其分别送到取样保持电路和滤波电路,最后通过增益放大和缓冲电路产生四种信号,分别为红光直流信号(DC_{650})、红光交流信号(AC_{650})、近红外光直流信号(DC_{805})和近红外光交流信号(AC_{805})。通过测量直流、交流信号,就可以获得透射光强以及由脉搏搏动而引起透射光强的变化量。

按照定义,搏动吸光度之比为

$$R = \frac{AC_{650}/DC_{650}}{AC_{805}/DC_{805}} \tag{6-27}$$

理论上,模型中的相关系数可通过动脉血中的 HbO_2 和 HbR 对红光和近红外光的吸光系数来计算,但考虑到光电传感器特性的离散性,一般要通过实验室定标来确定。由血氧饱和度的定义和临床试验结果可得出血氧饱和度(SpO_2)和 R 呈负相关的经验曲线,从而得到血氧饱和度。

6.5 医学信号检测中的可穿戴设备简介

可穿戴技术包括智能手表、腕带、助听器、电子/光学纹身、头戴式显示器、皮下传感器、电子鞋类和电子纺织品等,如图 6-19 所示。它们可以顺应性地置于表皮上,通过皮肤或身体孔口插入,用于测量电生理或生物化学信号,或者用于输送药物。当这种技术被应用于服装、配饰或表皮表面以提供电子警报、感知物理和生物化学信息或输送药物时,它被广泛称为医用可穿戴设备。

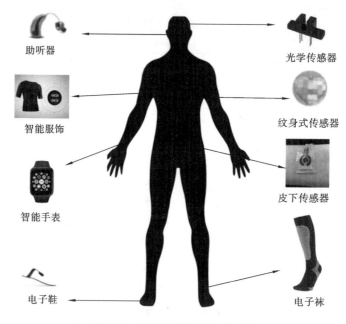

助听器   光学传感器

智能服饰   纹身式传感器

智能手表   皮下传感器

电子鞋   电子袜

图 6-19 医疗应用的可穿戴设备

6.5.1 可穿戴设备中的传感器

集成在可穿戴设备中的传感器包括惯性测量单元(陀螺仪、加速度计、气压计、磁力计)、光传感器(互补金属氧化物半导体(CMOS)传感器、分光光度计、相机、光电体积描记图)、化学探针、电极、温度传感器、声音传感器、冲击检测器、应变仪和压力传感器。

6.5.1.1 紧密接触的可穿戴设备和传感器

医疗应用中可穿戴设备及其传感器的种类繁多,常用的与身体表面紧密接触的可穿戴设备及相应传感器的应用如图 6-20 所示。这些生物传感器可以嵌入电子纹身、贴片、假肢、纺织品、腕带和隐形眼镜,以便与生物组织或体液形成共形接触,可以无线供电或通过轻型电池运行。物理和生物化学数据可以无线传输到患者或另一个可穿戴设备，以实现闭环治疗系统。

紧贴于皮肤表面的电子纹身式传感器如图 6-20(a) 所示。传感器被加工成微尺度几何形状的蛇形带状图案，将聚乙烯醇薄膜支架安装在皮肤上，在应变变形下是弹性的。这些传感器可以包含电容器、发光二极管、射频电感器、光电探测器、整流二极管和振荡器等。例如，可以用这种传感器记录心电图(ECG)，并识别 ECG 中相关的 QRS 波，还可以将这类传感器在喉咙上记录非侵入性肌电图，以识别不同单词的发音。

可穿戴压电式传感器如图 6-20(b) 所示。这种传感器可以通过空间映射定量测量黏弹性模量，在基底节癌、纤维上皮息肉和组织细胞瘤的皮肤科检查中有潜在应用。其中一种用于应变检测的共形表皮传感器，由 LC 谐振器和电容电极组成，电容电极可响应皮肤力学的变化。该传感器可以允许监测皮肤的机械特性(如淋巴水肿)。将这类传感设备层压在胸骨上，可以在长达 1 m 的距离内无线采集心电图(2.4 GHz)。

一种具有硅纳米膜应变传感器、温度传感器、电阻随机存取存储器(RAM)阵列和电阻加热器的可穿戴药物递送装置如图 6-20(c) 所示。其中的传感器可监测手腕上的张力和压迫周期，用于检测帕金森病和癫痫的震颤频率。药物递送单元由在聚合物水胶体膜

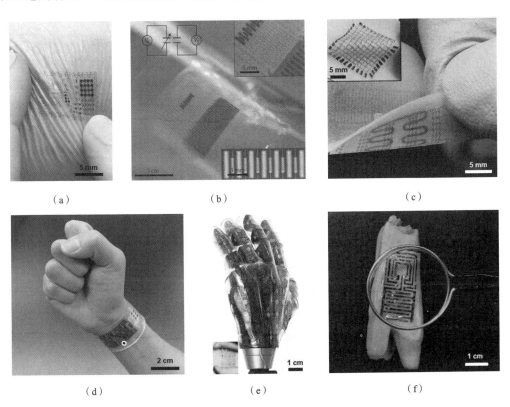

(a)　　　　　　　　　　(b)　　　　　　　　　　(c)

(d)　　　　　　　　　　(e)　　　　　　　　　　(f)

图 6-20　与身体表面紧密接触的可穿戴设备及相应传感器的应用

(a) 电子纹身式传感器；(b) 可穿戴压电式传感器；(c) 可穿戴药物递送装置；(d) 可佩戴在手腕或手臂上的可穿戴设备；
(e) 人造皮肤；(f) 可穿戴电子薄膜掺入牙釉质表面形成的传感器和检测设备

上形成的载有治疗化合物的二氧化硅纳米颗粒组成。电阻丝状加热单元用于经皮递送药物以及用作温度传感器。随着可穿戴设备中热量的增加,纳米颗粒和药物之间的物理结合降解,可以使药物经皮扩散到皮下层。

在分子水平上无创监测患者的健康状况是推进可穿戴设备应用的关键。图 6-20(d)所示的为一种可佩戴在手腕或手臂上的可穿戴设备,用于无线汗液分析。该设备由柔性电路板上的多路电化学传感器组成,用于定量监测汗液中的电解质和代谢物。该设备将信号转导、信号放大、校准和无线数据传输集成在一个芯片内。嵌入可穿戴设备中的微控制器能校准并补偿传感器的信号漂移。数据通过车载无线收发器和蓝牙连接传输到手持设备。

电子假肢的发展促进了具有时空分辨率的传感器仿生系统的实现。图 6-20(e)所示的为一种实现电子假肢功能的人造皮肤,该皮肤包含单晶硅纳米材料,带有压力、应变、温度、湿度传感器和用于神经刺激的电阻性加热单元。这种三层人造皮肤的表层对外部刺激有局部感知,充当外周神经系统的界面。在聚二甲基硅氧烷基底上的人造皮肤的底层具有电阻丝状加热单元。人造皮肤的中间层具有以线性和蛇形模式组织的温度、压力和应变传感器。人造皮肤的顶层包含湿度传感器阵列,该湿度传感器阵列包括共面电容器。每层都有与外部微处理器的互联。

可穿戴电子薄膜掺入牙釉质表面形成的传感器和检测设备如图 6-20(f)所示。将石墨烯层印刷在水溶性丝上,从而实现用于唾液中细菌检测的抗菌肽的自组装。该设备还配备了一个谐振线圈,用于无线检测幽门螺杆菌。无线查询操作是通过具有镀金曲折线电感器和电容电极的并联谐振电路实现的。通过无线监测的电阻变化来检测唾液中的细菌浓度。

6.5.1.2　其他类型传感器和设备

可穿戴设备中的传感器可以被结合到纺织物中,以构成基于纺织物的检测和诊断设备。使用电脑绣花机将电极锯成纺织品,制成定制的几何形状。这些刺绣电化学传感器已用于生物流体的定量分析。如将葡萄糖和乳酸氧化酶固定在导电 Ag/AgCl 涂层的基板上,在纺织品上制造柔性传感器。当血液中葡萄糖浓度从 0 增加到 40 mmol/L 时,通过刺绣电极的电流偏移 0.9 mA。穿戴式技术已经实现了将基于聚氨酯的离子选择性膜与基于纺织品的电位传感器集成,以构建可拉伸的诊断设备。其他集成在纺织品中的传感器已被用于生理监测,如呼吸、心率和温度测量。

可穿戴设备可以实时监测人类行走并对行走模式进行分析,以纠正异常步态。一种基于步态监测设备的电子鞋可以用于监测有行走问题的患者。为了测量与地面的接触力,该类设备使用了带有模糊逻辑算法的连续压力传感器,该算法允许检测不遵循步态阶段的自然序列的异常足部压力模式。另一种电子鞋可以用于监测人体运动和身体姿势,结合惯性传感器和电子鞋的移动 3D 运动捕捉,以实现对异常姿势的诊断和分析。这样的系统可以集成用于功率调节的磁感应换能器,在鞋子撞击地面时可进行能量回收。

有一种电子鞋可以用于评估老年腰椎管狭窄症患者的行走能力,这种电子鞋配有一系列传感器,可以以时空分辨率测量足底侧向压力、脚跟撞击力和脚趾压力。这些传感器获取实时数据,系统采用机器学习算法来实现行走测试,并通过 IEEE 802.15.4 标准将该信息传输到计算机。一种由连接到低能量局域网蓝牙信标的纺织品传感器组成的电子鞋,已被用于通过优化跑步生物力学来提升运动效果。

电子短袜也可以用来监测身体的重要功能。如将压阻式压力传感器编织在袜子中,以无线方式测量高达 500 kPa 的足底压力变化。这些数据可以用于评估无症状与平足的跑步和行走模式。还可以使用电子袜来预防糖尿病患者因压力引起的足部溃疡,这种短袜由棉、聚酰胺、镀银纤维和压阻纤维组成。编织在压阻纤维上的镀银纤维收集并传输与压力值相关的电信号。这些数据可以实时存储在穿戴式设备的存储器中,并通过蓝牙无线发送到手机或计算机。

6.5.2　可穿戴设备检测技术

由于全球人口老龄化和现代生活方式的改变,对高质量医疗保健和福利服务的需求正在显著增加。近年来,可穿戴设备与人工智能(AI)的融合以其强大的可穿戴生物传感网络的高维数据处理能力引起了人们的广泛关注。另外,可穿戴设备还有潜力提供增强、虚拟和混合现实,人工智能和模式识别等功能。

6.5.2.1　医疗物联网和数据通信

医疗保健需求不断增长,医疗保健系统变得更加广泛、复杂和昂贵,因此对医疗保健有效性的要求越来越迫切。人口结构的扩张需要医疗成本的快速增长,尤其是在智能社会中,纳米技术、传感机制、小型化、智能城市、嵌入式设备和无线会话基础设施的不断进步表明,可以设计一个穿戴精良的设备来持续分析人体生理信息或人体行为。多个传感器阵列能够从多个可穿戴设备获得数据,并将其路由到身体区域网络。该身体区域网络可以通过蓝牙、WiFi、3G、4G 或 5G 连接将医疗数据传输到互联网,以供医疗保健提供者进行进一步分析或反馈。

医疗物联网(Medical Internet of Things,MIOT)是医疗应用中的可穿戴设备的信息传输和可穿戴设备的推广应用的重要内容,如图 6-21 所示。一般的电子设备的标准通信协议包括蓝牙、ZigBee 和 WiFi。然而,这些协议并不是以功率高效为目的而设计的。因此,早期的可穿戴设备设计包括专有协议以降低能耗,但这种方法限制了在个性化网络区域或物联网中使用互操作性。为了解决这些问题,开发了蓝牙低能量(BLE),以实现短程通信的功率效率,同时在带宽为 1 Mbps 的工业、科学和医疗(ISM)无线电频带(2.4 GHz)内运行。该协议允许以规则的间隔在小块数据中传输状态信息,其中处理器在低功率模式下运行。因此,它提供了一种低功耗、高速率、始终连接的数据传输。智能手机和物联网等始终连接的设备可以作为启用 BLE 的可穿戴设备的主机。这种最新技术是蓝牙 5,它提供了 4 倍的数据通信范围和更高的传输功率,与蓝牙 4.x 相比,数据传输速

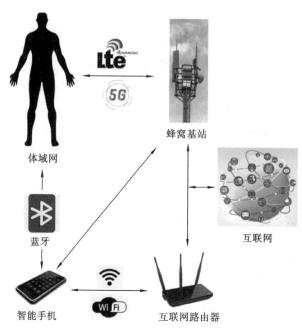

图 6-21　医疗应用的可穿戴设备的信息传输

度（2 Mbps）翻了一番。

　　可穿戴设备需要能够在不与智能手机配对的情况下，与独立的操作系统一起工作，提供低功耗和用户友好性。结合 5G 连接，可以使笔记本电脑或物联网设备成为连接枢纽，节能医疗可穿戴设备可以访问家庭、诊所或交通系统内的这些连接节点。

　　可穿戴设备中的个人信息和患者数据的保护是一个重大问题。可穿戴设备数据的所有权存在争议。目前，一些可穿戴设备服务提供商限制用户访问收集和存储的数据。这些服务提供商向用户收取访问数据的费用，这些数据也被第三方公司收购。这些第三方公司还销售患者信息（年龄、性别、身高、体重、位置、联系方式）和全球定位跟踪活动。先进的算法能够根据用户的行为（活动时间、位置）交叉参考可穿戴设备收集的生物特征信息，以揭示患者的身份。此外，可穿戴设备可能会通过访问可穿戴设备和智能手机之间的通信信道而被黑客入侵。可穿戴设备制造商和 IT 基础设施应通过篡改保护、身份验证、数据加密或端到端数据完整性保护医疗相关数据。这些都是可穿戴设备在信息安全问题上面临的挑战。

　　在生物医学传感系统中实现人工智能需要大的医疗数据，包括病史、生物传感数据和医学影像。人工智能辅助可穿戴生物传感器的发展为患者建立准确、廉价和持续的健康监测和跟踪系统提供了可能性。因为需要有巨大的数据存储容量和强大的计算资源来处理大数据，利用云服务器来存储和分析穿戴式传感器检测的数据是近年来的技术焦点。

6.5.3.2　传感器信号采集、处理和人工智能算法

　　传感器的信号采集和处理是可穿戴设备的关键设计参数。高质量的原始数据对确

保可靠的诊断信息是必要的;但大多数可穿戴设备都有面临着低质量的原始数据采集,可能会导致错误的健康评估和诊断的问题。

数据处理算法在多路可穿戴传感器中获得高质量数据方面具有重要意义。例如,心脏病高危老年人需要同时监测能量消耗、心率变异性、皮肤电反应率、动脉颤动、癫痫发作和压力水平。可靠数据收集所需的第一层是片上数据处理,包括识别和减少运动伪影,为此已经开发了各种算法。例如,使用来自 3D 加速度计的数据,可以在 ECG 测量系统或脉搏血氧计中减少这种伪影。常用的数据处理算法是自适应滤波器算法,这些算法通常由最小均方算法和其变体组成,如自适应步长或递归 LMS。下一层算法对应于确定感官参数的特征提取。由于一些生物信号会振荡,常使用时频域算法或快速傅里叶变换。

可穿戴设备中常见的特征提取和分类包括降维,如主成分分析、拉普拉斯特征图和独立成分分析。希尔伯特变换和小波变换可以提升降噪效果,并提取与时间无关的特征。多尺度分析算法也被用于长期特征收集和分析。其他技术包括使用多层前置器和最近邻分类器的前向-后向顺序搜索,这是一种机器学习算法,包括深度学习在内的人工智能算法有望应用于医疗可穿戴设备的信号处理。

可穿戴设备发展的主要趋势是多路传感器、连续连接、低功耗和新型材料集成。然而,由于不同的材料-主体界面和探针定位,多路传感器具有挑战性。多个相互连接的传感器可以放置在身体重要部位。采用传感器网络的短距离无线电信号,可以降低功耗并实现连续的传感器通信。微控制器中预装的算法可以满足多路复用传感器系统的要求。例如,片上传感器系统设备能够通过预加载的信号分析算法测量 ECG、生物阻抗呼吸、3D 加速度计的数据。片上系统的其他示例包括监测心律、能量消耗和癫痫发作。此类架构已发展为在低电压、低功率下运行,并完全集成到标准芯片架构中。

习　题　6

6-1　简述监护仪临床应用的作用和适用范围。

6-2　监护仪主要有哪几种分类方法? 如何分类?

6-3　试画出监护仪和监护系统的一般原理框图。

6-4　常用的生命信息监护参数有哪些? 请分别简述其测量原理。

6-5　试画出呼吸监测原理框图及电路图,并叙述关键部分的原理。

6-6　试画出有创血压测量原理框图及电路图,并叙述关键部分的原理。

6-7　Holter 系统主要由哪些部分组成?

6-8　试叙述生命信息监护技术的未来发展趋势。

6-9　文献调研和综述:可穿戴式医疗传感器和设备的应用领域与发展趋势。

第 7 章

血流量和血容量测量

本章主要介绍血流量和血容量测量,包括血流量与心输出量的概念、输注指示剂稀释法、电磁流量计、超声流量计、热对流式流量计、套筒式体积描记法、电阻抗体积描记法、光学体积描记法。

7.1 血流量与心输出量的概念

7.1.1 血流动力学监测简介

血流动力学监测研究的是血液在心血管系统中流动的一系列物理学问题,如流量、阻力、压力之间的关系等,是临床麻醉和 ICU 重要的监测内容之一,也是大手术和抢救危重患者不可缺的监护手段。血流动力学监测分为有创伤性血流动力学监测和无创伤性血流动力学监测两种。

有创伤性血流动力学监测,通常是经体表插入各种导管或监测探头到心脏或血管腔内,利用各种传感器或监测装置直接测定各项生理学参数。通过对测得的数据进行计算和分析,就可以深入、全面了解病情。

无创伤性血流动力学监测,是经皮肤或黏膜等途径间接获取有关心血管功能的各项参数,对机体组织没有机械损伤,因而相对安全,并发症少。

理想的无创伤性血流动力学监测系统的要求如下:

(1) 准确提供与有创伤性血流动力学监测相似的信息;

(2) 连续同步显示生理数据;

(3) 对患者安全,没有或少有并发症;

（4）监测灵敏，根据监测值可对循环功能障碍做早期诊断和纠正。

在血流动力学监测过程中，每种参数可受多种因素影响，因此有时可能需要结合多种监测参数进行综合评估，用多项指标数值综合评估某一功能状态。

7.1.2　血流量

单位时间内流过血管某一截面积的血量，即 $F = \Delta V / \Delta t$，称为血流量。一般情况下，单位时间内从左心房射出的平均血量与流回右心房的平均血量相等。

血流量的计算公式为

$$F = \int_0^T \int_0^a 2\pi \cdot v(r,t) \mathrm{d}r\mathrm{d}t \tag{7-1}$$

式中：a——血管半径；

$\quad\ T$——累计时间；

$\quad\ v(r,t)$——血流速度。

7.1.3　心输出量

心脏每分钟将血液泵至周围循环的血量，称为心输出量或心排血量（Cardiac Output，CO）；而每次心脏搏动从心室泵出的血量，称为每搏输出量（Stroke Volume，SV）。它们都是反映心脏泵血功能的重要指标。

心输出量在很大程度上是和全身组织细胞的新陈代谢率相适应的。机体在静息时，代谢率低，心输出量少；在劳动、运动时，代谢率高，心输出量也相应增加，以满足全身新陈代谢增强的需要。心输出量监测不仅可以反映整个循环系统的状况，而且可以计算出有关血流动力学指标，绘制心室功能曲线，还可以指导医务人员对心血管系统的各种治疗，如药物、输血、补液等。

健康成年男性在静息状态下，心率为 70 次/min，每搏输出量 50～70 mL，心输出量为 3.5～5 L/min；在运动时，心输出量可达 15～25 L/min；当心输出量低于 3 L/min 时，则提示该男性存在病理状态。

影响心输出量的基本因素包括：前负荷，是指心脏收缩末期心室内的血容量，它与静脉回心血量及残余血量有关；后负荷，是指射血时面对的阻抗；心肌收缩性；心肌收缩的协调性、顺应性；心率；等等。

临床上的心输出量检测技术可以分为 4 类：有创测量方法，以热稀释法和直接 Fick法为代表，它们被认为是心输出量测量的金标准；微创测量方法，其典型代表是超声多普勒法；无创测量方法，包括心血管磁共振成像法、部分二氧化碳重呼吸法、心阻抗图法和脉搏波描记法；穿戴式和移动式心输出量测量技术，它们是针对动态测量的需求，在心阻抗图法和脉搏波描记法的基础上发展起来的。

7.2 输注指示剂稀释法

7.2.1 连续输注指示剂稀释法

指示剂稀释法是通过某种方式将一定量的指示剂注射到血液中,在血液中经过足够时间的混合扩散,通过指示剂的稀释程度测定指示剂的变化,来计算心输出量的方法。连续输注指示剂稀释法不适合测量瞬时脉动流量,而是测量数次心搏的平均流量。

7.2.1.1 测量原理

在一定量指示剂 m_0 添加到容积 V 中后,由此产生的指示剂浓度为

$$C = \frac{m_0}{V}$$

加入指示剂 m 时,浓度增量为

$$\Delta C = \frac{m}{V}$$

当测量空间中的液量被连续地移除和替换时,为了保持指示剂浓度不变,必须不断地在单位时间内添加恒定量的指示剂,即

$$\Delta C = \frac{\mathrm{d}m/\mathrm{d}t}{\mathrm{d}V/\mathrm{d}t}$$

设指示剂进入血管的速率等于指示剂的输入浓度 C_i 乘以流量 F,指示剂注入血管的速率等于单位时间内的注入量 $\mathrm{d}m/\mathrm{d}t$。指示剂离开血管的速率等于指示剂的输出浓度 C_0 乘以流量 F,则在达到平衡状态(稳态)时,有

$$C_i F + \frac{\mathrm{d}m}{\mathrm{d}t} = C_0 F$$

或

$$F = \frac{\mathrm{d}m/\mathrm{d}t}{C_0 - C_i}$$

由此可以计算出流量为

$$F = \frac{\mathrm{d}V}{\mathrm{d}t} = \frac{\mathrm{d}m/\mathrm{d}t}{\Delta C} \tag{7-2}$$

7.2.1.2 Fick 技术

Fick 方法是测量心排血量的金标准,是根据 Adolph Fick 在 19 世纪 70 年代提出的理论发展起来的。Fick 认为,某个器官对一种物质的摄取或释放是流经这个器官的血流量和动静脉血中这种物质的差值的乘积。利用式(7-2),可以得到测量心排血量的计算公式为

$$F = \frac{\mathrm{d}m/\mathrm{d}t}{C_a - C_v} \qquad (7\text{-}3)$$

式中：F——血流量，单位为 L/min；

$\mathrm{d}m/\mathrm{d}t$——氧消耗量，单位为 L/min；

C_a——动脉氧浓度，单位为 L/L；

C_v——静脉氧浓度，单位为 L/L。

图 7-1 所示的为测量心排血量的示意图。因为脑组织提取氧的量与肾、肌肉等组织提取氧的量不同，所以从上半身回流的心脏血液含氧浓度和从下半身回流的不同。因而不能在右心房中准确地测出 C_v，而必须在肺动脉中测量，即在血液被右心室的泵作用下混合以后再进行测量。可通过向导管中的第二个管腔临时注入气体，使导管前端小气囊充气，从而使导管漂浮到指定位置。

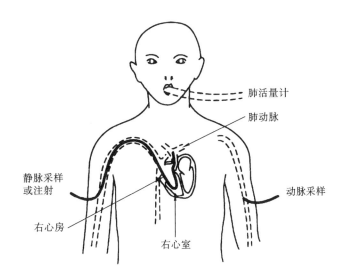

图 7-1　测量心排血量的示意图

指示剂稀释法中的指示剂有多种。在 Fick 技术中，指示剂为氧；而氧消耗量用肺活量计测量，动、静脉浓度差借助放在动脉内的一条导管和肺动脉内的导管抽样测量。在染料稀释法中，染料注入肺动脉，并从一条动脉中抽样。在热稀释法中，冷盐水注入右心房并在肺动脉中测量温度。

临床上可以测量任何动脉氧浓度 C_a，因为来自肺毛细血管的血液已经在左心室充分混合了，而动脉中没有氧消耗。一般采用手臂或腿部动脉血。当血液流过肺毛细血管时，被测对象从肺活量计中吸入纯氧来添加指示剂（O_2）。呼出的二氧化碳被碱石灰吸收。这样，氧消耗量就直接由气体的净流量指示出来。

氧浓度代表从单位容量血液中提取氧的量。血液中的氧浓度很高，因为血红蛋白能结合大量的氧；如果流经血管的是水，氧浓度就很低，即使两种情况下氧分压（Partial Pressure of Oxygen，PO_2）是相同的。

7.2.2　快速输注指示剂稀释法

7.2.2.1　测量原理

　　快速输注指示剂稀释法是将一个指示剂团块快速注入血管中,并在下游测量指示剂浓度随时间的变化,直至指示剂团块通过测量点为止。图 7-2 中的实线表示注射后指示剂浓度的波动。指示剂团块在时间 A 点被注入后,在浓度开始上升之前有一段传递延迟。在 B 点浓度快速上升并在高峰过后,曲线在 C 点和 D 点之间进入指数衰减区。如果没有再循环,曲线将继续沿着虚线衰减至 t_1。但是指示剂在 F 点和血液充分混合之前,再循环在 E 点形成第二个高峰。图 7-2 中的虚线表示当心脏左、右两侧之间有一个孔时发生的快速再循环。

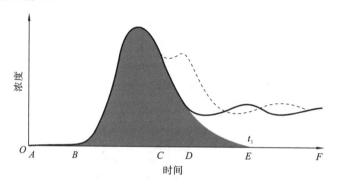

图 7-2　快速输注指示剂稀释法曲线

　　在时间 $\mathrm{d}t$ 内,通过采样点的血液容积增量为 $\mathrm{d}V$。$\mathrm{d}V$ 中含有的指示剂量 $\mathrm{d}m$ 为浓度 $C(t)$ 乘以容积增量,因此,$\mathrm{d}m = C(t)\mathrm{d}V$,再除以 $\mathrm{d}t$ 得

$$\frac{\mathrm{d}m}{\mathrm{d}t} = C(t)\frac{\mathrm{d}V}{\mathrm{d}t}$$

式中:$\mathrm{d}V/\mathrm{d}t$——瞬时流量,$\mathrm{d}V/\mathrm{d}t = F_i$,所以 $\mathrm{d}m = F_i C(t)\mathrm{d}t$。

　　在指示剂团块经过下游采样点时间范围 t_1 内进行积分,可得

$$m = \int_0^{t_1} F_i C(t)\mathrm{d}t \tag{7-4}$$

式中:t_1——指示剂团块第一次通过测量点的影响全部消失的时刻(图 7-2 中的 E 点)。

　　指示剂团块与心腔和肺中血液混合消除了心跳引起的瞬时流量 F_i 的微小变化。因而,可以求得平均流量 F 为

$$F = \frac{m}{\displaystyle\int_0^{t_1} C(t)\mathrm{d}t} \tag{7-5}$$

　　式(7-5)中的积分量等于图 7-2 中的阴影面积,并可通过计算方格数或用求积仪测得,也可利用计算机计算流量。

　　如果指示剂的初始浓度不为零,如在某种情况下,可能有前几次注射留下的残余指

示剂,则式(7-5)变为

$$F = \frac{m}{\int_0^{t_1} \left[\Delta C(t) \right] \mathrm{d}t}$$

(7-6)

7.2.2.2　染料稀释法

临床测量心排血量的一种常用的方法是使用有色染料——吲哚青绿(测心绿)。它符合指示剂必要的要求,即:①惰性;②无害;③可测量;④经济;⑤始终在血管内。此外,其光学吸收峰值的波长为 850 nm,在这种波长下,血液的光学吸收系数与氧合无关。染料是一种可以用等渗盐水稀释的液体,通过导管直接注入肺动脉。在最初的 10 min 内,约有 50% 的染料由肾脏排出,因此可以重复测量。

采用一个恒流泵,从放置在股动脉或肱动脉中的导管抽取血液,可获得浓度-时间曲线。血液流经比色计的比色皿,应用吸收光度学原理可连续测量染料浓度。双通道血氧计的 805 nm 波长通道可用来测量染料-稀释曲线。临床医生抽取已知量的染料和血液混合液,使之经过比色皿来标定比色计。

曲线的形状可以提供更多的诊断信息。图 7-2 中的虚线表示存在左、右分流(心脏左、右两侧之间有一孔)。血液再循环比正常要快,导致出现较早再循环高峰。当存在左、右分流时,因为有些染料不经过肺血管直接到达采样点,所以运送延迟很短。

7.2.2.3　热稀释法

运用指示剂稀释原理,利用温度变化作为指示剂。一定量的已知温度液体快速注入导管的右心房腔,冰冷的液体与周围血液混合并降低其温度,由内置在导管的热敏仪测得这种温度下降,得到时间-温度曲线。

测量心排血量最常用的方法是注入一个冷盐水团块作为指示剂。采用一个特殊的四腔导管通过肱静脉漂浮到肺动脉。用注射器通过管腔压入气体,使导管头端扩张成一个小的环状气囊。流动血液产生的力将导管头端带进肺动脉。通过第二个管腔将冷盐水指示剂注入右心房,该指示剂在右心室内与血液混合。由此产生的血液温度降低可以由位于肺动脉导管头端的热敏电阻检测到。第三个管腔引出热敏电阻引线。第四个管腔不用于热稀释法测量,可用于提取血样。导管可以留置在原位约 24 h,在此期间,可以进行多次心排血量测量。如果用染料作指示剂,这是不可能的。另外,热稀释法无须穿刺动脉。

7.3　电磁流量计

电磁流量计可测量血液的瞬时脉动流量,因此,与仅能测量平均流量的指示剂稀释法相比,电磁流量计应用范围更广。它适用于任何导电液体,如生理盐水或血液。

7.3.1　电磁流量计原理

导线在磁场中运动切割磁力线时，在导线中感应出电动势。常用的血液流量计也采用了与此相同的原理，如图 7-3 所示。区别在于采用的不是金属导线，而是具有和生理盐水相近电导率的血液，流量计依靠血液运动进行测量。由法拉第感应定律可推导出感应电动势为

$$e = \int_0^{t_1} \boldsymbol{u}\boldsymbol{B}\,\mathrm{d}L$$

式中：$\boldsymbol{B}$——磁通密度，单位为 T；

　　L——电极间的长度，单位为 m；

　　$\boldsymbol{u}$——血液的瞬时速度，单位为 m/s。

对于均匀磁场 B 和均匀速度分布 u，感应电动势为

$$e = \boldsymbol{B}\boldsymbol{L}\boldsymbol{u} \tag{7-7}$$

式(7-7)中 3 个分量是互相垂直的。当血液在血管中以速度 u 流经磁场 B 时，可在图7-3所示电极间测出感应电动势 e。

实际流量计与理想流量计之间存在一些差异。如果血管的截面是正方形，对于各种流态，无论是层流还是湍流，流量计均可测出正确的平均流量。但是实际电极很小，因此，电极附近的速度对信号的贡献更大一些。采用交流磁场时，任何磁通线切割阴影环路将感应出一个不希望出现的变压器电压。

上述流量计具有圆形几何效应特征的加权函数，如图 7-4 所示。从图 7-4 中可以看

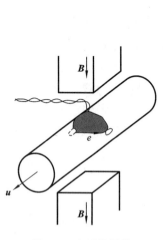

图 7-3　电磁流量计

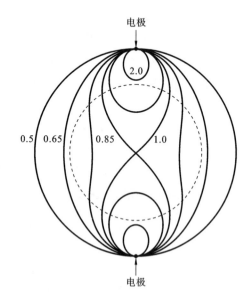

图 7-4　实际流量计圆形几何效应
特征的加权函数示意图

出,当电极位于血管壁外时,问题较小。对于均匀流态,仪器可正确地测量。对于轴对称非均匀流态,如由层流形成的抛物线流态,如果以平均流速 $\bar{u}$ 来代替 u ,仪器测量值是正确的。通常血管管腔的截面积 A 是已知的,用 $\bar{u}$ 乘以 A 即可得出流量 F 。但是,对体内多处血管来说,如围绕主动脉弓及其分支处附近的血管,流速分布是非对称的,就会产生误差。

7.3.1.1　直流流量计

图 7-3 所示的流量计可以使用直流磁场,这样,输出电压可以连续地指示出流量。但这种直流流量计的结果令人不太满意,主要有以下 3 个原因:①跨电极金属-溶液界面电压与流量信号串联,即使流量计使用非极化电极,此电压的随机漂移也和流量信号在同一数量级,无法把两者区别开来;②心电图和流量信号的波形与频率相似,心脏附近的心电图波形远远大于流量信号,因此造成干扰;③在感兴趣的频率范围(0～30 Hz)内,放大器中的 $1/f$ 噪声较大,这会导致很差的信噪比。

7.3.1.2　交流流量计

通过采用 400 Hz 左右的交流磁场来激励流量计系统,可以消除直流流量计中存在的上述问题。较低频率需要笨重的传感器,较高频率则因杂散电容而产生问题。这个载波系统运行时产生如图 7-5 所示的交流流量信号。当血流反向时,电压相位改变180°,所以需要相敏解调器以产生方向信号。

虽然交流激励优于直流激励,但也产生了变压器电压这一新问题。如果图 7-3 所示的阴影环路不是正好平行于磁场 B ,一些交流磁力线和环路相交,就会在输出电压中感应出与 dB/dt 成正比的变压器电压。即使仔细放置电极和导线,变压器电压通常也比流量电压大许多倍,如图 7-5 所示。放大器电压为变压器电压与流量电压之和。

这个问题有几种解决方法,较好方法是采用图 7-6 所示的正交抑制电路,正交解调器检测放大器的 90°相移电压。正交发生器反馈电压抵消探头产生的变压器电压。

放大器输出的变压器电压幅度由正交解调器测出,它具有全波整流输出,经低通滤波器产生直流电压。正交发生器对这个直流电压进行调制,产生一个和变压器电压成比例的

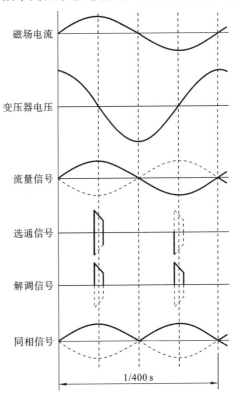

图 7-5　电磁流量计波形

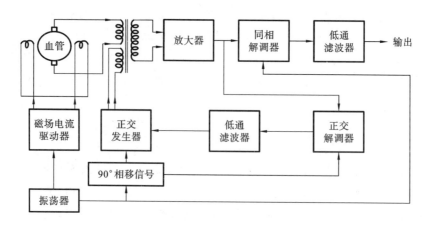

图 7-6　正交抑制式流量计框图

信号。该信号被馈送至输入变压器的平衡线圈,在输入端抵消变压器电压。只要负反馈回路有足够的增益,就能将放大器输出端的变压器电压降低 1/50。这种低变压器电压可防止同相解调器过载。同相解调器提取如图 7-5 所示的同相信号。选用低噪声 FET 输入级放大器,适当的升压变压器匝数比及全波解调器,即可获得良好的信噪比。

例 7-1　在一个时间坐标上,画出下列电磁流量计的磁场电流、流量信号和变压器电压波形,门控正弦波、方波、梯形波,并说明每个流量信号的最佳采样时机。

解　对门控正弦波来说,其波形图与图 7-5 所示的波形完全一样。当变压器电压为零时,对复合信号采样。变压器电压与 dB/dt 成正比。对方波磁场 B 求导数,在波形的边沿处产生尖峰。由于使用的放大器是非理想放大器,因而衰减需要一段时间。最佳采样时机是变压器电压接近零时的末期。这时梯形磁场 B 产生适当的 dB/dt,所以在变压器电压为零时进行采样,其波形如图 7-7 所示。

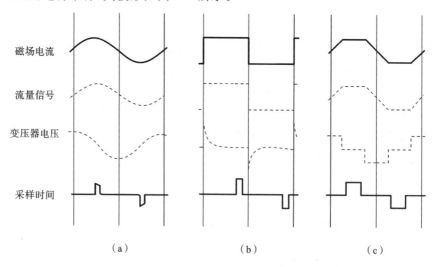

图 7-7　电磁流量计的波形图

(a) 门控正弦波;(b) 方波;(c) 梯形波

7.3.2　电磁流量计的探头结构

一种常见的周围血管探头如图 7-8 所示。探头采用环形层压坡莫合金磁芯。在磁芯的相对两侧,反方向绕制两组线圈,由此产生的磁场漏磁较低。为了防止磁铁线圈和电极之间的电容性耦合,在它们中间设置一层静电屏蔽。探头用灌封材料绝缘。灌封材料应具有很高的电阻率和抗盐水渗透性(血液与盐水相似)。

探头的电极一般由铂制成。电极应放入凹腔中,以减少金属内部的循环电流。因为镀层总是会有磨损的,如果电极必须暴露在外,则应采用亮铂。亮铂电极比镀铂电极具有较高的阻抗和较高的噪声水平。探头的一端有一个开口槽,使其可以滑过血管而不必切断血管。在此开口槽中可插入一个塑料卡子,使探头能包围血管。探头必须在舒张期紧密配合,使电极接触良好。

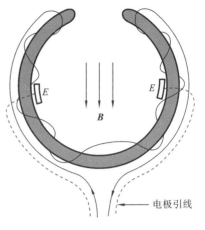

电极引线

图 7-8　周围血管探头

7.4　超声流量计

超声流量计和电磁流量计一样,能够测量血液的瞬时流量。超声束可穿过皮肤,从而实现经皮式测量。先进的超声流量计还可以测量流态,这些优点使超声流量计成为重点发展对象。

7.4.1　换能器

对于超声流量计中使用的换能器,使用一种压电材料将电能转换为声能。锆钛酸铅是一种具有较高转换效率的晶体,它可在熔化后被铸成各种形状。在冷却过程中,经过居里温度时,施加强电场使材料极化。通常做成圆片,在其两个相对面上涂挂一层金属作为金属电极,并由电子振荡器驱动。在晶体内形成的电场引起机械收缩。活塞一样的运动产生纵向平面波,传播进入组织。为获得最大的效率,晶体厚度为 1/2 波长。晶体和组织之间的任何空隙都必须用液体或水性胶液填充,以防止液-气界面的高反射损耗。

在选择工作频率时,必须考虑几个因素。对于恒定截面的声束,由于组织吸收热量,功率按指数衰减。吸收系数大约与频率成比例,这表明应采用较低的工作频率。但是大多数超声流量计依赖于运动红细胞的后向散射功率,后向散射功率与 f^4 成比例,这表明应采用较高的工作频率。故通常采用的频率为 2～10 MHz。

7.4.2　连续波多普勒流量计

一种简单的连续波流量计框图如图 7-9 所示。当目标(移动细胞)离开发射声波的固定声源时,所接收声波的频率会因多普勒效应而降低。当变化较小时,频率的相对变化等于声速的相对变化,即

$$\frac{f_d}{f_0} = \frac{u}{c} \tag{7-8}$$

式中:f_d——多普勒频移;

f_0——信号源频率;

u——目标移动速度;

c——声速。

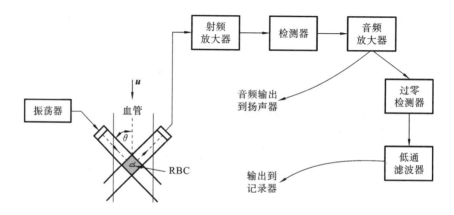

图 7-9　多普勒超声波流量计

当目标将接收的声波又反射回固定声源时,固定声源接收的信号频率降低两次。一次频移发生在发射源和接收信号的移动细胞之间,另一次频移发生在反射超声波的移动细胞和接收传感器之间。

$$\frac{f_d}{f_0} = \frac{2u}{c+u} \approx \frac{2u}{c} \tag{7-9}$$

因为 $c \approx 1500$ m/s,$u \approx 1.5$ m/s,所以可采用近似法。由于超声束的方向并不总是与流体运动方向相同,所以添加一个角因子,即

$$f_d = \frac{2f_0 u \cos\theta}{c} \tag{7-10}$$

式中:θ——超声束和血管轴线之间的角度,如图 7-9 所示。

如果血流方向不是轴向的,或者两个换能器不在同一角度,则必须包括附加的角因子。

在图 7-9 所示的流量计中,超声穿过血管,被红细胞(RBC)反射后,由压电晶体接收。对放大后的射频信号加上载波信号进行检波,得到音频信号,其频率由式(7-10)给出。

用扬声器播放音频放大器的输出信号,可以获得许多有用的定性信息。一个简单的频率/电压转换器可以给记录器提供定量输出。在音频信号每次穿越零坐标轴时,过零检测器发出一个固定区域脉冲。这些脉冲通过低通滤波器后产生一个和血液流速成比例的输出。

电磁流量计能够测量正向和反向流动,而简单的超声流量计将输出信号进行了全波整流,导致血流方向信号丢失。这是因为无论多普勒频移是增加还是减少,节拍频率都是相同的。

例 7-2 多普勒超声波流量计载波的频率为 7 MHz,换能器倾角为 45°,血液速度为 150 cm/s,声速为 1500 m/s。计算这个流量计的最高音频。

解 将以上数据代入式(7-10),得

$$f_d = \frac{2 \times 7 \times 10^6 \text{ Hz} \times 1.5 \text{ m/s} \times \cos 45°}{1500 \text{ m/s}} \approx 10 \text{ kHz}$$

检波器可以是简单的平方律器件,如二极管。输出频谱包含音频范围内所需的差频(拍频)和其他不需要的频率。用于简单流量计的检测器的主要缺点是它不能检测流动方向。和电磁流量计相比,这是一个缺点,因为在体内反向流动频繁发生。解决的方法是借用雷达技术,即所谓的正交鉴相器技术。

7.4.3 脉冲式多普勒流量计

脉冲式多普勒流量计中,发射器受短簇脉冲信号激励,发射波以脉冲包形式传播。因为反射波需经过一段时间后才能收到,所以发射器也用作接收器。发射和接收之间的延迟直接反映距离,因而可以得到一个完整的横跨血管的反射曲线。通过分析不同延迟下的多普勒频移,可以获得沿血管横向的速度分布。

为了获得良好的距离分辨率,所发送脉冲的持续时间应该很短。为了获得良好的信噪比和良好的流速鉴别力,脉冲的持续时间应该较长。通常的折中方法是用持续时间为 1 μs 的 8 MHz 脉冲,产生一个 1.5 mm 长的发射脉冲包。这个脉冲包的强度与局部流速分布卷积混合后产生接收信号。因此,血管的流速分布就变得模糊不清,且大于实际值。因为这个问题,也因为脉冲包到达时与法线形成一个角度,所以血管壁的位置是不清楚的。但可以用数学"反卷积"仪器的输出来获得较清晰的流速分布。

对脉冲重复频率 f_r 有两个约束条件。

首先,为了避免距离模糊,必须在发出下一个脉冲之前分析前一个脉冲的返回信号。因此,有

$$f_r < \frac{c}{2R_m} \tag{7-11}$$

式中:R_m——最大有效范围。

其次,必须满足采样定理,这就要求

$$f_r > 2f_d \tag{7-12}$$

合并式(7-10)~式(7-12),得到最大流速 u_m 的限制条件为

$$u_m \cos\theta R_m < \frac{c^2}{8f_0} \qquad (7\text{-}13)$$

式(7-13)表明有效范围和沿换能器轴线的最大流速的乘积是有限的。在实践中,测量受到的约束甚至比式(7-13)还要多,原因如下:①频谱分散产生一些比预期更高的频率;②用于防止混叠(采样过程中产生的虚拟频率)的低通滤波器截止特性不完美。

7.4.4 激光多普勒流量计

在激光多普勒流量计中,功率为 5 MW、波长为 632.8 nm 的氦氖激光束通过光纤照射皮肤。皮肤中运动的红细胞产生激光频移而引起光谱展宽。反射光由光纤送到光电二极管。滤波、加权、平方和开方是必要的信号处理方法。这种研究已用于皮肤和其他器官毛细血管的血流量测量。

7.5 热对流式流量计

7.5.1 工作原理

热稀释法依赖于指示剂和全部流体的混合。相比之下,热对流式流量计依赖于受热传感器的对流冷却,因此只对局部速度敏感。

图 7-10 所示的为一种热对流式速度探头。热敏电阻被电流加热到高于血液温度 ΔT,加热所消耗的功率为 W。这些量和血液流速 u 有如下关系:

$$\frac{W}{\Delta T} = a + b\lg u \qquad (7\text{-}14)$$

式中:a,b——常量。

由式(7-14)可知,这种方法是非线性的,流速低时灵敏度高,流速高时灵敏度低。

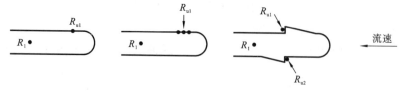

图 7-10 热对流式速度探头

7.5.2 恒温传感器电路

一种恒温传感器电路如图 7-11 所示。首先调节 R_1,使电路不平衡。这种不平衡由

高增益运算放大器放大,其输出反馈到电桥,作为电桥电源。电路的操作如下:假设热敏电阻 R_u 因自热高于血液温度 5 ℃,如果流速增加,R_u 冷却,其电阻值增加。将较大正电压加到运算放大器的同相输入端,因而 v_b 增加,于是电桥电压增加,加热,从而抵消原来的冷却。此系统使用高增益负反馈以保持电桥始终平衡,R_u 几乎保持不变,因此其温度几乎保持不变。高增益负反馈将传感器时间常数除以一个因子,其值等于开环增益,因而频率响应得到大大提高。实际上,如果传感器稍微有些冷却,运算放大器可提供大量功率,使其迅速加热回到所需要的温度。

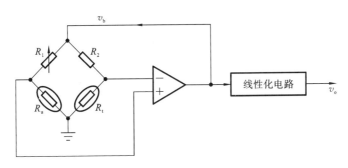

图 7-11 恒温传感器电路

在图 7-11 所示的电路中,如果流速增大,R_u 冷却,因而电阻增大。这增加了运算放大器同相输入端的电压,从而增加桥电压并加热 R_u。R_t 提供温度补偿。

如果血液温度恒定,只用一个热敏电阻 R_u 电路即可正常工作。如果血液温度有变化,要增加一个温度补偿热敏电阻 R_t,以保持电桥平衡。为了使其温度升高很小,R_t 的电阻温度系数必须比 R_u 的低得多,以保证 R_t 是一个温度传感器而不是速度传感器。要降低 R_t 的热阻,可以把它的尺寸做大一些,或者使用散热装置,或者把它放在探头内,使有效冷却面积增大。另一个解决方案是增加 R_u 与 R_t 的电阻值,使其功耗变小。

虽然热对流式流量计在诊断性心导术中,经常用来测量患者主动脉根处血液流速和加速度。但其主要用途是在动物研究中,测量血液流速及编绘流速分布图。这一原理也被用于测量肺部和呼吸机的空气流速,这时需在呼吸管路中安装一根加热铂丝。

7.6 套筒式体积描记法

体积描记器(Plethysmograph)用于测量容积变化。非侵入式测量四肢血液容积变化的唯一精确方法就是使用套筒式体积描记器。通过测定容积变化时间,结合计算式:$F = dV/dt$,可求出流量。为了防止静脉血离开肢体,需要使用套筒。因此,这种方法称为套筒式体积描记法。

7.6.1 套筒式体积描记法的测量原理

套筒式体积描记器如图 7-12 所示。该装置具有一个刚性圆筒形外部容器,使用时置于小腿周围。当小腿体积增加时,它将挤压某种类型的套囊,使套囊容积减小,如果套囊中充满水,通过观察标定管中水位的升高,可测得容积变化。为了进行记录,可在水面上导入适量的空气,并测量空气压力变化。充水的套筒式体积描记器要控制温度,防止热漂移。其静水压可能收缩四肢血管,造成身体不良的生理变化。

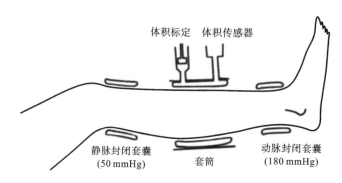

图 7-12 套筒式体积描记器

套囊中可充以空气,进而直接测量所产生的压力变化。有些系统不使用套囊,而是把刚性圆筒的端部封固到肢体上,但这时可能产生漏气问题。有一种装置使用气流速度计测量进出套筒的空气流量,然后对流量积分进而得到容积变化。为了使该装置能够适应各种肢体尺寸,套筒和套囊做成了系列尺寸。也可把套筒两端做成可变光圈式封闭在肢体上,这样几种肢体尺寸就可以共用一个套筒。

使用图 7-12 所示的套筒式体积描记器,静脉封闭套囊加压达到 50 mmHg (6.7 kPa),阻止静脉回流。

7.6.2 套筒式体积描记法的测量方法

套筒式体积描记器的操作过程如图 7-13 所示。为了在记录纸上记下一次标定,用一个有容积刻度的注射器向套筒中注入已知体积的液体。然后在肢体上装上静脉封闭套囊,并加压到 50 mmHg(6.7 kPa),以阻止静脉血离开肢体。在这个套囊压力下,动脉血流不受阻碍,单位时间肢体内血液容量的增量等于动脉流量。如果套筒完全包住套囊以外的肢体,则测量的是流入肢体的动脉流量。如果只包含一段肢体,如图 7-12 所示,则在套筒远处的动脉封闭气囊必须充气到 180 mmHg(24 kPa),阻止动脉血液流入下端未包含的肢体,以确保套筒容积变化测量的只是流入那段肢体的动脉流量。

图 7-13 中所示的曲线为给静脉封闭套囊加压以后,动脉血的流入产生的容积-时间曲线。套囊封闭几秒钟后,静脉血压超过 50 mmHg(6.7 kPa),静脉回流开始,肢体段内

血容量又趋于稳定。当释放静脉封闭套囊的压力时,肢体段内血液容量迅速恢复正常（见图 7-13 中的曲线 a）。如果静脉血栓(静脉血细胞凝集块)部分阻断静脉血回流,静脉血液容量缓慢恢复正常（见图 7-13 中的曲线 b）,这种技术可用于非侵入性检测静脉血栓。

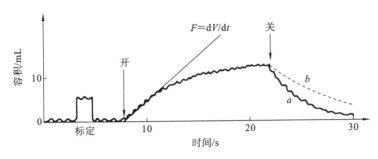

图 7-13　套筒式体积描记器的操作过程

7.7　电阻抗体积描记法

将电极连接到一段组织上,就可以方便地测量组织的总阻抗。当组织的体积随着脉搏而变化(如发生在肢体中),或电阻率随着组织中空气增多而变化(如发生在肺中)时,组织的阻抗就发生了变化。

7.7.1　基于圆柱形肢体模型的测量原理

圆柱形肢体模型如图 7-14(a)所示。利用该模型进行推导需要假设以下 3 个条件:①动脉管膨胀是均匀的;②血液的电阻率 ρ_b 不变;③流线与动脉管平行。

在图 7-14(a)所示的圆柱形肢体模型中,血液的分流阻抗 Z_b 是由于额外血液容量 ΔV 导致截面积增加 ΔA 引起的

$$Z_b = \frac{\rho_b L}{\Delta A} \tag{7-15}$$

$$\Delta V = L\Delta A = \frac{\rho_b L^2}{Z_b} \tag{7-16}$$

显然,Z_b 与原阻抗 Z 是并联结构,等效电路如图 7-14(b)所示。为了表示成线性形式,可以用图 7-14(c)所示的电路来等效(等效条件是 ΔV 为微量)。两种等效电路转换中,ΔZ 和 Z_b 的关系为

$$\Delta Z = \frac{ZZ_b}{Z+Z_b} - Z = \frac{-Z^2}{Z+Z_b} \tag{7-17}$$

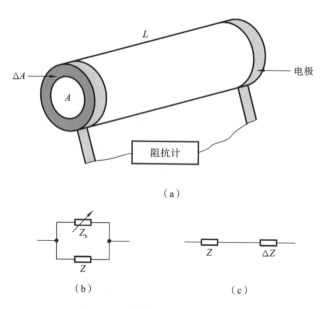

（a）

（b）　　　　　　　　　　（c）

图 7-14　圆柱形肢体模型及电路

（a）圆柱形肢体模型；（b）肢体模型等效电路；（c）串联式等效电路

由于 $Z \ll Z_b$，得到

$$\frac{1}{Z_b} \approx \frac{-\Delta Z}{Z^2} \tag{7-18}$$

将式（7-18）代入式（7-16），得

$$\Delta V = \frac{-\rho_b L^2 \Delta Z}{Z^2} \tag{7-19}$$

如果前述假设成立，则可以由式（7-19）计算 ΔV。

7.7.2　电阻抗体积描记法的电极

电阻抗体积描记法的电极有双电极电阻抗体积描记法和四电极电阻抗体积描记法两种，如图 7-15 所示。考虑经济和使用方便等因素，有些电阻抗体积描记器使用双电极描记法，电流 i 与检测电压 v 使用相同的电极，如图 7-15 所示的电路即为双电极电阻抗体积描记法。使用四电极电阻抗体积描记器，电流通过两个外电极，如将图 7-15 所示的电流源开关掷到上下两个电极。在两个电极测量的区域内，电流密度比较均匀，皮肤-电极阻抗变化

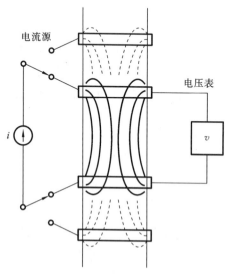

图 7-15　双电极电阻抗体积描记法和四电极电阻抗体积描记法

只造成二阶误差。

图 7-15 所示的开关位置,是采用双电极电阻抗体积描记法的接法;采用四电极电阻抗体积描记法时,开关掷到另一个位置。

7.7.3　电路分析

7.7.3.1　恒流源电路

图 7-16 所示的为四电极电阻抗体积描记器电路。其中外部驱动用恒流源 i 通过外电极 Z_1 和 Z_2 引入,并流过外电极间的体阻抗 Z,ΔZ 为体积变化引起的阻抗变化;内电极 Z_2 和 Z_3 用于检测电压。Z_i 为驱动电路的杂散电容和电缆电容产生的分路阻抗,Z_v 是检测电路的杂散电容、电缆电容及放大器电容产生的分路阻抗。通过精心设计,使 Z_i 足够大,且使 Z 和 Z_i 的相位差接近 $90°$,可以有效解决由 Z 变化,导致并联支路 Z 和 Z_i 之间分流不稳定的问题。

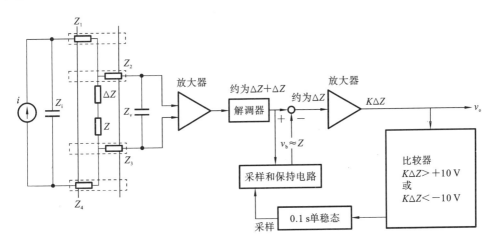

图 7-16　四电极电阻抗体积描记器电路

7.7.3.2　电压检测放大器

按照要求,电压放大器的输入阻抗应该足够高,这会导致没有电流通过 Z_2 和 Z_3。通过精心设计,使 Z_v 足够大,并使 Z_2、Z_3 和 Z_v 的相位差接近 $90°$,可以有效解决由于存在 Z_v,导致 Z_2 和 Z_3 的变化使检测的电压不能实时跟踪检测电压值的问题。电压检测放大器只需要有适中的增益即可,因为通常检测的电压典型值为

$$v = iZ = 0.16 \text{ V}$$

7.7.3.3　解调电路

放大器输出是经过 $i\Delta Z$ 调幅的 100 kHz 交流信号。可以利用任何调幅检波器对

$i\Delta Z$ 进行解调,如使用一个二极管加一个低通滤波器。相敏检波器是一种较好的解调器,因它对噪声和 50 Hz 干扰不敏感,而简单的解调器会受到 50 Hz 干扰的影响。

7.7.3.4 平衡方法

解调器产生输出 $Z+\Delta Z$。ΔZ 中含有有用信息,但它可能只是 Z 的 1/1000。一种解决办法是用高通滤波器滤掉 0.05 Hz 以下的频率,从而提取 ΔZ。这对测量脉动的动脉变化是有效的,但不能用于测量静脉或呼吸变化。为了构建一个直流响应仪器,通常要加一个平衡电压 v_b,以产生所需的 ΔZ。为了避免 i 的微小变化使 ΔZ 产生干扰性变化,从用于产生电流 i 的主振荡器整流信号中获得 v_b,这样激励电压变化就不会使电桥失衡。

在自动复位系统中,当 v_o 饱和时,比较器控制采样和保持电路采样 $Z+\Delta Z$ 并保持 v_b。这样可以复位末级放大器,并使 v_o 为零。ΔZ 的进一步变化引起 v_o 的非饱和变化。

7.7.4 应用

采用电阻抗体积描记法可测量各种组织体积的变化。在两条腿上安放电极,可以指示脉动容积是否正常。如果一条腿的脉动波形幅度比另一条腿的脉动波形幅度小得多,表明前者内部发生阻塞。如果两条腿的脉动波形幅度都小,表明共同供血源发生阻塞。临床上,非侵入性检测腿部静脉血栓采用的方法是套筒式体积描记法。当用电阻抗体积描记法测量图 7-14 所示的容积变化时,可取代图 7-12 所示的套筒式体积描记法。

胸腔两侧的电极可以为通气频率提供极好的指示,然而对通气容量的指示则不够准确。这种经胸廓的电阻抗监测已广泛用于婴儿呼吸暂停监测,以预防婴儿猝死综合征的发生。算法使用模式识别技术,如自适应阈值和峰值检测,来抑制心源性和运动伪迹。

围绕颈部和腰部的电极使电流流经通往心脏的主要血管。由此得到的阻抗变化可用于粗略地估计每次搏动心排血量的变化。在仰卧位、坐着和骑自行车运动期间,从颈部、胸上部和胸下部测量心阻抗血流图的输出。点状电极排布不能复制带状电极,而且不能对心排血量给出良好的估计,只能估计局部血流。而带状电极对正常人的心排血量给出了良好的估计,但对重症患者可能无法进行合理的预测。

用 N 个电极进行独立测量的个数等于 $N(N-1)/2$。如果围绕胸腔放置 16 个电极,可以获得 120 个独立测量的值,并可以使用这些数据来计算胸腔内电阻率分布的二维图像。图像的空间分辨率虽然不高,但基于这种技术的电阻抗断层成像(Electrical Impedance Tomography)对监测肺炎的发展、测量胃排空或监测通气可能是有用的。

电阻抗体积描记法的优点是无创,使用起来相对比较简单。缺点是对许多应用来说不够精确,甚至在某些情况下,不清楚阻抗变化的原因。

7.8　光学体积描记法

光可以透过毛细血管床,而当动脉搏动充盈毛细血管床时,血管容积的变化会改变光线的吸收、反射和散射,这是光学体积描记法的工作原理。光学体积描记法使用简单,并能指示如心率等事件发生的时间,其缺点是对容积变化的测量效果不佳,并对运动伪迹非常敏感。

7.8.1　光源

图 7-17 所示的为两种光学体积描记法,可以采用微型钨灯或 GaAs LED 作为光源,产生穿透组织的光线。图 7-17(a)所示的为用于手指的反射式光学体积描记法的工作示意图。穿过指腹的光线被骨骼反射,由光电传感器检测。图 7-17(b)所示的为用于耳廓的透射式光学体积描记法的工作示意图。透过耳廓的光线,由光电传感器检测。

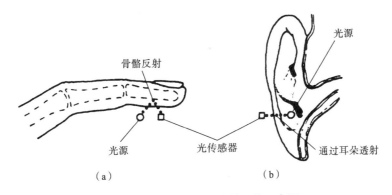

图 7-17　光学体积描记法的工作示意图

(a) 用于手指的反射式光学体积描记法的工作示意图;(b) 用于耳廓的透射式光学体积描记法的工作示意图

7.8.2　光传感器

光学体积描记器可使用多种光敏电阻作为传感器。光敏电阻体积大,预先曝光会改变其灵敏度。另外还需要一个滤光器限制其对近红外区域的灵敏度,这样血氧含量变化不会引起灵敏度变化。使用硅光电晶体管可以使仪器的体积减小一些。只能通过红外线的滤光器可用于所有类型的传感器,以防止检测到来自荧光灯的干扰信号,但不能防止钨灯的连续光或日光引起的基线漂移。因此,这种器件通常具有不透光的外壳。

7.8.3 电路

传感器的输出信号是一个较大的透射量,这个透射量受到血液脉动所引起微小变化的调制。为了消除大的基线值,信号先通过截止频率接近 0.05 Hz 高通滤波器,然后进行高增益的放大,以产生足够大的波形幅值。

光学体积描记器对组织的任何运动都会引起基线透射量的变化,其数值比脉动信号大许多倍。运动所产生大的伪迹会使放大器饱和,因此,需要一种手段来快速恢复输出迹线。

一种固态光学体积描记器的检测电路如图 7-18 所示。典型的 LED 正常工作要求 15 mA 的正向电流,如果用 15 V 电源则需串接一个电阻 R_L,$R_L = v/i = 15/0.015$ $\Omega = $ 1 kΩ。典型的光电晶体管通过的最大电流为 150 μA。为了避免饱和,选一个串接电阻 R_P,$R_P = 15/0.00015$ $\Omega = 100$(kΩ)。最大且使用方便的纸介电容器的电容为 2 μF,输出电阻为 R_o,$R_o = 1/(2\pi f_o C) = 1/[2\pi(0.05) \times (2 \times 10^{-6})]$ $\Omega = 1.6$ MΩ。

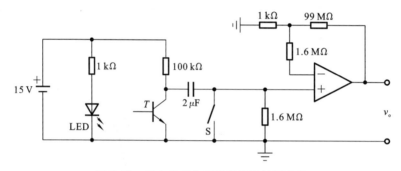

图 7-18　固态光学体积描记器的检测电路

在图 7-18 所示的光学检测电路中,LED 的输出信号被组织吸收并改变,从而对光电晶体管进行调制。直流电平被电容器阻断,开关 S 用于恢复迹线。

7.8.4 应用

对于一个保持安静的患者,光学体积描记器可以测量其心率。它的优点是只响应心脏的泵动作,而不响应心电图。当屏蔽适当时,不受电外科设备的影响,而电外科设备常会使心电图失效。其缺点是,当患者处于休克状态时,血管收缩导致外围血流量显著降低,产生的输出减小,可能会使仪器无法使用。为了避免这个问题,这种仪器采用通过鼻中隔传输光。采用这种技术可以监测颈内动脉分支末端产生的输出信号与脑血流量相关。

习　题　7

7-1　清除率的定义如下:在血液流过器官期间,为补足每单位时间被血液带走的指示剂,每单位时间最少需要流入器官的血液容量。试推导肾脏清除率公式,已知指示剂为对氨基马尿酸(PAH),采用的为动脉浓度,指示剂全部由肾排泄到尿中,并给出单位。

7-2　图 7-2 中,在时间 F 点的最后浓度比在时间 A 点的初始浓度高。根据指示剂稀释试验获得的信息,写出循环血容量公式,并给出单位。

7-3　在图 7-2 的指数衰减部分,时间 C 点和 D 点的浓度已知。试计算时间 C 点和 E 点之间虚线下的阴影面积,并给出单位。

7-4　对于心脏导管插入术,请说明用于改进可视化染料的特性,并说明用于测量心排血量染料的特性。

7-5　犬的血液平均最大流速为 1 m/s,发生在犬的主动脉,大动脉直径为 0.015 m,电磁流量计的磁通密度是 0.03 T。计算电极上的电压。

7-6　为了确定电磁流量计的频率响应,临床医生可用一个微型开关瞬间短路电磁电流。对于稳流,试画出流量计输出的简略图。为了将所得的瞬态波转换为流量计的频率响应,试描述在计算机上实现这种转换的数学步骤。

7-7　对于图 7-6,设计一个简单的电磁流量计,不带正交抑制。画出框图,并显示出环形解调器的所有连接。

7-8　对于图 7-9 所示的多普勒超声波流量计,设两个换能器对轴线倾角为 θ,试推导多普勒频移 f_d 的公式。

7-9　脉冲式多普勒式流量计的 $f_r = 15$ kHz,$f_0 = 8$ MHz,$\theta = 45°$,计算 R_m 和 u_m。

7-10　如图 7-13 所示,计算动脉血流入量。

7-11　如图 7-16 所示,设 $Z + \Delta Z = Z_2 = Z_3 = 100$ Ω,$Z_v = -j20000$ Ω(电容性),当 Z_2 发生 5 Ω 变化时,将引起多大误差? 允许这样大的误差吗?

7-12　设计一个呼吸监测电路,采用阻抗法,并和常规心电图使用相同的两个电极(可外加一个接地电极),要求无交叉干扰。

7-13　简述电阻抗体积描记法肢体与血管并联导体模型,写出体积变化与电阻抗变化的关系式。

第8章

呼吸系统检测

本章内容涉及肺部血液和大气之间的气体交换过程,简要介绍呼吸压力测量、呼吸气体流量测量、肺容量测量、呼吸体积描记法和呼气末二氧化碳监测。

8.1 呼吸压力测量

呼吸力学测量包括与呼吸相关的压力、阻力、顺应性及做功等参数的测量,是诊断与确定呼吸治疗的重要手段。其中呼吸压力测量是最基本的。

8.1.1 呼吸压力的基本内容和参数

随着呼吸运动胸腔容量发生变化,会引起一系列的压力变化。测量呼吸压力除了用于呼吸系统功能评价和辅助疾病诊断外,还有重要的临床意义,如指导机械通气参数设置、评估机械通气的安全性、评估临床治疗的有效性、指导呼吸机撤离、探索新的机械通气模式等。

8.1.1.1 经胸壁压

经胸壁压是指胸膜腔压与体表压力的差值,反映了在相应的容量时胸廓的阻力,也是产生相应的胸廓容量变化所需消耗的驱动力。当呼吸肌肉完全放松时,由于体表压力为标准大气压(参考零点),胸膜腔压能反映出经胸壁压。胸膜腔压一般通过食管囊管法测量食管中下 1/3 处的压力来反映。

8.1.1.2 经肺压

经肺压是指气道开口压与胸膜腔压之间的差值,反映了在相应的肺容量时需要克服肺的阻力大小,也是产生相应的肺容量变化消耗于肺的驱动压力。

8.1.1.3　经呼吸系统压

经呼吸系统压是指呼吸运动过程中所需要克服的整体压力,是经肺压与经胸壁压的总和。

8.1.1.4　气道压

气道压是指气道开口处的压力,是机械通气时最常用的监测指标。在呼吸运动的动态变化过程中,常用峰压、平台压与平均气道压等指标来描述气道压的变化。气道压通常包括下列参数。

(1)峰压:是指一个完整呼吸周期中气道压的最大值。峰压通常在吸气末测定,正常值为 $9 \sim 16$ cmH$_2$O($0.9 \sim 1.6$ kPa)。

(2)平台压:是指吸气后屏气时的气道压,正常值为 $5 \sim 13$ cmH$_2$O($0.5 \sim 1.3$ kPa)。

(3)平均气道压:是指连续数个呼吸周期中气道压的平均值,它反映了对循环功能的影响程度。平均气道压越大,对循环的抑制就越重。一般平均气道压小于 7 cmH$_2$O(0.7 kPa)时对循环功能无明显影响。

8.1.1.5　最大吸气压

最大吸气压是指在残气容积或功能残气量位置阻断气道,用最大力量、最快速度吸气所能产生的口腔压,是反映吸气肌的综合收缩能力的指标,正常男性最大吸气压 < -75 cmH$_2$O(-7.5 kPa),女性最大吸气压 < -50 cmH$_2$O(-5 kPa)。最大吸气压也是指导机械通气撤机和呼吸康复锻炼的常用指标。

8.1.1.6　最大呼气压

最大呼气压是指在肺总量位置阻断气道,用最大力量、最快速度呼气所能产生的口腔压,是反映呼吸肌的综合呼气力量的指标,正常男性最大呼气压 > 100 cmH$_2$O(10 kPa),女性最大呼气压 > 80 cmH$_2$O(8 kPa)。最大呼气压可用于评价神经-肌肉病变患者的呼吸肌功能。

8.1.1.7　呼气末正压

正常情况下呼气末肺容量处于功能残气量时,肺和胸壁的弹性回缩力大小相等,方向相反,即呼吸系统的弹性回缩压为零。这时肺泡压与外界大气压力相等,肺泡压也为零,呼气气流停止。但病理情况下,如慢性阻塞性肺疾病和肺气肿的患者,呼气末肺容量可高于功能残气量,使呼吸系统的静态弹性回缩压与肺泡压均升高,会产生内源性呼气末正压(Intrinsic Positive End-Expiratory Pressure,PEEPi)。机械通气时还可以人为地设置外源性 PEEP(呼气末正压)。

呼气末正压（PEEP）是指应用呼吸机时，于呼气末在呼吸道保持一定正压（通常只在吸气时用正压，呼气时压力降至零），避免肺泡早期闭合，使一部分因渗出、肺不张等原因失去通气功能的肺泡扩张，使减少的功能残气量增加，达到提高血氧的目的。PEEP 与间歇正压通气有相似之处，但由于作用时间更长，因此对呼吸系统、循环系统的影响范围更大。

8.1.1.8　气道阻力检测

气道阻力是指气流通过气道进出肺泡所消耗的压力，用单位流量所需的压力差来表示，通常分为吸气阻力与呼气阻力。

$$吸气阻力＝（峰压－平台压）/吸气末流量$$

吸气阻力的正常值为 $5\sim15$ cmH$_2$O/（L・s）。

$$呼气阻力＝（平台压－呼气早期压）/呼气早期流量$$

呼气阻力的正常值为 $3\sim12$ cmH$_2$O/（L・s）。

气道阻力检测是检测患者呼吸道通畅情况，首先评估患者气道是否通气，然后根据气道通气程度判断患者是否患有肺部和呼吸道疾病的一种方法。

8.1.2　压力传感器

使用带有管子或导管的电子应变计压力传感器作为探头，可以很方便地进行呼吸压力的动态测量。类似于血压直接测量法，其中导管和传感器都充满液体，这样的监测技术同样可用于循环系统。同样的分析可用于充气系统，不同的是，气体的声顺和传感器膜的声顺为同一数量级（或更高一些）。

在测量压力差时，通常是由差压传感器完成的。这类传感器有两个被隔膜分隔的腔室，隔膜上装有应变敏感元件，通过导管将气体通入每个腔室。隔膜两侧的时变压力，受到各自压力源和应变传感器隔膜之间机械-气动管路传递特性影响。特别是传感器两侧传输通道的频率响应，应与感兴趣的频率范围相匹配。当用隔膜两侧腔室容量不等的传感器测量高频压力变化时，频率响应更为关键。

8.1.3　食管内压力

计算肺力学特性时，需要测量作用于胸膜表面上的空间平均压力。可以通过穿刺胸壁，向胸膜腔内插入导管，直接测量脏层胸膜表面压力，但这种方法在临床上不适用。

临床肺功能测试的进展推动了基于间接测量的评估变化方法的发展，即可以从进入食管流体团的压力变化的测量结果，来估计脏层胸膜表面的平均压力变化。最常用的操作是将头端带有乳胶气囊的充气导管，从鼻腔插入食管。

食管通常是一根关闭的软管，受到胸膜腔压力（通过壁层胸膜作用），并受到其他胸腔结构（主要是心脏）的重力。胸段食管内小气囊中的空气压力，取决于这些压力源引起的压缩或膨胀。虽然食管内平均压力并不等于通过导管在胸膜腔内直接测量的胸膜表面平均压力,但在一定条件下,食管气囊的压力变化反映胸膜表面的压力变化。如果气囊中气体的量足够小,气囊处于无应力状态,同时,食管壁运动没有大到足以影响气囊的压力传递,那么,气囊和食管的力学特性对气囊内压力变化的影响就很小。

由于其他器官在胸腔内争夺空间会引起压力变化,所以气囊应放在压力变化最小的部位。最大噪声信号来自心搏,其基本频率(约为 1 Hz)远高于平静呼吸频率。在胸腔食管的上 1/3 处的下方,心脏干扰最小,其压力变化幅度和相位与直接测量的代表性胸腔压力变化完全一致。在肺容量接近最小容量(残气量)时,一致性随之降低。食管气囊压力测量系统的频率响应,取决于压力传感器、导管、气囊及系统内气体的力学特性和容量。用氦来代替空气可扩展系统的可用频率范围。

8.2　呼吸气体流量测量

在呼吸系统测量中,体积流量和体积流量的时间积分分别用于估算肺容量的变化率和肺容量的变化量。有些仪器是用来测量体积流量或估算其时间积分的,但所涉及的主要物理量是质量流量,体积流量等于质量流量除以测量部位的气体密度。

尽管呼吸运动具有循环性质,并涉及(双向)交替气流,但一些肺功能测试只需测量一个方向的流量,如单次呼吸冲洗测试、用力呼气肺活量法及最大自主通气量测量等。此外,对流量测量的精密度和准确度要求差别很大,与测量的环境有关。针对特定的应用,有多种测量仪器可供选用。

呼吸流量计的性能要求取决于特定的测量。常用的呼吸流量计可分为四类:旋转叶片式、超声式、热对流式和差压式。

8.2.1　呼吸频率和呼吸流量的数值范围

8.2.1.1　人体正常呼吸频率的范围

呼吸频率是每分钟呼吸的次数。胸部的一次起伏就是一次呼吸,是人体重要的生命体征。临床上主要用于观察患者的呼吸功能状态是否正常。通常该指标容易受到性别、年龄等因素影响,进而造成呼吸标准的正常范围有所不同。

正常成人呼吸频率为 12~20 次/分,儿童为 30~40 次/分,新生儿最快,约为 44 次/分,随着年龄的增长而呼吸频率逐渐减慢。正常人静息状态下呼吸频率在正常范围内,节律整齐,幅度均匀。临床上通常以成人 12~20 次/分作为常用的指标诊断标准。

当患者的呼吸频率超出范围(12~20 次/分)时,提示检查异常,包括生理性异常和病理性异常。生理性异常包括年龄增长、剧烈运动、情绪激动等;病理性异常包括发热、贫血、心力衰竭、颅脑疾病等。

8.2.1.2　人体正常呼吸流量的范围

人的正常呼吸流量是指在安静呼吸状态下，每分钟吸入和呼出的空气量。正常呼吸流量的范围是一个很广泛的区间。婴儿的呼吸流量较小，为 100～200 mL。随着年龄增长，呼吸流量逐渐增大，成年后，男性的呼吸流量为 500～600 mL，女性稍低一些，为 400～500 mL。老年人的呼吸流量可能会有所下降，但具体数值会因个体差异而有所不同。

正常呼吸流量受到多种因素的影响，如年龄、性别、身体健康状况等。通常男性的肺活量较女性的大，因此男性的呼吸流量也相对较大。身体健康状况是影响呼吸流量的重要因素之一。通常身体健康的人呼吸流量较大，而患有呼吸系统疾病或其他慢性疾病的人的呼吸流量可能会下降。例如，患有哮喘、慢性阻塞性肺疾病等呼吸系统疾病的人，其呼吸流量可能会受到限制，导致呼吸困难。

除了年龄、性别和身体健康状况外，还有一些其他因素也可能会影响呼吸流量。体育锻炼是其中一个重要因素。经常进行有氧运动的人，他们的肺活量和呼吸肌肉发达程度较高，呼吸流量也相对较大。相反，长期缺乏体育锻炼的人，呼吸肌肉可能较为薄弱，呼吸流量也相应较小。环境因素也可能对呼吸流量产生一定的影响。高海拔地区的氧气浓度较低，人们在这种环境下的呼吸流量可能会相对较大，以补偿氧气供应不足的情况。

8.2.2　转子流量计

转子流量计有一个对气流做出反应的转子，流量是通过转子的转数来测量的。图 8-1 所示的为一个的转子流量计的例子。这种类型的转子只对一个方向的气流做出反应。转子的旋转速度是通过其遮断光源的速度来检测的，并将其转换为与流量和（或）其积分成比例的电压，进行记录或连续显示。流量计中的活动部件的重力和它们之间的摩擦力

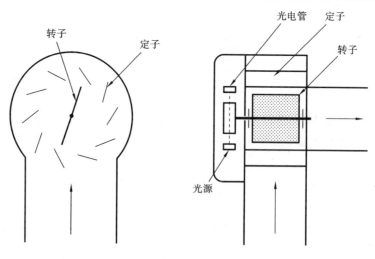

图 8-1　一种用于呼吸测量的转子流量计的示意图

相结合,将防止加速流量造成涡轮高频运动。这种类型已被广泛用于呼吸监测和肺活量测定。

8.2.3　热对流式流量计

热对流式流量计的工作原理基于热扩散原理,热扩散技术具有在苛刻条件下性能优良、可靠性高的特点。这种流量计有两个温度传感器,其中一个温度传感器作为加热元件,当其被加热到大于环境温度时,将其作为热源;另一个温度传感器用于感应介质温度。传感元件采用金属丝、金属薄膜和热敏电阻等,其电阻随温度变化而变化。

当介质流速增加时,介质会带走更多的热量,导致加热元件的温度下降,而感应元件测得的温度也随之变化。通过测量两个温度传感器之间的温度差与介质流速的关系,可以计算出流体的流量。这种测量方法基于强迫对流造成的热耗散原理,即热损耗与介质的速度、介质和加热元件之间的温度差、介质的物理特性及加热元件的物理特性等因素有关。通过这种方式,热对流式流量计能够准确地测量流体的流量,无论是在气体还是微小液体的测量中,热对流式流量计都有广泛的应用。

8.3　肺容量测量

肺容量(Lung Capacity,LC)是指肺容纳的气体量,是肺活量(Vital Capacity,VC)、残气量(Residual Volume,RV)的总和。在呼吸周期中,肺容量随着进出肺的气体量变化而变化,吸气时肺容量增大;呼气时肺容量减小。其变化幅度主要与呼吸深度有关,可用肺量计测定和描记。肺容量是基本肺容积中两项或两项以上的联合气量。

8.3.1　肺容量的常用指标和意义

肺活量通常是指最大吸气后,进行最大呼气所能呼出的气量,即包括潮气量(Tidal Volume,V_T)、补吸气量和补呼气量(Expiratory Reserve Volume,ERV)三部分。它反映了呼吸功能的潜在能力,其正常平均值约为 3500 mL。但这与人的个体大小、年龄、性别和身体健康状况等有关。肺活量还可分为深吸气量(Inspiratory Capacity,IC)和补呼气量两部分。

潮气量是指平静呼吸时每次吸入或呼出的气量,成人正常值约为 500 mL。补吸气量是指平静吸气末再用力作最大吸气所能吸入的气量,正常成年人的补吸气量为 1500～2000 mL。补呼气量是指平静呼气后,再用力作最大呼气所能呼出的气量,正常成年人的补呼气量为 900～1200 mL。

功能残气量(Functional Residual Capacity,FRC)是指平静呼气末尚存留于肺内的气量,是残气量和补呼气量之和。正常成年人的功能残气量为 2500 mL,肺气肿患者的功能残气量增大,肺实质性病变时减小。残气量是深呼气后,残留在肺内的气量,即功能残气量减去补呼气量。正常成年人的残气量为 1000~1500 mL。功能残气量的生理意义是缓冲呼吸过程中肺泡气氧和二氧化碳分压的过度变化。肺容量是肺活量和残气量之和,即最大吸气末时的肺内气体总容量,代表肺内所能容纳的气体总量。

深吸气量是在平静呼气末作最大吸气时所能吸入的气量,它也是潮气量和补吸气量之和,是衡量最大通气潜力的一个重要指标。胸廓、胸膜、肺组织和呼吸肌等的病变,可使深吸气量减小而降低最大通气潜力。

完整通气系统的常用指标之间的关系和容量范围如图 8-2 所示,包括 LC、FRC 和 RV 等绝对容量指标参数,以及 VC、IC、ERV 和 V_T 等呼吸动作中的肺部气体空间容量变化的指标参数。图 8-2 中,闭合气量(Closing Volume,CV)和闭合容量(Closing Capacity,CC)是从单次呼吸冲洗试验中获得的。

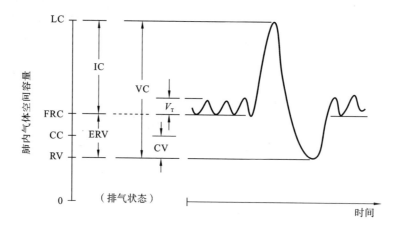

图 8-2　完整通气系统的常用指标之间的关系和容量范围

8.3.2　肺容量变化检测

测量肺容量变化有两种方法。一种方法是采用体积描记法,在呼吸期间测量体内气体空间容量变化。另一种方法称为肺量计法(Spirometry),通过测量流经气道开口处的气体量来实现。只有当肺中气体体积压缩得足够小时,后者的测量才能提供准确、连续的肺容量变化估计。

在气道开口处气体摩尔流量可以表示为

$$\dot{N}_{AWO} = \rho_{AWO} Q_{AWO} \approx \rho_L \dot{V}_L \tag{8-1}$$

式中：ρ_{AWO}——气道开口处的气体 X 的摩尔浓度；

$\quad\quad Q_{AWO}$——气道开口处的气体体积流量；

$\quad\quad \rho_L$——系统中气体的摩尔浓度；

$\quad\quad \dot{V}_L$——气体容量的变化量。

　　假设不考虑肺毛细血管血液中的净扩散率,如果密度近似为常数,式(8-1)可以重新排列,从初始时刻 t_0 进行积分,得到

$$\frac{\rho_{\mathrm{AWO}}}{\rho_{\mathrm{L}}} \int_{t_0}^{t} Q_{\mathrm{AWO}} \mathrm{d}t \approx \int_{t_0}^{t} \dot{V}_{\mathrm{L}} \mathrm{d}t = V_{\mathrm{L}}(t) - V_{\mathrm{L}}(t_0) = v_{\mathrm{L}} \tag{8-2}$$

式中: v_{L} ——肺容量相对于参考容量 $V_{\mathrm{L}}(t_0)$ 的变化量。

　　密度比导致肺内混合气体和体外测量传感器内混合气体之间的平均温度、压力和组分存在差异。

　　为了测试肺功能,通常将流量计放在受检者口腔中(须堵住鼻子),然后对流量计输出进行积分,直接得到式(8-2)的解。这种测量通常是由肺量计(Spirometer)来完成的。由于该设备使用广泛,因此通常用肺量计法来泛指肺功能测试中肺容量变化的测量。

　　肺量计类似于一个能伸缩的隔室,如图 8-3 所示,包含一个可动的静态平衡的刚性钟罩,一个固定底座及它们之间的动态密封件。肺量计内部容量 V_{S} 的变化与钟罩的位移成正比。这种运动一般通过连杆机构直接记录在旋转鼓(记纹器)上,也可以使用传感器记录。一种简单的方法是将单圈精密线性电位器接到配重滑轮的轴上,并将其作为分压器,然后对输出信号进行处理或显示。

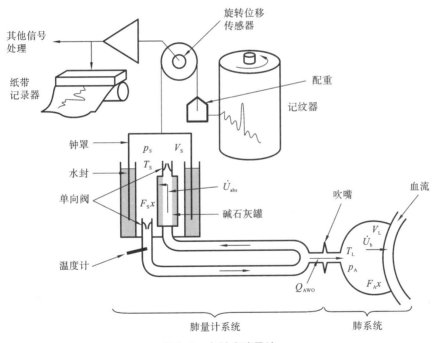

图 8-3　水封式肺量计

　　肺量计的吹嘴放在被测对象口腔中,堵住鼻子。当气体进入和流出肺量计时,肺量计中的气压 p_{S} 随之变化,引起钟罩移动。在平静呼吸期间,可以认为肺量计内的气压变化是微不足道的。因此,估计肺量计的气体交换量时,仅需考虑温度、平均环境压力和容量变化。在高频率呼吸模式(>1 Hz)时,用肺量计估计肺容量变化,还应考虑肺量计中

气体的声顺,以及与肺量计压力变化连续测量相关的环境压力。

由肺和肺量计构成的系统可以用相互连接的两个气室建模。因此,从肺部通过气道开口处流出的物质的量等于肺量计获得的物质的量。对于重复呼吸试验,大多数肺量计系统有化学吸收剂(碱石灰),以防止 CO_2 积聚。

8.3.3　绝对肺容量检测

由于肺的复杂几何形状和不可接近性,无法直接对其进行空间测量,或从各种成像技术提供的二维或三维图像来准确地计算其容量。有三种方法用于准确估计正常肺的气体容量。其中有两种方法是基于静态质量平衡的,涉及肺部测试气体的冲洗或稀释。测试气体在肺组织中的溶解度必须很低,从肺泡扩散到肺实质(组织)和血液的气体运动,必须远远低于测试过程中气道发生的对流。第三种方法是一种全身体积描记技术,采用动态质量平衡和肺部气体压缩。这种肺容量估计法提供绝对肺容量的静态基线值。这个基线值加上肺容量变化连续测量值,可提供绝对肺容量的连续估计。

8.4　呼吸体积描记法

呼吸体积描记法的测量方法有两种:通过躯干上离散位置的几何变化来推断胸腔体积变化;通过测量全身体积描记器中相关气体变化来测定胸腔容积。

8.4.1　胸腔体积描记法

一些设备用于连续测量与胸部容积变化相关的胸壁运动特征。通过检测胸阻抗随呼吸运动的变化,可以监测通气活动。阻抗呼吸体积描记器用于检测呼吸暂停和研究睡眠。在这种应用中,呼吸运动的存在(相对振幅和频率是否发生变化)比实际体积变化更重要。当使用磁力计、应变计和可变电感传感器测量呼吸运动特征时,需要在胸壁的两个位置同时测量呼吸运动特征。在大多数呼吸模式中,胸壁运动类似于两个主自由度运动,分别对应于胸部运动和腹部运动。在测量膈肌和腹部运动特征后,可以对这两个结构的位移进行加权和求和,以获得胸廓容积变化的估计值。

磁力计和其他线性位移传感器用于测量胸部和腹部的直径。用应变片包裹躯干来测量呼吸过程中局部周长的变化。填充汞的薄硅胶管通常用作通气应变计。呼吸感应式体积描记器使用一对金属线,每根金属线以"之"字形模式固定在非常柔软的带子上。一条带子放置在胸腔周围,另一条带子放在腹部周围,使每根金属线形成一个环,并用低电平射频信号激励金属环线。环的截面积的变化会导致相应的自感变化。对检测的信号进行解调后,输出信号的幅值(或频率)与被环包围的那段胸壁局部截面面积成正比。

呼吸感应式体积描记器用于睡眠试验时,可提供非侵入性、连续的潮气量估计和其他测量,以协助诊断睡眠呼吸暂停、睡眠呼吸紊乱。

上述设备中,虽然每种设备用于测量不同的基本几何变量(如直径、周长或面积),但都是用来估计胸腔体积变化,以及胸廓和膈肌之间的相对体积变化的(通过腹部运动)。这些技术中,估计的准确度不同(相对肺量计测量的变化,一般有 5% ~ 10% 的误差)。测量伪差是由于身体运动(姿势和躯干形状变化)及呼吸幅度的极端变化引起的。经过适当校准后,可以减小感应式体积描记器对此类干扰的敏感性。

8.4.2　全身体积描记器

全身体积描记器是一个刚性封闭的恒容箱,测试时,被测对象完全封闭在箱体内。临床上主要用于评估绝对肺容量,并提供肺泡压的连续估计,根据这些数据可以计算气道阻力 R_{AW}。全身体积描记器有三种类型或配置:压力型、容量置换型和流量置换型。这些名称对应于测量的基本体积描记变量,可用于计算与肺有关的其他变量。

压力型全身体积描记器在被测压力变化频率范围内是气密性的。容量置换型全身体积描记器和流量置换型全身体积描记器是开放式的,两者均设有开口供气体进出。在开口处有一肺量计或容量流量计,如呼吸速度计,允许气体在箱体和测量仪之间流通,从而使体积描记器中的压力变化很小。因此,开放式箱体适合肺容量变化较大的呼吸动作。对于小幅度呼吸动作,如喘气,可用任何一种箱体来测定。

8.5　呼气末二氧化碳监测

呼气末二氧化碳监测(End-Tidal Carbon Dioxide Monitoring)是指对呼气末二氧化硫浓度进行连续观察、动态显示、趋势回顾及波形图记录的技术。连续的描记曲线,构成呼气末二氧化碳监测曲线图。二氧化碳分压的正常值为 35 ~ 45 mmHg(4.67 ~ 6.0 kPa),二氧化碳浓度的正常值为 5%(4.6% ~ 6.0%)。

8.5.1　CO_2 监测的临床意义

呼气末 CO_2 监测曲线图的问世,是使用无创技术检测肺功能,特别是检测肺通气功能的又一大进步,使在床旁连续、定量监测患者成为可能,尤其是为麻醉、ICU、呼吸科患者进行呼吸支持和管理提供了明确指标。呼吸末二氧化碳分压($P_{ET}CO_2$)监测可用来评价肺泡通气、整个气道及呼吸回路的通畅情况、通气功能、循环功能、肺血流及细微的重复吸入情况。

8.5.1.1 判断通气功能

（1）调节呼吸机参数：动脉血 CO_2 分压（P_aCO_2）与 $P_{ET}CO_2$ 的差值（$P_{a-ET}CO_2$）正常值为 2.5~4.5 mmHg（0.33~0.6 kPa）。在呼吸治疗或麻醉手术过程中，可根据二氧化碳分压调节潮气量和呼吸频率，避免通气过度或不足，造成高或低碳酸血症。

（2）选择最佳 PEEP：一般来说达到最小 $P_{a-ET}CO_2$ 时的 PEEP 为最佳 PEEP。

（3）了解肺泡无效腔量及肺血流量的变化：P_aCO_2 为有血液灌注的肺泡的 P_aCO_2，$P_{ET}CO_2$ 为有通气的 P_aCO_2，若 $P_{ET}CO_2$ 低于 P_aCO_2，$P_{a-ET}CO_2$ 增加，或 CO_2 波形上升，呈斜形，则说明肺泡无效腔量增加，肺血流量减少。

（4）CO_2 监测可了解通气功能和呼吸频率，用于高位硬膜外麻醉患者，非气管插管全身麻醉及危重患者监测，有利于观察病情变化和呼吸治疗情况。

8.5.1.2 判断设备状况

（1）发现麻醉机或呼吸机故障。气管导管接头脱落，$P_{ET}CO_2$ 立即下降至零。呼气活瓣失灵和钠石灰失效时，$P_{ET}CO_2$ 升高，误吸后 $P_{ET}CO_2$ 急剧升高。

（2）指导呼吸机的撤除。因 $P_{ET}CO_2$ 为连续无创监测，可用于指导呼吸机的停用。当患者自主呼吸时 $P_{ET}CO_2$ 保持正常，可将呼吸机撤除。但应注意异常的 $P_{ET}CO_2$ 存在，必要时作血气分析对照。

（3）证明气管导管在气管内的正确位置：①看到导管在声门内；②看到 $P_{ET}CO_2$ 的图形；③看到正常的 PV 环。可以避免发生气管导管误入食管内的错误判断。

（4）确定双腔气管导管的正确位置。如果气管和导管部分阻塞，$P_{ET}CO_2$ 和气道压力升高，压力波形高尖，平台降低。

8.5.1.3 反映循环功能

（1）$P_{ET}CO_2$ 可以反映循环功能，在低血压、低血容量、休克和心力衰竭时，随着肺血流减少，$P_{ET}CO_2$ 逐渐降低，呼吸、心跳停止，$P_{ET}CO_2$ 急剧降至零，复苏后逐渐回升。当 $P_{ET}CO_2$ 大于 19 mmHg 时，表示肺已有较好的血液，则胸外心脏按压有效，复苏成功率高。但还应排除过度通气引起 $P_{ET}CO_2$ 降低。

（2）$P_{ET}CO_2$ 对恶性高热的诊断和疗效评定有特殊价值，恶性高热时，CO_2 产量增加，$P_{ET}CO_2$ 不明原因突然高达正常的 3~4 倍，经有效治疗后，$P_{ET}CO_2$ 首先开始下降。静滴 $NaHCO_3$ 过快、过多或突然放松止血带，也可引起血中 CO_2 突然升高，$P_{ET}CO_2$ 增加。

（3）诊断肺栓塞。空气、羊水、脂肪和血栓栓塞时，$P_{ET}CO_2$ 突然降低。低血压时，$P_{ET}CO_2$ 逐渐降低。

8.5.2 CO_2 监测仪的工作原理与测定法

CO_2 的产量、肺泡通气量和非血流灌注量共同影响肺泡 CO_2 浓度或分压。

在呼吸过程中将测得的 CO_2 浓度与相应时间一一对应描图,即可得到 CO_2 曲线,如图 8-4 所示。标准曲线分为四部分,分别为上升支、肺泡平台、下降支、基线四部分。呼气从上升支 P 点开始经 Q 点一直至 R 点;QR 之间为肺泡平台(又称为峰相),R 点为肺泡平台峰值,这点代表呼气末(又称为潮气末)CO_2 浓度($C_{ET}CO_2$);下降支开始即意味着吸气开始,随着新鲜气体的吸入,二氧化碳浓度逐渐回到基线。所以,P、Q、R 为呼气相,R、S、P 为吸气相。可将曲线与基线之间的面积类比为二氧化碳排出量。

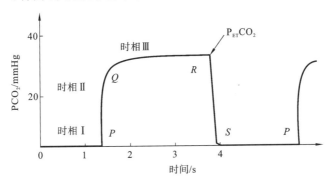

图 8-4　呼气末 CO_2 监测曲线示意图

8.5.2.1　测定法

常用的方法是红外线吸收光谱技术,是基于红外线通过检测气样时,其吸收率与二氧化碳浓度相关的原理(CO_2 主要吸收波长为 4260 nm 的红外线),反应迅速,测定方便。同时,还有其他方法,如质谱仪法、罗曼光谱法、光声光谱法、CO_2 化学电极法等。

1. 红外线法

红外线法的工作原理为:CO_2 主要吸收波长为 4260 nm 的红外线,将气体送入测试室,一侧用红外线照射,另一侧用传感器测出所接收红外线的衰减程度,其衰减程度与 CO_2 浓度成正比。通过气道开口的细管将部分呼出气体吸入探测器内进行测定的方法称为旁气流法,可连续监测但反应较慢。将红外线传感器直接连接于气体导管接口上,使呼吸气体直接与传感器接触的方法为主气流法。优点是反应快,可连续监测,准确度高,但需预先加热。

2. 质谱仪法

工作原理:将呼出及吸入气输入质谱仪,气体分子解离为离子,一些正离子聚焦成电子束,进入测试室,在出口施加强磁场,使其分散成弧形轨道。每种气体离子的轨道半径与各自的质量、电荷比值成正比,分散形成质谱。再收集测量不同气体离子所带的电流,经处理报出数值,亦可有波形显示。该方法的优点是:①可同时监测患者呼出气中各种成分的含量;②反应快,能连续反映呼出气中各气体的浓度变化;③所需气体样本量较少。缺点是:价格昂贵。

3. 比色法

以探测器的色泽变化来确定 $C_{ET}CO_2$ 和判定导管是否在气管内。在有胃液或其他酸性物质接触后,探测器上色泽不能复原,简便有用,但精确性没有保证。

8.5.2.2 气体取样方法类型

依据传感器在气流中的位置不同,常用取样方法有两种:主流型与旁流型。

1. 主流型

将传感器直接连接在患者的气道适配器上,如图 8-5 所示,使呼吸气体直接与传感器接触。优点是:反应速度快且准确性高;气道内分泌物或水蒸气对监测效果影响小;波形失真少。缺点是:传感器重量较大,容易损坏;增加额外死腔量(大约 20 mL);仅适用于气管插管患者。

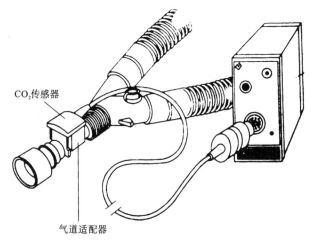

CO₂传感器

气道适配器

图 8-5　主流型传感器放置位置示意图

2. 旁流型

经侧孔取样。采样器包括气道连接管、采样管(内径 $1\sim2$ mm)和贮水瓶。具有流量调节功能的抽气泵把气体样本送至红外测量室作测量,气体流速为 $50\sim500$ mL/min,需气量小。其优点是:不增加回路的死腔量及部件的重量,对未插气管导管的患者也适应。缺点是:识别反应速度慢,波形可能失真。

习　题　8

8-1　证明:只有当总混合气体压力与其热力学温度的比值保持常数时,仪器输出的测试气体摩尔流密度才与测试气体摩尔分数(湿气基础上的)的关系相同。

8-2　装满直径为 6 mm 钠石灰球的容器放在肺量计入口和肺量计出口,讨论下述情况对肺量计的动态响应和连续测量肺容量变化的准确度的定性影响:

(1) 动作非常缓慢地从一个静态容量到另一个静态容量(在限定范围内);

(2) 动作非常快地用力呼气,即从 TLC 到 RV 的最大用力呼气。

8-3　按照代谢研究的要求,测量人体组织密度,从中可以估计人体脂肪量。描述一种方法,使用 3 个步骤:①测量身体的总体积;②测量肺的容量;③进行额外的测量,然后计算组织密度。

8-4　列出 3 种监测胸体积变化的仪器,并从几何尺寸推断体积变化。

第 9 章

医用仪器的电气安全

本章介绍医用仪器安全的概念、电流生理作用、产生电击的原因及电击预防措施、医用仪器的接地和电气安全指标的检测,最后介绍医用电子仪器的安全标准。

9.1 电击及其预防

9.1.1 人体的电阻抗特性

人体可以模拟为一个复杂的非线性时变阻抗网络,不同的组织表现出不同的频率特性。前文表 4-1 所示的为人体一些组织的电阻率和电导率。由表 4-1 可见,血清的电阻率最低,肝、脑等组织的电阻率较高,脂肪的电阻率最高。活体组织的阻抗不仅取决于它本身的电性质,还取决于血液的含量。随着心脏的舒缩,组织中的血液量有规律地变化着,各组织阻抗也会有规律地变化。流经人体电流的大小主要取决于皮肤阻抗的大小,而皮肤阻抗(Z_i)又与电流频率、皮肤条件和接触条件有关,如图 9-1 所示。

人体作为一个整体,其外层是导电能力很差的皮肤,里层有导电能力很强的体液。给人体加上两个电极,人体就可看作是一个电解质电容器。由于有电流进入人体,人体模拟的电容器又是漏电的,因而和细胞一样,可把人看作是电容、电阻的并联电路,其等效电路如图 9-2 所示。电流从 A 点穿过皮肤,然后进入深部组织,最后又经皮肤 B 点流出。电流在 A、B 之间流通,并不一定是通过 A、B 点间最短的路线,而主要沿着其间的血管、淋巴管流通。电流通过人体时,将发生许多物理和化学变化,并引起多种多样的复杂的生理效应。较大的电流将会引起电击而损伤人体。

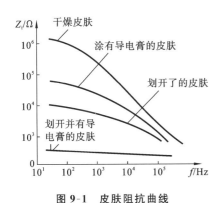

图 9-1　皮肤阻抗曲线

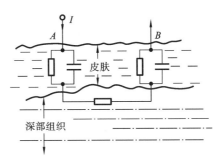

图 9-2　人体等效电路

9.1.2　人体的电流生理效应

人体的体液中含有多种离子,因此人体是一个良好的导体。当人体成为电回路的一部分时,就会有电流流过人体。人体内大量的离子在直流或交流电场作用下产生定向的离子迁移运动,形成电流,进而引起生理效应。

9.1.2.1　感觉刺激效应

进入细胞的电流在细胞膜的两端产生电位差,这个电位差达到某一定值后,细胞就发生兴奋。如果细胞为肌肉细胞,则发生与意志无关的力与运动,或使肌肉处于极度紧张状态,产生过度疲劳;如果细胞为神经细胞,则产生电刺激的痛觉。随着电流在体内的扩散,电流密度将迅速减小。因此通电后受到刺激的只是距离通电点很近的神经与肌肉细胞,同时在体内通入的电流和从体外流入的电流对心脏的影响也有很大的不同。

人体细胞组织不仅具有电阻性,还具有电容性或电抗性,所以对不同频率的电流所呈现的阻抗值不同。直流电与极低频的交流电流入细胞的电流很小,对细胞的刺激作用也小。对于较高频率的电流,因细胞的阻抗减小,电流能顺利地通过由细胞构成的皮肤而进入体内,对其他组织产生刺激作用。在理疗康复治疗中常用几千赫兹到几万赫兹的低频交流电作为治疗电流。

9.1.2.2　发热和温度效应

由于人体组织存在电阻,当电流流过人体组织时会产生热量,使局部温度升高,严重时会导致灼伤甚至烧伤。低频电流和直流电的热效应主要是电阻损耗,高频电流除了电阻损耗外还有介质损耗。细胞膜的直流电阻大,流入细胞的直流电流很小。在促使人体温度升高方面,直流电的作用比高频电流和微波电流的作用小。

9.1.2.3　化学和腐蚀效应

电流导致人体组织液中细胞的离子分别向异性电极移动,形成电解作用。经过一定时间后,某一区域内的离子分布和浓度将发生变化,并在电极处形成新的物质。这些物质有许多是酸、碱之类的腐蚀性物质,对皮肤有刺激、腐蚀和损伤作用。直流电的化学效应除了电解作用外还有电泳和电渗现象,这些现象可能改变局部代谢过程,也可能引起渗透压的变化。

人体组织中有许多选择性通透作用的生物膜,在直流电场的作用下有些来不及通过膜和被膜拒斥的离子就堆积在膜附近,产生和外电场相反的极化电场,使电流随着通电时间的增加而逐渐减弱。

由于直流电使体内离子迁移,有极化、电泳、电渗以及其他的化学、生理等作用,所以临床上可用直流电治疗疾病。

9.1.3 人体的电流生理反应

9.1.3.1 感知阈和摆脱电流

在正常情况下,当进入人体的局部电流密度大到足以兴奋皮肤中的神经末梢时,被测对象就会有发麻等感觉。感知阈就是能够让人感觉到的最小电流。此阈值在个体之间差异很大,并随测试条件而变,最低阈值约为 0.5 mA。被测对象受到高于阈值的电流刺激时,肌肉会产生不自觉收缩,可能引起继发性身体损伤。随着电流的进一步增大,肌肉的不自觉收缩可能阻碍被测对象的随意缩回。摆脱电流就是被测对象能够随意缩回的最大电流。摆脱电流的最低阈值为 6 mA。

9.1.3.2 呼吸麻痹、疼痛和疲劳

较高水平的电流会强烈刺激神经和肌肉,最终引起疼痛和疲劳。当大电流通过大脑和其他神经组织时,这些组织会失去全部功能性兴奋。更大的电流会导致呼吸肌不自觉收缩,若不断开电流,就会严重到足以引起窒息。剧烈的肌肉不自觉收缩和强烈的神经刺激会引起疼痛,如果持续时间较长就会引起疲劳。

9.1.3.3 心室纤颤和持续性心肌收缩

通过胸腔的电流部分流过心脏,如果电流幅值大到足以兴奋部分心肌,就能中断正常心肌的电活动的传播。如果心脏电活动被完全中断,由于除极波阵面的随机折返,心率有可能大大增加,导致心脏的泵作用停止,并会导致在几分钟之内死亡。这种快速而紊乱的心脏节律称为心室纤颤。

更为危险的是,即使已经去掉引发的电流,心室纤颤仍不能停止。只有用除颤器的短暂大电流脉冲同时除极所有心肌细胞,才能恢复正常节律的电活动。在所有心肌细胞一起放松后,通常可恢复正常节律。

当电流足够大时,会使整个心肌收缩。虽然施加电流时,心脏停止搏动,但是电流中断时,继而发生正常节律,就像除颤一样。动物试验数据显示,使整个心肌收缩的最小电

流范围为 1～6 A,且这种短暂电流不会造成心脏组织的不可逆性损伤。

9.1.3.4　烧伤和物理损伤

由于皮肤电阻很大,通常在皮肤的进入点上,因电阻性加热而导致烧伤。当电压高于 240 V 时可击穿皮肤。此外,过大的电流会刺激肌肉收缩,还可能使肌肉剥离骨骼。

9.1.4　电击的种类

当通过人体的电流达到或超过一定的阈值时,就可能引起前述的一种或多种生理效应,甚至造成各种生理伤害,如心室纤颤、心肌收缩及皮肤烧伤等,这个过程或现象称为电击。按通过外部施加电流流过心脏的大小,电击可分为两类,即宏电击和微电击,如图 9-3 所示。

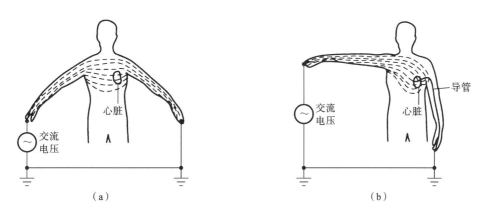

图 9-3　不同的电流进入点对电流分布的影响
(a)宏电击:外部电流散布到全身;(b)微电击:所有电流通过一个心脏内导管流经心脏

9.1.4.1　宏电击

当电流施加在身体表面的两个点上时,只有小部分电流通过心脏,这种外部施加的较大的电流称为宏电击。电流从右手流入体内,经过人体后再从左手流出体外,造成的电击就是宏电击,如图 9-3(a)所示。

当电流施加在身体表面上时,引起心脏纤颤所需的电流,比直接加到心脏上时要大得多。如果两个进入点都位于同一肢体上,即使是大电流,发生心脏纤颤的危险性也很小。但如果皮肤电阻被旁路,较低的电压即可产生各种生理效应所需的电流。例如,有些医疗过程,需要向人体自然开口插入导电设备,或者进行皮肤切口、皮肤擦拭或涂抹电极膏,这样就会导致皮肤电阻被旁路,从而失去了其保护功能。

9.1.4.2　微电击

发生宏电击时的电流一般都比较大,但如果设备提供了一条到心脏的导电通路,在心脏内部所加的非常小的电流也能诱发心室纤颤,这种流过心脏的微小电流称为微电击。如图 9-3(b)所示,当有创设备的一条引线与心肌直接接触,另一条引线接在身体的任意位置上,这时所有电流通过导电设备流过心脏,接触点处电流密度可能相当高,患者特别容易受到微电击。

微电击是一种特别危险的电击,微电击的允许安全极限电流一般是 $10\ \mu A$。因此,凡是直接用于有可能通过心脏电流的医疗仪器,其漏电流绝对不能超过 $10\ \mu A$,否则就会造成危险。这类仪器必须定期检测漏电流。

9.1.5　产生电击的因素

产生电击的原因是多方面的,但一般需要三个条件:人体与电源之间存在着两个接触点,两接触点之间存在电位差,电位差导致流过人体的电流产生生理效应。下面介绍常见的电击现象。

9.1.5.1　接地不良引起的电击

医用仪器所用的三相和单相配电系统示意图如图 9-4 所示。交流 220 V 的电源电压不仅存在于相线与中线之间,也存在于相线与其他任何接地的导体之间。如果机壳未与设备地线相连,当电源相线和外壳之间发生绝缘故障或者短路时,将导致外壳与接地导体之间出现较高电压。这时一旦人体同时接触外壳和接地导体形成电流通路,就会造成宏电击。在仪器外壳良好接地时,电流就会安全入地,可以避免大多数宏电击的危险。在实际设备中应尽量减小接地电阻,即使仅有 $1\ \Omega$ 的电阻,在流过过

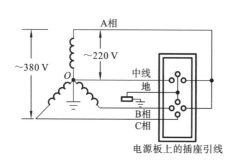

图 9-4　三相和单相配电系统示意图

量的漏电流时产生的电压仍可形成电击。另外,必须定期检查设备地线和插座地线的连接性。

9.1.5.2　皮肤电阻和体电阻的减小

当人体与带电体接触时,皮肤电阻能限制流过身体的电流。皮肤电阻随皮肤的水分和油脂含量变化很大,与接触面积成反比。任何减小皮肤电阻的诊疗措施,都会增加流过人体的电流,使患者更容易受到电击。例如,在进行生物电测量时,往往需要用导电膏减小皮肤电阻;又如,放在口腔和直肠内的电子温度计,以及装有导电膏的静脉内导管,都没有皮肤电阻的隔离作用,都可能使患者受到宏电击的危害。

9.1.5.3　漏电流

不同电位的两个相邻绝缘导体之间,都存在一定的微电流(微安级),称为漏电流。

漏电流主要由电容性的位移电流和电阻性的传导电流组成。两根电源线之间或电源线与金属外壳之间存在分布电容,形成电容性泄漏电流。电线越长,分布电容就越大。电源线或变压器原边与金属外壳间存在的绝缘电阻造成电阻性泄漏电流。通常绝缘电阻一般很大,所形成的漏电流比电容性泄漏电流小得多。

微电击通常是由在线操作设备的漏电流或者接地系统中大电流引起的接地表面间电位差所致,如图 9-5 所示。图 9-5(a)表示仪器外壳接地良好,流经心脏的电流只有 $0.33\,\mu A$,而大部分漏电流($99.67\,\mu A$)通过地线入地。图 9-5(b)表示当地线断开时,全部泄漏电流($100\,\mu A$)流过患者心脏,这将造成致命电击。

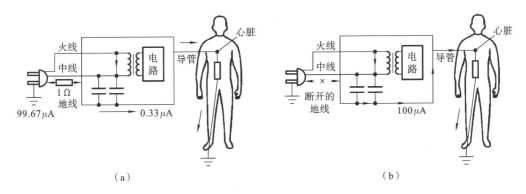

图 9-5　漏电流流通的两种情况

(a)仪器外壳接地良好的情况;(b)地线断开时,较大的泄漏电流流过患者心脏

9.1.5.4　心脏有导电通路

如果患者同时使用多台电子设备,特别是同时使用体内和体外探测探头时,更容易造成微电击。例如,患者同时使用体外心脏起搏器和心导管电极,漏电流可能流过心脏造成伤害。图 9-6(a)所示的为同时使用血压计和心电图机造成微电击的实例。将血压计的心导管插入心室,同时心电图机的导联线接在四肢。设心电图机的电线脱落且漏电

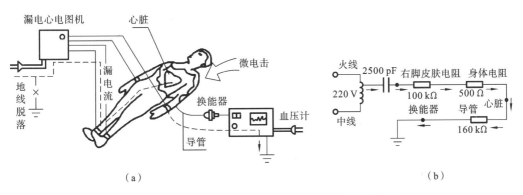

图 9-6　同时使用血压计和心电图机造成微电击的实例

(a)电击示意图;(b)等效电路

流较大,则此漏电流将通过人体和血压计地线入地,造成电击事故。其等效电路如图 9-6 (b)所示。

在非等电位接地的情况下也容易造成微电击。电动机或大型变压器等强电设备都有保护接地导线。由于离配电所较远,较大的地电流可能形成地表的不同电位。如果医用电子仪器接地点选在离强电设施较近的地方且两点接地,这一非等电位就会通过仪器地线送入机内或患者身上,造成电击,如图 9-7 所示。

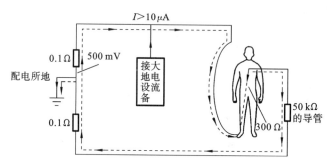

图 9-7   仪器非等电位接地的微电击等效电路

9.1.6   预防电击的措施

防止电击的基本方法主要有两种:一种是使患者与所有接地物体和所有电源绝缘,另一种是将患者所能接触到的导电部分表面都保持在同一电位。两种基本方法在大多数实际环境中都能实现。如果把两种方法结合起来,则实际情况会更好。

9.1.6.1   基础绝缘

采用金属和绝缘外壳将整个仪器覆盖起来,使仪器的电路部分与人体绝缘,确保人体接触不到带电部分,称为基础绝缘。基础接地的形式及等效电路如图 9-8 所示。在图 9-8 中,R_p 为人体的等效电阻;Z_i 为绝缘的阻抗,用 R_i 和 C_i 并联表示。由于绝缘使流过人体的电流减小,在很多场合下可以防止电击事故。

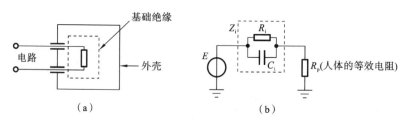

图 9-8   基础接地的形式及等效电路

(a) 绝缘和外壳;(b) 等效电路

基础绝缘即使是正常的,也存在引起事故的危险。如果 Z_i 不够大,漏电流增大就会引起电击事故。医用仪器安全标准中,规定医用仪器正常工作时不引起微电击的漏电流允许值为 10 μA。如果电源电压采用 220 V,绝缘阻抗必须在 5 MΩ 以上;如果分布电容很大,加上基础绝缘老化,造成微电击的可能性就很大。

9.1.6.2 附加保护

如果绝缘阻抗 Z_i 很小,则通过人体电阻 R_p 的电流增大。为了使 R_p 上的电流在允许值以下,就要采取附加保护措施。常用的附加保护措施的等效电路如图 9-9 所示,包括:①在 R_p 上并联一个小电阻 r,如图 9-9(a)所示;②在 Z_i 上串联一个大电阻 r,如图9-9(b)所示;③减小电源电压,如图 9-9(c)所示;④去掉电源接地线,如图 9-9(d)所示。

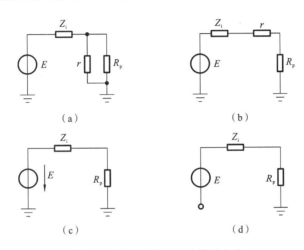

图 9-9 附加保护措施的等效电路

(a) 在 R_p 上并联一个小电阻 r;(b) 在 Z_i 上串联一个大电阻 r;(c) 减小电源电压;(d) 去掉电源接地线

9.1.6.3 保护接地

将仪器的金属外壳等容易接触的导体接地,就是保护接地。保护接地的形式及等效电路如图 9-10 所示。当人体接触到金属外壳时,相当于与人体并联一个接地电阻。设人体电阻为 1 kΩ,接地电阻 R_G 为 10 Ω,绝缘阻抗 Z_i 为 1 kΩ,C_1 为 3300 pF,可以计算出,无保护接地时流过人体的电流为 1 mA,有保护接地时流过人体的电流为 9.9 μA,而

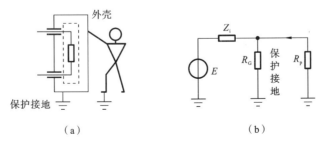

图 9-10 保护接地的形式及等效电路

(a) 保护接地原理;(b) 等效电路

且接地电阻越小,流过人体的电流也就越小。

9.1.6.4 漏电断路器

在电路上安放漏电断路器。当有大的电流通过人体时,漏电断路器能在短时间内切断电路,保护人体安全。强电击时,如果只在 0.1 s 内有 100 mA 的电流流过人体,仍可保证人体安全。

9.1.6.5 地线的配电方式

仪器接地和系统接地的共用方式如图 9-11 所示。从系统接地点引出配线连接到仪器的外壳上,使接地电流流过导线,以降低接触电压。另外,接地电流增大后,流过电流断路器可使电路切断。

9.1.6.6 等电位化

当有接地电流流过时,如果产生的接触电位和人体的电位相等,电流就不通过人体。当把仪器周围的所有导电体和仪器外壳用低电阻导线连接在一起时,人体即使接触到仪器,也能够防止电击事故,因为和外壳之间不存在电位差。为了得到等电位的导线称为等电位化导线或等电位接地线。在测量仪器周围会有很多金属物,将这些金属物和仪器外壳连接后再接地的方式就是等电位化方式,如图 9-12 所示。在和等电位接地线连接有困难或禁止连接的情况下,可用厚的绝缘物覆盖在金属物表面上,防止人体和它接触。通常要求离患者 2.5 m 范围内要进行等电位化,这个范围称为患者环境。

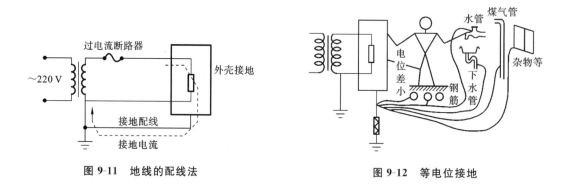

图 9-11 地线的配线法   图 9-12 等电位接地

9.1.6.7 辅助绝缘

辅助绝缘就是在基础绝缘的基础上,再加强一层绝缘。辅助绝缘的形式及等效电路如图 9-13 所示。

9.1.6.8 医用安全超低压电源

如果电源电压很低,即使人体接触到电路,也没有损伤的危险,基础绝缘损坏的影响

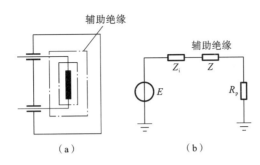

图 9-13　辅助绝缘的形式及等效电路

（a）保护接地原理；（b）等效电路

也不大。这个电压一般为 25～50 V。有时把电源放在仪器内部，和外部毫无联系，即使人体接触仪器外壳，产生电流的危险也会大大减少。

9.1.6.9　患者保护

去掉或改进人体接地也是保证安全的常用措施。

1. 人体小电流接地

人体小电流接地是指在正常情况下，人体通过一定的电阻接地。这样一旦人体受到电击，电阻限制通过人体的电流，从而使之成为安全电流，使人体电位既保持为零电位，又对患者没有潜在危险。一种人体小电流接地电路如图 9-14 所示。在图 9-14 中，R 为数十兆欧的电阻；四个桥臂 $D_1 \sim D_4$ 为晶体二极管。一旦右腿的接地电流过量时，二极管桥路将切断右腿的接地线，这样可以避免人体遭受电击，确保人身安全。

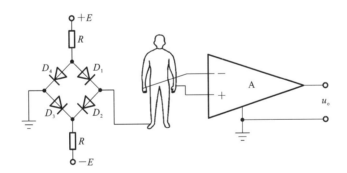

图 9-14　人体小电流接地电路

2. 右腿驱动电路

在心电测量中，为了减少 50 Hz 交流共模干扰，常采用右腿驱动电路。应用右腿驱动电路，相当于患者与地线脱离，患者和地之间将有数十兆欧的电阻，从而将电击的危险降低到最低，以确保患者安全。

3. 绝缘接触部分

医用仪器可以依靠基础绝缘将触体部分和电源部分隔离,实现防止电击。但是如果只用这种方法,当绝缘损坏或多台仪器共用时,仍不能确保安全。特别是部分医用仪器有接触患者身体的部分,尤其是使用直接测量心脏生理参数的仪器时,更易发生危险。将连接心脏的触体部分同仪器的其他部分及接地点绝缘,形成绝缘触体或浮动触体,这样可依靠绝缘阻抗限制电流,特别是限制从外部经过触体部分流入仪器地线的漏电流。

4. 信号和电源隔离电路

在绝缘部分中,触体部分和其他部分之间进行电路绝缘可以防止电击,但触体部分和其他部分之间还必须传送检测信号,因此需要信号隔离器。信号隔离器通常使用电磁耦合或光耦合电路,除此之外,还可以通过声波、超声波、机械振动等介质来传递信号。

9.2 医用仪器的接地

医院接地系统质量的好坏直接影响医用仪器的正常使用和患者及医务人员的安全。下面简要介绍医院的接地系统。

9.2.1 医院配电方式

医院配电方式通常由于电源的负载接地方式不同,一般采用三种供电方式:分别保护接地方式、兼用方式、保护接地方式。

9.2.1.1 分别保护接地方式

图 9-15 所示的为分别保护接地方式。这种方式中,每路相线和中线之间构成单相 220 V 交流电源,相线之间为 310 V 交流电源,使用时中线接地,负载分别另行接地。这种方式不符合标准要求,因为使用时仪器地线可能会漏接地或接地不良,造成危险。

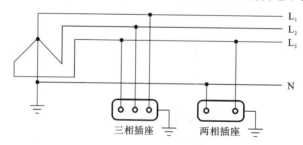

图 9-15 分别保护接地方式

9.2.1.2　兼用方式

图 9-16 所示的为兼用方式。这种方式将中线和负载地线合用,在正常情况下不会有危险,但如果中线断开,就会导致仪器接地线断开,造成危险。另外如果三相电用电不平衡时,中线可能存在电流,抬高机壳电压,造成危险。

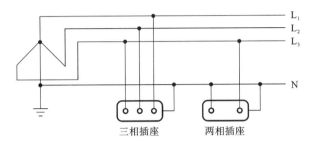

图 9-16　兼用方式

9.2.1.3　保护接地方式

保护接地方式如图 9-17 所示。这种方式将中线接地,同时再配一条保护接地线,仪器外壳与保护接地线相连。这种方法虽然增加了一条地线,但是安全性得到了大大提高,是医用仪器最合理的接地方法。

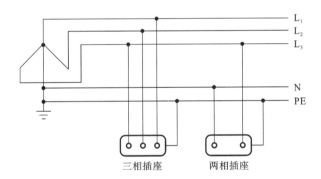

图 9-17　保护接地方式

9.2.2　安全接地

医用仪器系统中的接地线分为两类:一类是安全接地,也称为保护接地;一类是工作接地,即对信号电压设立基准电位。医用仪器的安全接地可以分为三种,即电源接地、保护接地和等电位接地,三者相辅相成,达到绝对安全、避免发生电击的目的。保护接地地线必须是大地电位,而工作地线的设计可以是大地电位,也可以不是大地电位。

医用仪器的机壳通常都应接地,在医学信号检测仪器中这一点尤为重要。机壳接地是为了确保在任何情况下,人体经常接触的机壳保持零电位。

9.2.2.1　电源接地

医用仪器电源接地的重要问题是接地电阻。由于接地电阻不为 0 导致的负载仪器外壳电位称为接触电位。为了把接触电位限制在 12 V 以下，接地电阻应该在 1.5 Ω 以下；若要限制在 24 V 以下，接地电阻必须在 3 Ω 以下。实际中得到如此低的电阻是非常不容易的。工程上允许的接地电阻有的可达 100 Ω，这种情况的接触电位可达 100 V。因此，必须采用辅助手段才能确保安全，即采用各种保护接地电路。按照规定，电源侧接地的标准电阻必须为 10 Ω 以下。

9.2.2.2　保护接地

保护接地是为了把漏电流和绝缘失效时的事故电流安全地流入大地而附加的接地装置。通常采用的方法是在人体与仪器外壳接触时实现与人体（等效电阻为 R_p）并联一个小电阻或串联一个大电阻，达到保护接地的目的。在基础绝缘的基础上再加一层绝缘以增强仪器本身的绝缘性能，这也是一种常用的实现保护接地的方法。

9.2.2.3　等电位接地

当有接地电流流过时，如果产生的接地电位与人体电位相等，那么电流就不会流过人体，这时的接地就是等电位接地。为了实现等电位接地，采用的具体措施就是上面介绍的患者环境的等电位化。

9.2.3　多台仪器接地

一次医疗过程中，如果存在同时共用数台仪器的情况，就需要考虑多台仪器接地问题。在仪器较多的场合，多台仪器接地的方案通常有三种，如图 9-18 所示。图 9-18(a) 所示的为每个仪器单独接地，不共用接地线和接地电极的方案；图 9-18(b) 所示的为全部仪器共用一个接地电极，共用一个接地线的方案；图 9-18(c) 所示的为分组共用接地的方案，即将全部仪器分成若干组，每组共用接地线和接地电极的方案。

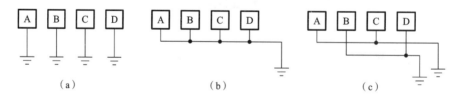

图 9-18　多个仪器的接地方法

(a) 单独接地；(b) 共用一点接地；(c) 分组共用接地

采用单独接地方案，如果各仪器接地电阻不同及泄漏电流不同，在患者身上也可能会有电流通过，如图 9-19 所示，这个电流就有产生电击的危险。采用共用一点接地方案，如果有大电流接地，且接地公共线较长，将会产生如图 9-7 所示的微电击。分组共用接地方案具有上述两种危险,所以医学仪器用的接地设备要求在同一室内,不允许有不同系统的接地配线。室内的接地线采用一点接地,公共地线要短而粗。

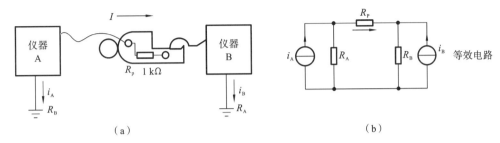

图 9-19 采用分别接地的情况

(a) 采用分别接地方案有电流通过的情况;(b) 等效电路

9.3 医用电子仪器的安全标准

9.3.1 医用电子仪器的安全标准介绍

在 20 世纪 70 年代,医用仪器特别是医用电子仪器开始大量应用于医院的临床诊疗过程,对现代医学的发展起到了非常大的促进作用。但是,由于人们的安全意识不强及管理制度的缺陷,经常发生电击事故,甚至造成人身伤害,这严重阻碍了医用电子仪器的应用及发展。

电气安全标准是针对电气设备在设计制造和正常使用过程中,对操作人员、患者及其他人员的生命安全和设备本身的安全做出的规范。在医疗行业中,电气安全标准是保障医疗设备在医疗过程中能够稳定可靠、不会对人体产生伤害的基础。国际电工委员会(IEC)主要负责制定电子仪器的标准。在 IEC 中有多个技术委员会(TC),TC-62 负责制定各类医用电气设备及相关设备的设计、制造、安装和使用方面的标准。

IEC 制定的 IEC 60601 是一套技术标准系列,可以确保医疗器械设备的安全和基本性能。IEC 60601-1:2005 涉及医疗器械设备的基本安全和基本性能要求,可以用于确保任何电气、机械或者功能缺陷都不会给患者造成无法接受的风险。很多国家的公共卫生部门都认可 IEC 60601-1:2005 作为医疗器械电气设备商业化的前提。

我国医疗器械技术监督部门等采用 IEC 60601-1 标准,并对应 IEC 60601-1:2012 的标准,制定了《医用电气设备 第 1 部分:基本安全和基本性能的通用要求》(GB 9706.1—2020)及配套并列标准、专用标准,作为我国医用电气设备安全规定。GB 9706.1—2020 已于 2020 年 4 月 9 日正式发布,并已于 2023 年 5 月 1 日正式实施。这个标准对医用电气设备的制造和使用都提出了明确的要求,详细规定了名词术语、标记和文件、测试方法、环境条件、仪器分类、电击与防护、供电设备与接地等有关内容。此外还有相关标准规定了机械危险和放射线辐射危险的防护、易燃易爆物危险的防护等。

9.3.2　设备防电击类型

GB 9706.1—2020 对医用电气设备进行了分类，并要求将不同的类别用不同的标记做识别。

9.3.2.1　Ⅰ类设备

Ⅰ类设备是指对电击的防护不仅依靠基本绝缘，而且还有附加安全保护措施，把设备和供电装置中固定布线的保护接地导线连接起来，使可触及的金属部件即使在基本绝缘失效时也不会带电的设备。Ⅰ类设备的基本条件是有基本绝缘和保护接地导线。一类重要的应用场景是，使用规定用外接直流电源的医疗设备（如救护车上的设备）时，要确保设备的可触及金属部分与电源部分之间的安全隔离。这种情况下，如果只用到基本绝缘，就必须提供独立的保护接地导线。

9.3.2.2　Ⅱ类设备

Ⅱ类设备是指对电击的防护不仅依靠基本绝缘，而且还有如双重绝缘或加强绝缘这样的附加安全保护措施，但没有保护接地措施，也不依赖于安装条件的设备。Ⅱ类设备可以采用全部绝缘的外壳，也可以采用有金属的外壳。

Ⅱ类设备的所有带电部件均有外壳严密防护，带电部件与外壳之间的爬电距离和电气间隙能达到双重绝缘或者加强绝缘的要求。在基本绝缘失效时，辅助绝缘能提供有效的电击防护能力。Ⅱ类设备也可因功能的需要具备有功能接地端子或功能接地导线，以供患者或屏蔽系统接地，但功能接地端子不得用作保护接地，且要有标记，以区别保护接地端子。功能接地导线只能做内部屏蔽的功能接地。Ⅱ类设备安全性高，不受保护接地等设施环境的制约，适合非专业人员使用，尤其是家用的医用设备建议采用Ⅱ类设备，因为很多地方的电网设施没有良好的保护接地系统。

9.3.2.3　Ⅲ类设备

Ⅲ类设备是能以内部电源运行的设备。Ⅲ类设备的防触电保护依靠安全特低电压供电，且设备内可能出现的电压不会高于安全特低电压。Ⅲ类设备不能与保护接地系统相连接，除非因为其他原因（非保护自身，如为满足功能需要），采用的保护接地手段不会导致Ⅲ类设备的安全受到损害。

安全特低电压是用安全特低电压变压器或具有等效隔离程度的装置与供电网隔离，当变压器或转换器由额定供电电压供电时，导体间的交流电压不超过 25 V 或者直流电压不超过 60 V。使用电池作为电源的设备也是Ⅲ类设备的一种。在医用电气设备中，为了区分由外部供电的Ⅲ类设备，把由电池供电的Ⅲ类设备通称为内部电源类设备。

9.3.3　设备防电击的程度

由于医用电气设备使用场合不同,对设备的电击防护要求的宽严程度也不同。这是因为电流对人体的伤害程度与通过人体电流的大小、持续时间,通过人体的途径,电流的种类及人体状态等多种因素有关。这样就把医用电气设备按其使用的场合不同,规定不同的对电击防护的程度,分为 B 型设备、BF 型设备、CF 型设备。这里,B 代表躯体(Body),C 代表心脏(Cardiac),F 代表 F 型浮动隔离(Floating Isolation)。

9.3.3.1　定义

B 型设备:应用部分符合医用电气设备对电击防护能力的要求,即具有双重防护措施的设备,特别要注意允许漏电流、保护接地连接(若有)的可靠性。

BF 型设备:应用部分对电击防护能力和漏电流的允许值均不低于 B 型设备,而且应用部分和其他带电电路及大地进行了 F 型浮动隔离。

CF 型设备:应用部分在结构上和 BF 型设备是一致的,由于 CF 型设备可以直接接触心脏部位,要求其能够提供更高防电击程度等级,允许流过心脏部位的漏电流为 BF 型设备应用部分的 1/10。

9.3.3.2　应用

B 型设备、BF 型设备适宜应用于患者体外或体内,不包括直接用于心脏。

BF 型设备上有应用部分的设备,一般该应用部分与患者有导电连接。BF 型设备不能直接用于心脏。例如,普通心电诊断仪可定义为Ⅱ类、BF 型设备。

CF 型设备主要是直接用于心脏。

习　题　9

9-1　简述发生电击的原因和预防电击的措施。

9-2　什么是微电击? 微电击的直接危害是什么?

9-3　简述宏电击和微电击的区别。医院中哪些部门最容易发生宏电击?

9-4　为什么说确保接地系统的完善性对防止宏电击是十分重要的?

9-5　医用仪器漏电流有哪几种? 如何测量?

9-6　电介质强度测试的目的是什么?

9-7　Ⅰ类设备和Ⅱ类设备对电击的防护分别有什么要求?

9-8　简述 B 型设备、BF 型设备和 CF 型设备对电击防护程度及应用情况。

9-9　文献和案例分析:职业道德和敬业精神在医疗健康行业中的重要性。

REFERENCES

参考文献

[1] 余学飞,叶继伦. 现代医学电子仪器原理与设计[M]. 4 版. 广州:华南理工大学出版社,2018.

[2] 王智彪,李刚. 医学仪器原理与应用[M]. 北京:人民卫生出版社,2020.

[3] 约翰·G. 韦伯斯特. 医学仪器:应用与设计[M]. 4 版. 单纯玉,译. 北京:科学出版社,2016.

[4] 邓亲恺. 现代医学仪器设计原理[M]. 北京:科学出版社,2004.

[5] 侯文生. 生物医学传感与检测原理[M]. 北京:电子工业出版社,2020.

[6] 王保华. 生物医学测量与仪器[M]. 上海:复旦大学出版社,2009.

[7] 张唯真. 生物医学电子学[M]. 北京:清华大学出版社,1990.

[8] 杨玉星. 生物医学传感器与检测技术[M]. 北京:化学工业出版社,2005.

[9] 王成. 医疗仪器原理[M]. 上海:上海交通大学出版社,2008.

[10] 李天钢,马春排. 生物医学测量与仪器——原理与设计[M]. 西安:西安交通大学出版社,2009.

[11] 王庆斌. 电磁干扰与电磁兼容技术[M]. 北京:机械工业出版社,1999.

[12] 陈宇恩. 医用电气设备的安全防护[M]. 广州:羊城晚报出版社,2011.

[13] 张学龙. 医疗器械概论[M]. 北京:人民卫生出版社,2011.

[14] 莫国民. 医用电子仪器分析与维护[M]. 北京:人民卫生出版社,2011.

[15] Yihan Zhang, Yubing Hu, Nan Jiang, et al. Yetisen a wearable artificial intelligence biosensor networks[J]. Biosensors and Bioelectronics,2023,219:114825.

[16] Yetisen,Ali K,Martinez-Hurtado, et al. Wearables in Medicine[J]. Advanced Materials,2018,30(33):1-26.

[17] 高立艾,纪建伟. 传感器与信号处理电路[M]. 2 版. 北京:中国水利水电出版社,2017.

[18] 李希文,赵建,李智奇,等. 传感器与信号调理技术[M]. 西安:西安电子科技大学出版社,2008.